国医大师裘沛然

治疗疑难危急重症经验集

主编

方邦江　裘世轲

中国中医药出版社

·北京·

图书在版编目（CIP）数据

国医大师裘沛然治疗疑难危急重症经验集 / 方邦江，裘世轲主编 .
—北京：中国中医药出版社，2017.2（2022.9 重印）

ISBN 978 – 7 – 5132 – 3768 – 0

Ⅰ . ①国… Ⅱ . ①方… ②裘… Ⅲ . ①中医急症学 – 经验 –
中国 – 现代 Ⅳ . ① R278

中国版本图书馆 CIP 数据核字（2016）第 269204 号

中国中医药出版社出版

北京经济技术开发区科创十三街 31 号院二区 8 号楼
邮政编码 100176
传真 010-64405721
山东润声印务有限公司印刷
各地新华书店经销

开本 880 × 1230 1/32 印张 12 字数 278 千字
2017 年 2 月第 1 版 2022 年 9 月第 3 次印刷
书号 ISBN 978 – 7 – 5132 – 3768 – 0

定价 39.00 元
网址 www.cptcm.com

如有印装质量问题请与本社出版部联系（010-64405510）
版权专有 侵权必究

服 务 热 线 010-64405510
购 书 热 线 010-89535836
微信服务号 zgzyycbs

微商城网址 https://kdt.im/LIdUGr
官 方 微 博 http://e.weibo.com/cptcm
天猫旗舰店网址 https://zgzyycbs.tmall.com

前　言

　　裘沛然教授是著名的国医大师，是"海派中医"的杰出代表，早在20世纪30年代即投身于著名中医学家丁甘仁先生所创办的上海中医专门学校学习，并随名医丁济万学习，常请益于上海海派名医谢观、夏英堂、程门雪、秦伯未、章次公诸先生之门，深得上海诸名家的青睐和真传。

　　裘沛然先生悬壶济世近八十载，学验俱丰，成就卓越，在治疗疑难危急重症方面独树一帜，享誉海内外。主张"轻剂起沉疴，混沌疗痼疾"。治疗疑难危急重症，能使用峻烈之品愈病，已经算是一位不错的医生，但称不上是良工。这是因为峻烈药品易伤元气，病虽得愈，正气暗耗，终究不是理想的治疗之法。如果能够应用性味平和的王道药物以解决问题，祛邪又不伤正，"平淡之中见神奇"，这比使用峻药疗病高明得多，裘老向往这种平淡之剂治重症的方法，活人众多，其临床验案弥足珍贵。

　　在长期的医学生涯中，裘老经历了众多复杂病证，从而认识到治疗疾病"既要不离于法，又要不为法拘"。他曾经治疗过各种类型的哮喘病，对其中属于寒饮咳喘之证，每以宣肺降气、温肺化饮、通阳散寒常规疗法，而获痊愈或缓解。从循法而治，到不囿于法，又发展到"法无常法和常法非法"，这是治疗学中的最高境界，我们从中可以窥视一位临床医学家在探索人类生命奥秘过程中认识上逐步升华的轨迹，从中获得深刻的启迪。

裘沛然先生既是一位医术高超的良医，也是一位知识渊博的学者。他以广博的文史和科学知识，被华东师范大学和上海同济大学聘为兼职教授。他虽年过八旬，仍深深感到"知识浅薄""名浮于实"而勤奋不倦地研究学问。裘先生能诗善文，曾在除夕之夜感赋一绝："学如测海深难识，理未穷源事可疑，诗到换年浑是梦，世犹多病愧称医。"这寥寥数语，体现了他一生好学不倦，老而弥笃，追求真理的精神，诗中虽有一些"才华迟暮"之感，但他还是念念不忘病人的痛苦，而对人民的健康幸福表现出殷切的关怀和无限的希望！

裘沛然先生的青年时代正值军阀混战，他有匡时经世之志，然而当时的时代思潮，"革新者"主张把中国古代文化扫除以尽，另一面则力图维护封建礼制，均与他的立志不和，世事多变，乃锐志于医学。先生自1934年从事中医理论和临床研究工作近八十年，他精通内科，善治疑难杂病。耄耋之年还忘我地坚持在临床一线为病人诊治，深得患者的拥戴。

裘沛然先生生前说："我从事医疗工作已七十五

年，一向以疗病为职。但逐渐发现，心灵疾病对人类的危害远胜于身体疾患。由此萌生撰写《人学散墨》之念，希望为提高精神文明道德素养，促进经济发展，略尽绵薄之力。"又说："医人之病我写《壶天散墨》，治人心灵之病撰《人学散墨》。"裘老主持编写学术著作40余部，但两部《散墨》不仅集中反映了他的博识才学，而且充分体现了他忧国忧民的博大情怀和仁爱之心。他以良医而具良相胸怀，从治疗人身体疾病，到治疗心灵疾病，恫瘝在抱，易世心长。

疑难危急重症已成为制约中医药发展的"瓶颈"，裘沛然先生关于中医学发展提出的"继承中求发展，在吸收中求创新"，在当今科技发展的新时代对解决临床疑难危急重症具有重要的现实意义。新中国成立六十余年，在国家中医政策扶植下，中医事业得到快速的发展，但中医药在中医学术，尤其是中医药治疗疑难危急重症理论与临床方面尚未取得突破性进展，这必须引起我们的重视和反思。

丰厚扎实的理论学养、救人无数的临床实践、博学多识的儒学功底、能诗擅文的艺文才情、高德大义的济世仁心，这是一代鸿儒大医裘沛然先生的真实写照。

本书由上海中医药大学附属龙华医院急救科主任、国家重点临床专科中医急诊学科带头人方邦江教授，以及裘沛然先生嫡孙、学术传承人裘世轲博士共同主编，裘沛然先生之子、学术传承人裘端常先生担任主审。本书分大师传略、大医论道、临床治验、临证感悟与杂谈等四部分，主要介绍了裘沛然先生治疗危急重症的临床经验和学术思想。

　　本书在编写过程中，得到了有关领导、师长的鼓励与支持，并引用了同门师长所收集的病案资料，在此一并致谢！

《国医大师裘沛然治疗疑难危急重症经验集》编委会

2016年4月

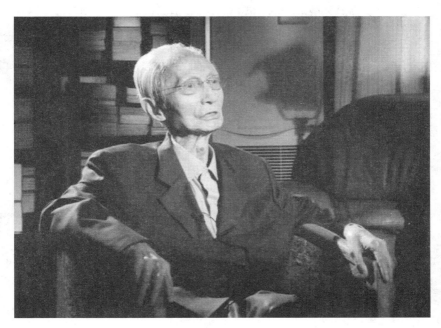

裘沛然先生

目　录

大师传略

　　裘教授原名维龙，又名沛然。1922～1927年就读于小学和国学专修馆，当时在国学馆任教的为江南著名学者施叔范先生。裘教授童年时在施公处就学虽仅两年，然已初步奠定了古汉语的基础。1928～1930年，他在家自学经史百家之书，旁涉新闻文学和自然科学书籍，特别对化学饶有兴趣，学习颇为勤苦。其叔父裘汝根通晓针灸学，为广西名医罗哲初之弟子。裘教授在课读的同时，挤出一定时间从叔父学针灸，故对中医古籍及针灸临床亦粗晓其理。时值军阀混战，国是日非之际，他虽有匡时经世之志，而当时的时代思潮是革新者主张把国学古文化一扫而尽，另一面又力图维护封建礼制，均与他的理想不合，故乃锐志于医学。1930～1934年入丁甘仁先生所创办的上海中医专门学校学习，并在名医丁济万诊所临床实习，又常请益于谢观、夏应堂、程门雪、秦伯未、章次公诸先生，深得上海诸名家的喜爱。

　　1934～1958年悬壶于慈溪、宁波、上海，以行医自给。临证之余，勤研中医学和历史、文学、哲学等，家中藏书数万卷，寝馈其中达20余年。1956年政府为贯彻中医政策，全国4所中医学院成立。1957年，广州中医学院慕名以高薪相邀，而上海市卫生局亦为他安排工作。裘教授服从组织的决定，1958年应聘进入上海中医学院担任教学工作，历任针灸、经络、内经、中医基本理论、各家学说诸教研室的主任。学院草创伊始，无现成的教材，他就带领教研室教师，编写各种教材以应教学急需。并在短短的4年中主持编写出版了6种针灸书籍，推动了全国针灸学术的发展。他在教学上重视启发、形象教学和现场教学。他和相关教师一起创制了"针灸经络玻璃人"模型和脉象模型，先后获得国家工业二等奖和三等奖。他还创造性地制订了"三基"训练项目，对中医教学质量的提高起到了巨大的作用，受到了卫生部的表彰。他讲理论常常联系实际，如教授针刺手法，要在临床亲自演示操作方法，并带学生实习，甚至下工厂、下农村，这样既可提高学生的感性认识，又把全心全意为工农群众服务的精神灌输给学生。他不论早晚甚至在风雪交加之夜，到病人家中为危重病人治疗。这种身教重于言教的做法在学生中留下了深刻的印象。

裴教授1980年担任国家科委中医组成员，1981年任卫生部医学科学委员会委员，经常参加卫生部召集的中医工作会议，提出了许多中肯的意见。例如有一次在广州召开的全国医学辨证会议上，他作了"祖国医学的继承、渗透和发展"的长篇学术报告，认为中医发展有3条途径：首先是提高中医理论和临床水平；二是采用多学科发展中医学；三是中西医要求真正的结合。他的报告受到全国许多学者的赞扬。裴教授在1984年任上海中医学院专家委员会主任，并为学院学术委员会、职称评定委员会的负责人之一。为学院的教学改革、学术研究、专业设置及中医立法问题提出了很多宝贵的意见。

他1979年担任上海市政协委员，1983年任市政协常务委员，1988年兼任市政协医卫体委员会副主任，经常在市及兄弟省市的医药单位及教学单位进行调查研究和考察，为政府献计献策。

他勤于总结，他所主持编写的著作达30余种，所撰写的论文计

30 余篇。曾获全国中医学会优秀论文一等奖，及全国 10 家期刊论文二等奖。他的力作《壶天散墨》一书，以议论精辟、见解高超、内容凝练、文笔优美而称誉当世，受到广大读者欢迎。

裘教授是一位医生，也是一位学者。他以广博的文史和科学知识，被华东师范大学和上海同济大学聘为兼职教授。他虽年过八旬，仍深深感到"知识浅薄""名浮于实"而勤奋不倦地研究学问。裘教授能诗善文，曾在除夕之夜，感赋一绝："学如测海深难识，理未穷源事可疑，诗到换年浑是梦，世犹多病愧称医。"这寥寥数语，体现了他一生好学不倦、老而弥笃、追求真理的精神，诗中虽寓有一些"才华迟暮"之感，但他还是念念不忘病人的痛苦，对人民的健康幸福表现出殷切的关怀和无限的希望！

（一）善治疑难杂症

裘教授早年随其叔父裘汝根习医，侍诊左右。及至上海中医学院深造，师从沪上名医丁济万先生，耳提面命，获益殊多。1934 年毕业后悬壶行医，针灸方药，因宜而施。1958 年入上海中医学院任教，授课重视理论联系临床实际。半个多世纪以来积累了宝贵的临床经验，对于疑难杂症的治疗尤多心得。他所写的《疑难病证的中医治法研究》一文，是对长期临床经验的总结，1987 年荣获中华全国中医学会颁发的一等奖。该论文总结了养正徐图法、反激逆从法、大方复治法、内外贯通法、培补脾肾法、斩关夺隘法、随机用巧法、医患相得法等 8 种疗法，融哲理、医理于一炉，是心血和汗水的结晶，被医界誉为"源于实践而高于实践"的指导性方法。文章发表后，国内多家杂志转载，可见影响之深广。

（二）轻剂起沉疴，"混沌"疗痼疾

"假兼备以奇中，借和平以藏拙。"这是清代医家叶天士对当时一些医生临证茫无定识，用药轻淡，对病人不负责任的针砭之辞。裘教授认为叶氏之苛斥确有必要，但对上述两句话的含义另有新解。他指出"兼备"与"和平"本非坏事。病情错综万变，往往虚实互见，寒热夹杂，治疗就应全面权衡，统筹兼顾，处方往往假"兼备"而获奇中。真正能应用"和平"之品以起深痼者，更值得称道。他如是说，也如是做，并积累了许多珍贵的经验，形成他独特的治病风格。

他早年曾治疗一痢疾危症，患者一日痢下数十次，病延二旬，已濒危殆，中西医历治无效，已到不能进食、神识昏糊、脉危欲绝、四肢厥冷的险恶阶段。裘教授为之处一方，集补气温肾、清热燥湿、通里攻下、涩肠收敛及养阴等药于一方，似乎是一张"杂乱无章"的方子，可谓"混沌而又混沌"，结果药后翌日即痢止神清，腹痛亦除，脉转有力，胃思纳谷，仅2剂而病痊，病家为之惊喜。说明"兼备"法并非杂凑成方，其中寓有缜密和巧思，这也是孙思邈所推崇的"反、激、逆、从"之理。裘教授风趣地比喻此法，它好比山水名画的奇峰迭起，层峦辉映，怪石巍峨，疏密有致。这是中医处方学的另一境界，也是非常难学的一种技艺。

治疗疑难危重病症，能使用峻烈之品愈病，已经算是一位不错的医生，但称不上是良工。这是因为峻烈药品易伤元气，病虽得愈，正气暗耗，终究不是理想的治疗之法。而如果能够应用性味平和的王道药物以解决问题，祛邪又不伤正，"平淡之中见神奇"，这比使用峻药疗病要高明得多。裘教授向往这种平淡治重症的方法，他曾

用玉蝴蝶、冬瓜子两味，治疗某些遍医无效的久咳水肿患者。一位晚期肝癌患者，已被许多医家判定最多只能生存 3 个月，裴教授用平和的养正徐图法，培补脾肾，精心施治疗，竟然使之生活了 10 年（后卒于心脏病）。类似这样的验案虽然不多，但却弥足珍贵。

（三）古方治今病，推陈出新意

在中医药学的伟大宝库中，祖先为我们留下了许多防治疾病的成方、单方、验方，这是历代医家的宝贵经验结晶。但金元医家有倡言"古方今病不相能"之说。裴教授不为其言所囿，十分重视古方的继承和发扬，诊务余暇，喜欢阅读书方，揣摩古人的医话医案，从中汲取营养，为现代临床服务。

1988 年 8 月他应日本东洋医学会之邀，东渡扶桑，交流了运用汉代《伤寒论》《金匮要略》中古方治疗心脏疾患的临床经验，引起了日本友人的浓厚兴趣和高度赞扬，充分体现了他善用古方巧治今病的医技造诣。

例如，他以乌头赤石脂丸合丹参饮，治愈因心阳衰微，阴寒盘踞心胸，历时 5 年反复发作的胸痹；用红蓝花酒伍生脉饮加味治疗心阴亏损，血虚气滞的心痛；温经汤原为冲任虚寒，月经不调而设，抵挡汤则主治太阳蓄血证，他把两方活用治疗因寒凝瘀阻而致的心绞痛，使缠绵数十载之顽疾得到控制；葶苈大枣泻肺汤专泻肺中痰热，但用治心痛的报道极为罕见，他以此方合桂枝生姜枳实汤，治疗一高年心痛患者，三诊心痛止而病解，并能正常工作。

裴教授经常对他的学生讲，运用古方治今病的关键在于"精熟"两字。学习古方必先领会立方原意，洞悉其中精微，才能融会贯通。临床上古方今病能够合拍者并不少见。在应用古方时，有时需把握主症即可以成方加减损益而奏效，有时则径用古人原方而建奇功。组方有成法，用方要知常达变，而变化之妙，存乎一心。

（四）既不离于法，又不为法拘

在长期的医疗实践中，裘教授诊治了众多复杂病证，从而认识到治疗疾病"既要不离于法，又要不为法拘"。他曾经治疗过各种类型的哮喘病，对其中属于寒饮咳喘之证，每以宣肺降气、温肺化饮、通阳散寒常规之法而获痊愈或缓解。对《金匮要略》"病痰饮者，当以温药和之"，也有一定的体验。然而1970年他治疗一痰饮患者，症见剧烈咳嗽，昼夜不停，气逆喘促，痰涎如涌，病程已历年余。患者体型肥胖，舌苔白腻，脉见沉弦。遍尝中西药物，均无疗效，乃求治于他。裘教授先后用过温、化、宣、降以及涤、消、攻、逐诸法，也丝毫未有改善。他自叹技穷而病家以痼疾坚求继续治疗，乃不得已改拟黄芩、生地、龙胆草三味，大其剂量，与服2剂，竟奏意外之功。咳嗽十减其九，痰涌之象亦除，又续服数剂而病瘥。病家狂欢，他亦惊喜不已。病属寒饮，而投苦寒之剂而得手，实属"法外之法"。他在经历了类似这种不少的病例之后，提出"医理很难明而用法每可变"之论，并进一步阐明治病的奥秘，认为"只有懂得法无常法和常法非法这个深刻的道理，才能真正掌握中医治病方法的精髓"，这无疑是发人深省的感慨之言。

从循法而治，到不囿于法，又发展到"法无常法和常法非法"，这是治疗学中的最高境界，也是裘教授行医半个多世纪的经验总结，我们从中可以窥视一个临床医学家在探索人类生命奥秘过程中认识上逐步升华的轨迹，可给人以深刻的启迪。

（五）立法处方用药，崇尚精奇巧博

中医在临床很多方面有一定的优势，衡量医生水平的高低，首先看他能否治好病。裘教授根据自己多年的临床体验，提出提高疗效的四字方针，即精、奇、巧、博。

处方贵精之谓"精"，即至当不易之谓。他治疗过不少心脏病患者，诸如心肌缺血、房室传导阻滞、频发房早以及房颤等。临床如表现为心阳不振，血行欠畅而见舌质淡胖、脉微细或结代者，常用炙甘草汤稍作加减，药后虽有效果，但常易反复，最后就径用炙甘草汤原方，一味药不变，只在剂量上稍加斟酌，如甘草、桂枝，一般各用20g以上。许多心脏病患者，曾屡更多医，中西药备尝，也曾服过炙甘草的加减方，均无良效。自改服仲景原方后，有不少患者症状竟得消失或基本缓解，有的历数载而安然无恙。裘教授谦逊地说："我研究仲景之学数十年，而未识仲景处方用心。"

大医论道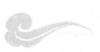

令人瞩目的世界医学宝库

　　20 世纪 80 年代以来，科学发展突飞猛进。几年前的许多科技知识已为新理论和新技术所取代，人们对事物的认识在日新月异地不断深入。令人惊讶的是，中医这门古老的传统医学，却又重新步入现代科学的大厦之中，现在世界上不少地方正在掀起一股"中医热"，这确实是一个令人深思的问题。

　　中医学由于历史条件的限制，在吸收、利用现代科技手段方面，是远远不够的，但是它有更高层次的实验方法，这方面多为人们所忽视。中医学知识是在数以亿计的人体上直接进行实验所获得，并且经历了几千年临床实践的检验而存在和发展的。在人体上直接观察和体验所得到的资料，与动物实验、解剖刀下和试管中见到的东西，显然有所不同。人体中有许多奥秘，就在科学迅猛发展的今天，还无法了解或难以解释。而中医学则发现人体在解剖学所知的形态结构和功能之外，还存在多种联系路径以及各种特殊的物质和作用、人与自然的密切联系等，同时积累了丰富多彩的治疗方法。中医学的思维方式与概念、理论的形成，是依据于自然过程、生命过程及其相互作用的规律性，并综合成为一个整体联系的科学门类。正当自然科学正酝酿着一场新的革命之际，这一令人瞩目的宝库，怎能不引起国内外具有远见的科学家们的重视和关注！我对中医学研究不深，只能简要地从两个方面举些例子做粗略介绍。

一、高深的理论体系

（一）阴阳五行学说

它是中医的说理工具。这一学说起源很早，被人们认为是过时的东西，但它却具有精深的、先进的内涵。阴阳具有可分性，如"分之可十，推之可百，分之可千，推之可万，万之大，不可胜数"，这与现代科学技术认为事物是无限可分的观点如出一辙。奠定现代科学技术迅猛发展基础的计算机技术，其先驱莱布尼兹是从阴阳的分化中悟出二进位制的精辟原理。阴阳还具有同一性，"道产阴阳，原同一气"，"万物与我同体，天地与我为一"。阴阳学说是高度分析和高度综合的概括，它还包含互根、制约、依存等内容。中医学在阴阳学说的指导下，阐明了人体的生理功能、病理变化、诊断和治疗原则，并有效地指导着临床实践。同样，五行学说密切地与人体科学的具体情况相结合，揭示了生克制化、运动序列、同气求求、相反相成等一系列生命活动、病机变化的基本规律，着重阐发了脏腑经络、邪正矛盾以及诊断治疗与疾病之间的各种动态联系和相互作用。必须指出：阴阳五行学说既是极为抽象又能解决具体问题的一种理论，又是有序的，但不是凝固的，只有从事过中医临床实践而又富有科学思维的医生，才能深入了解其科学价值。

（二）藏象经络学说

这是中医的基础理论，主要说明人体中脏腑经络的功能和它们之间多渠道的有机联系。藏象学说过去也被认为有很多是相当粗糙和错误的东西，而现在却被最新的科学实验证明其为精湛的理论。就举一个"心与小肠相表里"的例子来说。心与小肠相表里是藏象学说内容之一。中医学中的心，既指心血管，也包括脑在内。而从现代解剖学来说，心、脑、小肠是三个截然不同的系统，所谓"相表里"之说似是极不科学的。但最新科研已发现小肠具有脑的多种特殊功能，并含有特种物质，如肠内许多神经与脑一样，有一种屏障，几乎脑内所有的神经递质在肠内都能找到。肠内的神经系统不只是交感、副交感神经，它有相当大的独立性，阿片类以及Adenosins类的成瘾现象在小肠上也有表现。美国神经生理学家阿兰金兹勒等人发现，用每秒钟10Hz的电场刺激豚鼠的回肠肌肉，可分泌一种神经激肽——内啡肽，他惊奇地发现，这种激肽竟与脑里的脑啡肽完全一样。似乎过去认为最不科学的内容，如今却成为最新的科学发现。再如"肾开窍于耳"之说，科学实验也已证明，两者在结构功能上颇多相似之处。临床上肾功能衰竭者每易发生暴发性耳聋，而心肺功能衰竭时则此种征象极为少见。仅从以上两个例子，足以说明藏象学说在医学理论上的价值。

经络学说也因无法找到其实质内容而被否认，或者用神经体液说加以解释。随着科学的发展，国内外不少学者已能从实验室中寻到几条有关经络的线索，而经络的传感现象更为大量的临床实践所证实。在经络学说的指导下进行治疗，其效果是极为显著的，如艾灸或针刺至阴穴（足小趾端）早已被作为纠正孕妇胎位的有效手段；

针刺天枢、上巨虚穴治疗菌痢，其临床疗效与实验室检查结果堪与抗生素媲美。针灸书籍中记载最简便的四个常用穴的适应证说"肚腹三里留，面口合谷收，头项寻列缺，腰背委中求"，用之得当，皆效如桴鼓，说明经络学说的重要临床价值。国外近年来掀起的针灸热，可以说是对这一学说的高度重视，经络的探究和研究，也将是揭示人体奥秘的一个方面。

（三）天人相应学说

天人相应学说是中医学的基本理论之一。它把人体生命活动置于自然界中进行全面地综合考察和研究，认为人与自然界是息息相关的，诸如日月星辰的变化，必然会影响人体的生命活动。学者们在考察日食时发现人体生理活动出现明显的改变，如交感神经活动的抑制，垂体－肾上腺皮质功能活动的明显减弱，而人体的脉象也出现阴阳失调，偏盛偏衰的趋势。中医认为日为阳，月为阴，而日食是自然界的"阴盛阳衰"的变化，所以人体也出现上述相应的改变，体现了"人与天地相参"的科学性。大量时间生物学的研究表明，月亮的圆缺、昼夜的更替、四季气候的转变对人体的体温、血压、内分泌的变化，细胞的分裂，疾病的发生、变化和死亡，药物的吸收与作用的发挥等都有明显的影响。人与天地相应的宏观论述得到了科学实验的微观验证。中医学早在几千年前就有较详的论述，显示了中医学的观察细微。

（四）精气神学说

精气神学说是中医学论述生命现象的学说。精、气、神是生命活动所依赖的三大支柱物质，关系到人体寿命的长短和疾病预后的吉凶，故被比喻为人身的"三宝"。气，常被看作飘忽不定、难以捉摸的神秘东西因而被打上疑问号。而中医学认为这是一种精微的物质，有着许多重要的生理功能，能促进人体的生长发育和维持生命活动。但它只存在于活体之中，所以不能从解剖中找到。气功学中的气，无论外气、内气，也都是气的一种表现形式，它的客观性也已被一些仪器所测知，随着气的发动，仪器上测出明显增加的粒子流及各种效应，证明了生命活动中作为一种物质的气的确实存在。当然，这里所称的气功，与社会上江湖术士所炫耀的东西，是有区别的。著名的英国学者、自然科技史专家李约瑟认为：中国古代所称的这种气，"有时差不多可以翻译为辐射能"。上述的这种被观察到的东西，还只能说对气的初步认识。精，也是人体极为宝贵的一种物质，它的概念和内容相当广泛。简言之，人体有营养之精，有生殖之精，有生命之精。《内经》云："夫精者，身之本也。""故生之来谓之精。"即指生命之精；"藏精于心""藏精于脾""散精于肝"等论述，即指营养之精；"二八，肾气盛，精气溢泻，阴阳和，故能有子。"即指生殖之精。中医学中有关养生、延年及防治疾病等都非常重视葆精的必要性。神，主要有两种含义。一是指人的精神意识活动。中医学认为精神创伤是导致疾病的重要原因之一，喜、怒、忧、思、悲、恐、惊的过度，称为"七情过极"，皆可导致疾病。而西方医学在长期忽视这些因素之后，才在近数十年有所认识，而有医学心理学和行为医学等学科的创设，同时提出要改造原先的"生物医学模式"为"社会－心理－生物模式"。而中医学在两千年前对此早已有深入的认识。中医学中"神"的另一含义，即指"神明"的作用。神明乃是指人体的生理活动和生命延续的主宰与核心。"不见其所养而物长，不见其所伤而物亡，此之谓神明。"它是中医学中决定人体生命存亡的关键，"得神者昌，失神者亡。"疾病之所以不治，主要由于"神不使"。中医学所谓的神明，是一种复杂的生理表现，有待我们进一步认真探索。

精气神三者并不是孤立的，它们之间可以互相转化。故积精可以全神，炼精可以化气，反之，神能化气，气能生精。《内经》说："调阴与阳，精气乃光"，"合形与气，使神内藏"。它们之间是密切联系，不可分割的。这一学说的深入研究，必将推动生命科学的发展。

二、精湛的治疗方法

（一）无损伤性的治疗特点

在上述中医理论指导下，产生了丰富多彩的有效治法，如中药的内服、外敷、熏、浴及针、灸、推拿、导引吐纳（气功）、情志疗法等，不下数十种，这些基本上都属于无损伤性医疗方法。中医所用的药物大都是采自植物、动物及部分矿物的天然药物。这些药物含有多种天然有效成分，具有多方面的生理效应，通过恰当的加工炮制，在增加药效的同时把毒副作用减少到最低程度，如中药附子的炮制方法就是一例。中药药性一般比较平和，与化学合成药物相比，毒副作用要少得多。现代需用外科手术治疗的疾病，有不少可以采用中医的无损伤疗法。如急性阑尾炎的中药及针刺的疗效是肯定的；胆道疾患的中药内治、耳穴贴治、针刺等有效案例也屡见报道；各种肿瘤患者内服扶正祛邪药物或兼药物外敷，一般都能收到增强内在抗病力和延长存活期的效果。即使是疮疡痈疽等疾患，中医治疗内服解毒、消肿、透脓等药，同时辅以最简单的手术和敷贴药物等，能使损伤减少到最小程度。伤骨科对骨折的固定，常采用灵巧的手法，减少对患处的功能影响，使其骨折愈合而避免后遗症。至于用推拿、气功治愈疾病，则只有增强气血的通畅，更谈不到损伤问题。因此，无损伤医疗可以说是中医治疗的重要特点。

（二）治疗中的圆机活法

中医治疗特别注重因人、因时、因地而制宜。20世纪50年代国内曾有两次乙脑流行，第一次流行用白虎汤治疗获得良效，第二次又流行时仍用白虎汤则效果很差，后经著名中医蒲辅周分析研究，其效果不好原因是那年夏季雨水很多，与前次气候干燥迥然有别，由于发病的环境条件不同，改变处方，遂又获得明显的疗效，这就是因时因地制宜。六朝时代名医姚僧垣曾先后治两个病人，分别是梁朝的两个皇帝，都是涉及用大黄的病证。僧垣以武帝年高体弱，大黄不可浪用，他医用之，竟致不起。另一个是梁元帝，众多御医认为皇帝地位高贵，不可轻用大黄峻利之药，但僧垣认为病人脉洪实，非用大黄不可，果然药到病除。这就是因人制宜。同一种病在不同时间、地点和不同人身上，治法应有区别，叫"同病异治"，而不同的疾病，中医又常用同一种方法治疗，叫做"异病同治"。这种善于灵活变化的治疗方法，在历代名医验案和近时报道中是不胜枚举的。中医临床处方，还非常讲究中药配伍的妙用，精当的配伍，既可增强疗效，又可消除药弊。又如应用相反相成的配伍法，每能收到常规方法难以得到的疗效。清代名医徐灵胎提出"用药如用兵"之论，其中有"急攻""缓图""向导""防守""突破""分击"以及"堂正之师""奇谲之策"等。这种治疗中的圆机活法，与通常所用的一病一方或一病一药相比，其理论与医艺的深浅高下，是不言而喻的。

（三）扶正是施治的关键

治疗疾病，总离不开祛邪和扶正两大方面。邪，通常指致病因素（包括物理、化学、生物、心理等因素）及其所产生的病理产物如瘀血、痰饮、积滞等。正，指人体正气，包括现代所称的神经、体液、免疫、网状内皮系统以及其他抗病功能等。邪正是一个问题的两个方面，不可偏废，但中医更加重视正气的一面。中医经典中指出："正气存内，邪不可干。""精神内守，病安从来。"这些话是具有深意的。因为人体的正气本身具有自我防御、适应、调节、控制、修补的作用，当这些功能减弱或紊乱时，就会遭到病邪的侵袭而发生疾病。各种治法，原是辅助正气驱除疾病的手段。故前贤有"元气不伤，虽病甚不死，元气或伤，虽病轻亦死"的名言。兹以治疗恶性肿瘤为例说明。细胞毒药物，确能杀伤大量肿瘤细胞，但同时又损害了正常细胞，降低了免疫力，最后常常陷入癌瘤未尽而正气先败的困境，如继续给药，则玉石俱焚，同归于尽。如果能在攻击癌瘤的同时，及早运用中医扶正疗法，就会大大减少副作用，其预后就得到明显的改善，这已为不少临床事实所证实。有些肿瘤病人在失去手术、化疗、放疗的时机后，采用中药扶正为主兼以攻邪的方法，或采用气功疗法以充养精气，每能使患者带病延年，有的甚至出现肿瘤消失的奇迹。这就充分说明邪正之间的本末关系。中医治疗，既着重于治本，又不忽视治标，无疑是治疗疾病的一种高深的医学思想。

（四）特异的情志疗法

早在《黄帝内经》就将这一疗法提到极其重要的位置。中医病因学中把七情过极列为内伤疾病的主要因素。情志理论在中医学中有特殊含义，认为人的各种精神情志活动与不同脏腑有着特定的联系，情志的异常变化会影响有关脏腑的功能而导致疾病。如"喜伤心"，人在"喜极"的情况下，最易突发心、脑病变；又如"怒伤肝"，大怒而引起肝气肝阳的上逆发生晕厥是常见的；而"恐伤肾"，因受惊吓而大小便失禁甚至阳痿者有之。对于由情志导致的疾病，除了用药物调治外，前辈医家，创用了特异的情志疗法，常使顽疾霍然而愈。汉代名医华佗，已早开情志疗法的先河。元代医家朱丹溪用情志疗法治一妇人因思虑过极而得精神疾患，遂得痊愈。历代名医运用此法以愈病的例子多不胜举。中医学中论述喜、怒、忧、思、悲、恐、惊的各种精神表现，还指出它们之间具有生克承制关系，这与现代医学心理学所常用的暗示、开导、释疑、脱敏等法以恢复心理平衡相比较，中医学中所论述的内容，似更有它的独到之处。这种可贵的情志理论，是很值得我们深入研究的。

由于中医学具有博大精深的内容，上文所述，只是举例做些介绍。希望通过医务工作者和有关学科的专家学者的共同努力，把我国的这份宝贵医学财富发掘、整理和提高，使之发扬光大，为全人类造福。

疑难危急重症中医治法研究

疑难病证，是通俗习称的一个笼统名词，泛指各个系统中迁延不愈的多种疾病。虽然所有疾病的形成，都由邪正矛盾所导致，但对于疑难病证来说，邪正之间的关系，就比一般疾患更具有复杂性，并有其特殊性。

中医学认为，六淫之邪，疫疠之气，七情过极，劳倦伤中，以及痰、瘀、滞、积等，都是导致疾病发生的因素。人体在致病因素——邪的影响下，机体正常功能遭到破坏而产生疾病。中医学中的辨证论治，即以邪正学说为依据。辨证实际上就是辨别病邪侵袭与正气损害，并分析由此而发生的病机进退和病情变化。疑难病证的机理比较复杂，其所以缠绵难愈，主要与以下几个因素有关：

1. 有的疾病，正气表现非常虚弱，失却制止病邪的能力，导致病情迁延。

2. 有的疾患，病邪相当峻厉，人体正气不能抗拒。

3. 病情出现复杂情况，或表里同病，或寒热错杂，或大虚大实，或虚实夹杂。

4. 病邪深痼，如风邪、火毒、沉寒、顽痰、黏湿、瘀血、滞积，相互胶结，深入遂络，不易去除。

5.意志委顿，神气萧索，对医疗失去信心。

此外，还有宿疾兼新病，内伤兼外感，以及平素嗜好及药误或失治等。

总之，疑难病证的形成，往往不是单纯一种原因，而是几个因素凑杂在一起。所以，辨证必须细致，分析要求全面，只有这样，才能确定比较准确的治疗方法。兹就管见所见及，略述疑难病证的一些治疗体会，与同道们共同研究。

一、养正徐图法

本法是应用调养扶助正气，使正气得充而祛邪有力的一种方法。在病程迁延的某些疾患，因正气偏虚，一时制邪无力，而治疗又急切难图者，无论外感或内伤，均可采用本法。举例而言，如肿瘤疾患，是对人类健康及生命威胁最大的一种疾病，现时采用的抗癌药物及手术、放疗等，有一定疗效。可是，上述治法，对某些肿瘤，虽能取效于一时，而最后往往导致预后不良。但如采用中药治疗或中西医结合施治，则其效果就有所提高。据报道及个人临床体会，中医所采用的方法，主要是"养正徐图法"。如应用参、芪、归、地、术、枸杞、麦冬等药大补气血，脾虚加山药、茯苓等，肾虚加肉苁蓉、巴戟天等，略加消肿软坚、活血解毒之品，如苡仁、牡蛎、白花蛇舌草、莪术、半枝莲之类作为辅助，常能改善症状，延长存活时间，少数患者，竟可使病情向愈。仅举这一例子，已可说明养正徐图法的重要意义。

就外感热病而言，清代名医叶天士亦擅用本法治疗，其特色是着眼于"甘""汗"二字。甘是指药，汗是指法。温病的卫气营血辨证中就有三个层次与"甘""汗"关系密切。叶氏《温热论》言："在卫汗之可也，到气方可清气，入营犹可透热转气。"其中在卫宜汗，可毋庸论。"到气方可清气"，则似与汗无涉，而如果全面领会其精神实质，也就不难理解。天士曾反复指出："若其邪始终在气分流连者，可冀其战汗透邪，法宜益胃，令邪与汗并，热达腠开。""因其仍在气分，犹可望其战汗之门户。"可见在气分祛邪的出路，还是"清热透表"而从汗解。据此，则"入营犹可透热转气"的含义，也就迎刃而解了。以上是说明天士治温病对"汗"的重视。而汗是与正气不可分割的，汗为津液所化，是人体正气的组成部分。故凡胃中津液亏乏，气机不能布津作汗，致邪失外达之机，则始终流连气分而缠绵不解。天士使用战汗的方法，关键是"法宜益胃"，即倡用甘药增益胃津，使津液徐充而邪随汗出，他多次提出"甘守津还""甘寒轻剂养之""甘凉濡润之品"，用以生津扶正徐祛病邪。可见叶天士所擅用的甘药与汗法，实际上就是养正徐图法。

二、反激逆从法

本法是增强药物作用的一种奇妙的方法。如对热盛火炎的病证而用大剂寒凉方药加入少量温通之品，或者对寒盛阳微的病证应用温热重剂加入少量苦寒药，峻补方中略加消导，攻泻方中又加入补正之药等。某些疾患，在用一般寒、热、攻、补无效的情况下，采用本法往往能收意外之功。盖取其药性之相逆相激而发挥更大的作用，这是相反而又相成的道理。过去，中医学中亦有反治、从治及反佐之法，但只在某些疾病出现假象时应用。例如《伤寒论》"少阴病，下利，脉微者，与白通汤；利不止，厥逆无脉，干呕烦者，白通加猪胆汁汤主之"，此仅作为反佐法应用。而反激逆从法在唐代孙思邈则有新的发展。他的应用，已不局限于疾病出现假象范围，而是广泛应用于久治无效的疑难病证。清代名医张璐对《千金方》有较深研究，他认为孙氏处方具有反用、激用和"制方之反激逆从"的特色。他说："诸方每以大黄同姜、桂任补益之用，人参协硝、黄佐克敌之功。"《千金方》中治关格病，大便不通，用大黄、芒硝、麻仁、杏仁、芍药、桑白皮，再加一味乌梅，性味酸收，使大黄、芒硝的作用更有力。玉屏风散用黄芪、白术、防风三味药，黄芪固表，但力量不足，加一味防风发表，即有反激逆从之意，使黄芪发挥更大作用。他如滋肾通关丸之用肉桂，三化汤之用羌活，实际上都具有相同含义。像孙氏擅用的这一方法，可称奇特而有意，杂乱而有章。我治疗疑难危重病证时多次试用，屡见良效，值得引起我们注意。

三、大方复治法

本法是广集寒、热、温、凉、气、血、攻、补之药于一方的治法。古代方书，多用此法。如鳖甲煎丸、安宫牛黄丸、苏合香丸、清瘟败毒散等，药味很多，都属于大方复治法范畴。而后世在这方面似乎注意较少，致良法湮没，影响中医疗效。我过去处方，只知丝丝入扣之理，而昧多多益善之法。曾记治过几个痢疾危症，在各种治疗无效的情况下，为处党参、熟地、当归、白术、黄连、车前子、泽泻、黄芩、干姜、附子、芒硝、大黄、黄芪、防风、羌活、乌梅、诃子等一张"大方复治"之方，只服用两天，其病即愈，疗效之速，出我意外。对治疗慢性肾炎，有时也常用本法。我常将七种方法结合应用，即一为清热解毒，二为温补肾阳，三为培益脾气，四为滋阴补血，五为祛湿利尿，六为辛温解表，七为收涩下焦，常常补血又祛瘀，补气又散结，培脾又攻下，温阳又清热，收涩又通利，集众法于一方。我自己也深知药味之庞杂，治法之凌乱，然而危疾大证，却往往收到桴鼓之效。所谓庞杂凌乱之法，亦值得我们进一步研究。

四、内外通贯法

中医学有内外科之分。两个不同学科的病证、机制、治法诚然有所区别，然而人体的脏腑经络是个整体，营卫气血周流内外，并无不可逾越的鸿沟。中医外科疾患，一般多见于体表，病灶可以观察接触而知。内科疾患则多在体内脏腑，其病灶为视触所不及，而病因病机无不相通。所以，高明的外科医家无不熟谙内科之理，其治疗常以整体与局部相结合。基于同一原理，外科学上的许多名方，也尽可应用于内科疾患，而这方面常为我们所忽视。"外为内用"，用之得当，往往获显效。如阳和汤治疗阴证伤寒颇有卓效；犀黄醒消丸治疗肝肿大、肝硬化，对肿瘤亦有相当效果。又如复元活血汤治癥结，四妙勇安汤治疗斑疹，夏枯草膏治疗梅核气，五味消毒饮治疗病毒感染性发热等，临床应用，均有较好效果。他如五虎追风散治疗类风湿关节炎，万灵丹治疗痹证，五神汤治疗尿路感染等，均较单用内科方的效果更好，对此，我们应该引起重视。

五、培补益肾法

本法与养正徐图法有一致性，也有其特点。某些疾病之所以缠绵难愈，其中很大的因素是由于正不胜邪。养正是多方面的，而本法则着重于脾肾，良以脾为后天之本，肾为先天之根。水谷之精微赖脾气以输化，脏腑之功能恃肾气以鼓舞。因此，古代名家遇到宿疾缠绵之际，常着重调补脾肾。明代名医薛立斋、赵养葵等以擅用本法著称于世，如常用补中益气汤、归脾汤配合六味地黄丸或八味肾气丸数方治愈众多疑难病证。后世医家有认为这是简单化的治法而加以非议。实际上，这种治法是他们的独到经验，乃是一种执简驭繁、治病求本、以守为攻的方法，值得我们研究学习。张景岳在这方面更有高深的造诣，他遇到胀满、呕吐、泄泻、痢疾、痰饮等久久不愈的疾患，常以重用熟地黄配合他药而奏奇效。通常对于上述症状熟地黄均禁用，景岳不仅不忌，且重用以起危证。如金水六君煎、胃关煎、理阴煎、六味回阳饮等均是极好的方子，如果能应用得当，其效如响。我曾治过不少病人，患咳嗽痰喘甚剧，病程久延不愈，备尝中西药无效，常兼胸脘痞闷，腹胀，不思进食，咳嗽，咯痰难出，面容憔悴，舌苔厚腻等症，我常处金水六君煎而得治愈，熟地黄、当归两药用量特重。按中医常规治疗，上述症状不仅忌熟地黄，甘草亦为禁药，然而实践证明了该方的治疗作用。其他如用参、芪、术、草治痞胀满闷，用熟地黄、山萸肉、五味子、巴戟天治痰湿壅阻久延不愈的痼疾而奏奇效者亦有很多。经过较长时间实践，临床应用取得疗效以后，始知前贤制方的奇妙，而深惭自己知识的狭隘并深悔过去的偏见。培补脾肾法治疗癌肿亦有良好效果，至少对延长癌病患者的存活时间能起到有益的作用。

六、斩关夺隘法

疑难病证久延不愈，在邪气盛实、正气未衰的情况下，可应用本法。徐灵胎在"治病不必顾忌论"中曾提到医者踌躇不敢下药，每致贻误病人的情况。如其病有痰饮盘踞，水气泛滥，瘀血阻塞，积滞凝固等证者，峻厉祛邪的方药，可以果敢应用，如用十枣汤、舟车丸的攻逐水气，抵当汤及王氏逐瘀三方的攻破瘀血，三生饮的散风痰，控涎丹的逐饮止痛，三物备急丸的攻下冷积等。这是一种"并力捣其中坚"的迅速除敌的方法。惟药量宜掌握适当，中病即止，邪去之后，再予调理。

七、随机用巧法

疑难病证所以缠绵难愈，虽因病邪峻厉、顽固，同时也有药不中病的原因。随机用巧法乃是医者运用巧思，投药紧合病机以取捷效的一种治法。清代陆定圃曾有运用本法的一段记述：名家治病，往往于众人所用方中加一药味，即可获效。如宋徽宗患脾疾，医用大理中丸屡服无效，杨吉老仍用此方，用冰煎药而愈。杜清碧患脑疽，自服防风通圣散久而不瘥，朱丹溪仍以原方加酒制药，不尽剂而病愈。缪仲淳治一遗精，在前医屡服无效的补肾涩精方中加鳔胶一味而瘥。徐灵胎治一呕吐宿疾，仅在前医二妙丸中加用茶子四两，煎汤服之而愈。陆氏的这些记述，正是古代名家针对致病原因随机用巧法的范例。

宋代名医史载之一味紫菀治愈了众多太医束手的便秘。张锐治中寒大泄而上热喉痹不能进食的病人,以紫雪丹包裹理中丸,药下而两病皆除。叶天士以一张行气的醉香玉屑方而治愈了应用常法治疗不瘥的便血。这些都是随机用巧法的具体应用。

有一位西学中医生曾对我说起,一病人患尿潴留,用遍中西药物而不见效,这位医生想起了中医有"利小便实大便"的理论,他由此得到启示而给病人服攻下药,结果病人竟得小便畅通。我曾遇到冠心病人,前医用活血化瘀及养阴法均无效,我给病人服张仲景治少腹瘀血的抵当汤,往往服数剂后,胸闷胸痛即见缓解。

运用本法,必须对医学有高深造诣,还要通过精密的思考,才能神明变化,活法圆机。要达到这一境界,还有待于我们的努力。

八、医患相得法

医患相得法,既是治疗疑难病证的一种重要方法,又是目前临床所应注意的一个问题。本法首先要求医生对病人具有高度责任心,从而使病人对医生产生坚定的信心。医生和病人的精神如能糅合为一,这将为治愈疑难危重病证创造最佳的条件。现代医学心理学也已认识到心理因素对治愈疾病具有重要意义。"相得",首先要像孙思邈在《大医精诚》中要求医生发大慈恻隐之心,若有疾来求者,不问贵贱贫富,冤亲愚智,皆如至亲之想。见彼苦恼,若己有之。无问昼夜寒热,饥渴疲劳,皆要一心赴救。孙氏之言,就是责任感的具体表现,使病人精神得到安慰,并对医生的治疗充满信心。"相得"还要施用"治神"的方法。中医学理论认为,意、志、思、虑、智等心神活动与脏腑功能之间有密切联系。故精神安定者,疾病多呈向愈之机，而"神不使"者则往往预后不良。《灵枢·师传》所述"告之以其败，语之以其善，导之以其便，开之以其苦"之言，即系治神的方法。医者首先应使病人对疾病具有必胜之心，并以体贴入微的关怀，采用针对性的语言疏导，想方设法解除病人心中的疑虑、顾忌、执着、愤怒和恐惧等思想，使其心神安定，激发其正气抗病的能力，发挥病人自身对疾病的调控作用，然后应用药物才能起到更好的效果。

《周易》所称"二人同心，其利断金"，其言对医疗来说，也意味深长。医患双方的精神，如果能相得无间，对于医治各种疑难病证，无疑是大有裨益的。

半个世纪从事医学的教训

"瘦因吟过万山归",是清代著名诗人黄仲则所著《两当轩诗集》中的诗句。仲则所作的诗,以清新俊逸,直逼青莲而见重于时。可是他怀才不遇,在坎坷中度过了一生。据文献记载,黄氏曾经写过一首律诗,诗中有"全家都在西风里,九月衣裳未剪裁"之句,这首诗曾经风靡当时诗坛,并成为流传后世的七言警句。而我觉得他"瘦因吟过万山归"一语,无论从艺术上或意义上,似都比上述两句高出一筹。因为它深刻地揭示了治学的艰巨性,能够赢得勤苦研究学问者的共鸣。凡是古今中外卓有成就的学者,为探求真理,哪一个不是经历过废寝忘食、失败挫折的艰难困苦的过程。黄仲则的寥寥七字,提示我们研究学问者既要读万卷书,还要行万里路,这是个颠扑不破的真理。

"瘦因吟过万山归",对于我来说,也是"心有灵犀一点通"的。我在年轻时阅读清史叶香岩传,其中载有他临终时对子孙说过几句告诫的话:"医可为而不可为,必天资颖悟,读万卷书,尔后可以济世。不然,鲜有不杀人者,是以药饵为刀刃也。我死,子孙慎勿轻言医!"我当时漫不经心地草草浏览一过,没有引起足够的注意。

虽然我也是"青衿之岁，高尚兹典，白首之年，未尝释卷"，今行医垂五十年，经过艰难困苦的挫折以后，越来越觉得香岩此言是语重心长的。叶氏以颖悟的天资，转益多师又医名满天下，而当临终出此言，洵非一般泛泛之论，可说这是此老毕生临床经验的总结和他对医学认识的深化。真所谓"仁人之言，其利溥哉"。虽然寥寥数语，对后学却具有重要的启迪意义。

我与天士所处的时代不同，当然体会也不尽相同。然而，"瘦因吟过万山归"，我走上了医学崎岖的道路，临床上遇到许多挫折和教训。这对我来说，当然是痛苦的回忆。今把它写出来公之于医界同道，也许对初学中医者可以提供一些借鉴和参考，作为前车之鉴吧。

我学医过程中所遇到的困难是多方面的，并经历过几个阶段，基本上可归纳为四句话，即踌躇满志，疑窦丛生，磨砺苦学，一间微明。现依次列举陈述。

一、踌躇满志

我少年在学校上学，十三岁时即于念书之余跟叔父汝根学习针灸。吾叔为广西名义罗哲初先生的弟子。他对我学习督责很严，不仅针灸书籍都要背诵，凡是中医古代典籍也都要求择要背诵。家中还另请老师教授国学，不管我理解与否，总是要背得琅琅成诵。当时，午夜一灯，晓窗千字，是习以为常的。叔父初不以医为业，因求诊的病人颇多，我有暇就经常侍诊左右。这些，为以后进入旧上海中医学院修业，总算奠定初步基础。在中医学院修完了各门基础课和临床课后，接着就是临证实习。1934年毕业，是年开业行医，光阴如白驹过隙，一弹指顷，已整整五十个年头了，真有学未成鬓先秋之感。我初开业时，对于中医学的造诣是颇为自诩的。自以为除了学过各门课程之外，还看过不少医书，仅举伤寒一类而言，当时已研读过数十家著作，其中尤服膺郭白云、成无己、柯韵伯、吕村、尤在泾及日人丹波元简父子，对莫枚士的《经方释例》和陆渊雷的《伤寒论今释》亦饶有兴趣。温病方面，则醰于叶、薛、吴、王数家，尤偏嗜叶天士与王梦英的著述，特别对叶氏的温病学说，曾经下过一番功夫。当时，对叶天士极其推崇，以为如香岩者，仲景以后，一人而已。说起温病的症因药治，颇能历历如数家珍。另如金元四家和李时珍、王肯堂、张璐、喻昌、张景岳、沈金鳌、林珮琴等医家著作亦通读一过。我最爱的还是历代的医案、医话，因为这一类书多是前人的临床记述，最有裨于实际应用。对于西方医学的重要学科书籍，亦曾粗加浏览。有关国学文献，经、史、子、集茫如烟海，"弱水三千，我只取一瓢饮。"但亦贪多勿得，粗涉藩篱。故以读书而论，当然不敢说已破万卷，确实也读得不算太少了。

诊疗方面，我在青少年时代即跟随叔父看病，后来又侍诊于孟河丁师之门，对于丁氏的常用经验效方，几乎熟记而流诵。曾记在侍诊之余，还整理过丁师的临证处方，编过一本《丁方手册》，以便记诵，同学一时传抄，作为临证之助。并又亲得海上诸名家之教诲，如谢立恒、夏应堂、秦伯未、程门雪诸先生的处方特色，也稍稍学到一点。故当开业伊始，饶有一种"学成问世"之优越感。正如孙思邈所形容的"读书三年，天下无不治之病"的骄傲情绪，满以为携此以游，真可以走得天下了。

二、疑窦丛生

事情并不像所想的那样简单，当开始应诊时，胸中是"目无全牛"的，也确实看好了一些疾病。但岁月积累，病人渐多以后，问题也就越来越突出。在诊疗过程中，经常遇到有很多疾病没有办法解决，过去学过的理法方药、辨证论治的本领全用上了，经方、古方、时方、验方一套一套地都用上去，可是仍然有不少疾病不能解决。当这时候，我遇到病人有些怕了，因病家特别相信你，就盯住你看，而我常常束手无策，那时我非常窘，又想起古人说的"治病三年，天下无可读之书"，这句话是有道理的。但究竟是什么原因呢？我怀疑过去所读的书都是不切实用的。中医的理论，我可以说得头头是道，开方用药，也可以丝丝入扣，如果绳以中医一般习用的理论和常规的治法，似乎是无可非议的，但临床效果总是不理想。这是为什么？我开始对中医学的价值产生怀疑，信心也有些动摇了。我想中医理论是否会是臆测的玄谈？其学说是否真有指导临床价值？科学是不断发展的，中医理论已是几千年形成的东西，是否早已过时？我甚至怀疑古代方书、药籍、医案、医话中所载内容的真实性，因为历代医案中尽是妙手成春的记录，其中可能有贪天之功，也可能是虚构其效。我早年就听人说喻嘉言《寓意草》这本书大吹法螺，内容失实，因联想到其他医案是否也会有同样的情况。在这段时间，我对中医学真可说是疑窦丛生。

既然对中医学失去了信心，我的心转向西方医学去了。因为西医是近现代科学的产物，如解剖所述，确实有形有质，言之有理，不论生理、生化、组织、胚胎、病理，还是诊断，都可以从实验室里得到验证，不像中医理论看不见，摸不到。所以从此就着重进修西医学，还特别对化学这门学科有过很大兴趣。在认真学习了相当一段时间西医学并通过临床实践观察以后，我又别有一番滋味在心头，西医分析病原病理，诚然清清楚楚，条理井然，还可以从实验室验证，但从临床用药的效果来看，对许多疾病也同样没有好办法，尽管诊断检查的仪器设备新颖精密，而最后落实到治病还是效果不显。经过较长时间的实践和观察，我对西医也没有多大信心了。我徘徊于中西医学之间，为想找寻一种治病的最佳方法而感到苦闷，发愁！

当时我又回忆过去学医时的情景，曾亲自看到海上名医如夏应堂、王仲奇、丁济万诸先生，他们治好了不少西医所不能治的疾病，程门雪先生亲自给我讲过治愈了一个经德国著名医师确诊并谢绝不治的结核性脑膜炎的病儿，他用的是《福幼编》中的一张方剂。著名学者郑传所撰"丁甘仁墓表"中曾说："晚年名益重，道益行，不独沪地绅商，争相招致，即西商之侨居者，积资数千万，出其百一，足以尽集诸西医，而有疾必折衷先生。"这些，使我猛然醒悟，自己看不好病，是我没有学习好，不是中医没有办法，其过在我而不在中医学。这就使我在彷徨的歧途中又回过头来。

三、磨砺苦学

我国古代学者有句名言，治学要"猛火煮，慢火温"。这次重新学习，就遵循这个方法。且以重学《伤寒论》为例来说吧，过去只泛览各家注疏，对大论的精髓和仲景书的本来面貌，没有自己的真知灼见。这次学习，首先改变了学习方法，专读原文，对各家注疏概置不问，专用仲景之言，来解释仲景之意。这样学习，很能解决一些问题。例如，在此之前，有关六经的解释，我很欣赏时贤所称的证候群，亦即六经非经络的说法。在这次重读仲景自序及把全书反复对照琢磨以后，我终于否定了自己过去的错误观点。从前认为

《内经》论十二经而不论六经，《内经》中提到太阳、阳明者，多连有"经"或"脉"字，而在《伤寒论》中则截然不同。其实，此说不仅歪曲了《伤寒论》，对《内经》经文也是断章取义的。仲景明白声称撰用《素问》《九卷》，今观《素问·热论》所述伤寒热病，虽只称太阳、阳明、少阳，而在最后则指出"三阳经络皆受病"。又如《素问》称太阳为开、阳明为阖、少阳为枢等经文，似乎不涉及经脉，但最后仍点明"三经者不得相失也"。又如太阴根于隐白、少阴根于涌泉、厥阴根于大敦等文字，如不作经络解，其将安指！且六经之名，早见于《灵枢·百病始生》篇中。《伤寒论》中称太阳病、阳明病、少阳病而略去经字，原同《内经》一样是一种简笔。如果《伤寒论》太阳病、阳明病等不是指经络，则书中太阳病欲作再经者，"针足阳明，使经不传则愈"这段文字，将作何种解释？"灸少阴七壮"，试问灸在何处？《伤寒论》中传经、动经、随经、过经、经脉动惕、行其经尽、刺风府风池、刺大椎肺俞肝俞、刺期门等论述经络腧穴的条文是如此明晓，我过去未曾细究原文文字，只凭臆测耳食，妄谓六经非经络，至今思之，何等惭愧！

我在反复学习原文之后，又将原文全部打乱，再将每病每证的特征和各方配伍与各药主治进行认真细致地归纳和分析，对仲景的方证药治法则，做了消除成见的探索。过去只认为小柴胡汤的热型是往来寒热，再次学习后才知道小柴胡汤有三种热型，即恶寒发热、寒热往来与日晡潮热，只要符合小柴胡汤方证的特征就可。就柴胡一药而言，通过学习，深知从前所谓"柴胡劫肝阴"其说之非，一般医家多以头目眩晕为肝阳上亢，柴胡劫肝阴，故为禁药，然在《伤寒论》中小柴胡汤主治口苦、咽干、目眩，所谓目眩，即今之头目眩晕，仲景却以柴胡为首选药。我以后开始将仲景法用于临床，屡效不爽，始悔过去之偏见。

《伤寒论》中某经疾病，有些还有主药。曾记以前程门雪先生同我聊天，有一次他以考试的语气问我：你看太阳病的主药是哪味？我略加沉思，告以桂枝一药。程公与我相视而笑，我侥幸地总算没有答错问题。

我在这次重新学习以后，不仅发觉对《伤寒论》的研究是非常肤浅的，凡是其他古典医籍，如内科杂病、方剂本草以及各家学说等，几乎都是浮光掠影，蜻蜓点水，学习如此不扎实，理所当然地疗效不好。我如梦初醒地渐渐有点自知之明。

四、一间微明

经过刻苦学习，"为伊消得人憔悴"以后，初步有以下几点认识：

1. 学而不精

我在中年曾害过一次湿温重症，经医院确诊为肠伤寒，身发高热，中西药物遍投而热不退，病延两周左右，乃邀请甬上名医徐余藻医治，徐为拟大承气汤加甘草，药共五味，服后次日腑气通，三日身热退。我病后细思，读了《伤寒论》千百遍，还没有学会用承气汤，良足自愧！其原因当然由于我没掌握承气汤的论治规律，我只知大承气的主症是痞、满、燥、实、坚，困守于一般概念而不知用巧。同时，湿热蕴蒸气分，清宣透达之说，也禁锢了我的思路。而西医学中肠伤寒在后期禁用泻药的观念也束缚了我处方用药的手脚。这一次提高了我对中西医学是两个不同理论体系的认识，我不再那么迷信西医了。对于湿温病理论以及伤寒与温病的实质问题，认识也较过去有了深化。

在早年行医时，我见到一位医生用熟地黄、当归、白术、柴胡治感冒，心甚鄙之，然而曾目睹其病服该方而告痊，当时以为偶中而已，未之奇也。后来，我自己也遇到感冒病人，曾屡进桑菊、银翘、杏苏、麻黄、桂枝等方，久延未愈，最后用"五柴胡饮"而竟收捷效。我过去亦熟读景岳书者，由于没有学到手，所以不敢用，不会用。

2. 学而不广

我曾治疗一个患赤白痢疾病者，用了一系列治痢的"正规"方，如白头翁汤、木香槟郎丸、芍药汤、香连丸、枳实导滞丸以及丁师常用的治痢效方等，可是均无效果，下痢加剧，日夜登厕近百次，病人神情困惫，已臻危殆。在无可奈何中试用了一张《石室秘录》中药味分量配伍奇特的方子，即白芍三两，萝卜子一两，枳壳、槟榔、甘草、车前子各三钱，当时只照原书依样画葫芦，以冀幸中，不料服后次日泻痢次数减半，又服一剂而病全除。《石室秘录》是托名天师、雷公、张机、华佗等合著的一本荒诞之书，我平素不齿，今用此方竟如其书所说"一剂即止，二剂全安，可用饮食"的奇妙效果。乃深悔我过去知识之狭和学之偏见。我还亲见程门雪老治热痢，擅用荆防败毒饮，往往二三天内表解热退而痢疾愈。过去囿于细菌、原虫说而反对喻嘉言的逆流挽舟法，而今乃知《寓意草》中尽多可贵之处。我读书先带成见，学而不广，未能牛溲马勃俱收并蓄，有愧昌黎所称的医师之良。

3. 学而不化

我感到自己在中医理论和处方方面"化"的功夫很差。譬如偏头痛，历代医书所载，常用全蝎、蜈蚣之类，我也常用，但效果并不好。我深知章次公先生治疗此病经验相当丰富。当时我看他治疗偏头痛效果很不错，他也用全蝎、蜈蚣，但却有几点与众不同。配伍方面，全蝎、蜈蚣常与补气养血药同用（如黄芪、当归），而且量也重；还配合健脾化湿药（如怀山药、茯苓、制半夏）；有时还加用附子。剂型方面常采用粉剂冲用，用小剂量，日服三次，常取得满意疗效。以后我治偏头痛，多遵循其法而奏效，这说明"化裁"的重要性。可见前辈用药圆机活法的一斑。

再举心胸疼痛为例。目前多习用丹参一药，我亦曾步其后，临床有效有不效。为此，细察医家之善治该病者，则并不局限于活血化瘀一法，有的作痰饮治，有的用行气宽胸之法，或用芳香开窍，也可用养阴或扶阳药，并有用甘缓及和胃或养心等法，效果远胜于单味丹参。这使我觉察到"胶柱鼓瑟"之非。即以活血化瘀而论，也不必定用丹参。我曾治过一些病人，先用丹参无效，继用手拈散、失笑散也无效，最后考虑到用仲景的抵当汤，服后效果非常好，病情明显缓解。我深深感到自己学而不化的东西太多。我还进一步理解到，学习一门学问如果学得不精、不广、不化，就等于不学。我认识到以前犯了这个毛病，现在总算是刚刚入门，还远没有登堂入室。

干到老，学到老。开始懂得一点，以前完全是盲人瞎马，现在对中医学略有粗浅认识：

（1）中医学确实蕴藏着丰富的临床经验和理论知识，有许多宝贵的经验，还没有被我们掌握，特别是其中高深的理论，更没有被我们认识。所以要虚心学习，万不可武断、臆测。

（2）做医生要边读书、边临床，临床不能脱离读书，读书必须结合临床。光读书只有空洞的理论，光看病只有狭隘的经验，都无益于提高自己、发展学术。

（3）要开拓思路，既要精研中医学，也要研究西医学，弄懂现代医学，还要多读现代基础科学和边缘科学的书籍。对古代的文、史、哲也要有一定的了解。

（4）中药的作用机理是非常复杂的，不要用目前西医理论生搬硬套，例如发热、炎症，不要局限于清热解毒，辛温药甚至补益药也可能有消炎或者更重要的作用。同时也要打破中医学中一些人为的"清规戒律"，要在中医学原有基础上深入发掘，有所创新突破。

荧荧焰火起沉疴

——用针莫忘灸

"户外雨声犹淅沥，老人奋笔欲深宵。"在秋凉季节的一个雨夜，我为了阅览《针灸学辞典》稿子而全神贯注地阅读一些医学文献。当看到了书中有"针所不为，灸之所宜"这两句话时，蓦地我对过去曾经盘萦在脑际的灸法浮想联翩。我把这两句话反复地进行阅读，就好像古代医家在叮咛和做启示：它是中医学中治病的重要方法之一，此中蕴藏着科学的秘奥，你必须加以重视，切莫把它忘了。

一、艾灸能起沉疴

就在当夜，在沉静穆肃的书斋里，我回忆着以往有关灸治的病例，脑海里不禁浮现出一幕幕艾灸治疗的奇迹。且举一个顽固的痛经病例。记得在前年盛夏之夜，家里来了一位客人——罗医生，遂请一起纳凉漫谈，抒发对医学的见解。罗医生是搞针灸的专科医生，特别对灸法有浓厚兴趣，对运用灸法有较深体会。我知道他擅长此道，要求他讲讲艾灸的经验。这位医生态度很谦恭，自称没有什么东西可讲。在我恳切敦促之下，他终于给我谈了一个病例。最近他治疗一位女青年，患痛经病已有四五年之久。每逢经期，痛不可忍，直至床上翻滚，且四肢厥冷，往往需赶赴医院急诊室诊治，才能暂时缓解。虽经医生检查诊断，遍服中西药物和针刺治疗，但病情始终不见轻减，其病已濒于医者束手、病者绝望的境地。后来到罗医生处诊治，亦只是企图侥幸一试而已。罗医生为之采用药饼灸法，艾炷中等偏大，灸关元、水道二穴七八壮，隔天灸一次，仅灸十余次，共计一个多月，这个顽固的痛经病居然痊愈了，随访半年，皆未见疼痛复发。我听了以后，既加深认识了灸法奏效之奇，又钦佩罗医生用灸之妙。为了确切验证此事，并亲自与该女病人交谈，详询了她的病情与治疗效果，其回答正如罗医生所述，并对罗医生深表感激之情。这又不禁使我回忆起自己早年临床遇到一个重症痢疾的病人，历经数医治疗，汤药频进，症情加剧，已经出现神志昏迷、脉象微细等危象，我应邀诊视，初投汤药无效。后转用太乙神针灸法，持续熨灸天枢、关元二穴数小时，施灸后次日，病人神志顿见清爽，痢止而脉转和，不三日而痊愈。像这样用药物、针刺等治疗无效而最后以灸奏功的例子，在我的追忆中并不少见。宋代名医王执中所著的《针灸资生经》一书，记录用灸法起沉疴的病案很多，我们如果细阅它一遍，必能开卷有益。

二、较广泛的适应证

中医学中的灸法，是经历几千年临床实践验证有效的一种医疗方法。远在春秋战国时代，就有"七年之病，求三年之艾"之说。所谓"七年之病"，是指一些疑难顽固的慢性疾患；"三年之艾"，则表示用艾以陈者效力较好的意思。说明艾灸的临床疗效，在先秦时期已有很高评价。古代，特别是在唐宋以前，将灸法与汤药、针刺并列，为治病的三大法之一。古代著名医学家如扁鹊、仓公、仲景、华佗等都熟谙灸法，随时运用。唐代名医孙思邈也是以这三种方法作为治病的重要手段，故在其著作中有"汤药攻其内，针灸攻其外"的记载，足见三法各有特点，相辅相成，不可偏废。有关古代论述灸法的专著，现尚存有《明堂灸经》《备急灸法》《扁鹊心书》等书，其中记述灸法的适应证很广，如哮喘、虚劳、伛偻、咳嗽、肿胀、痞块、泄泻、痢疾、呃逆、消渴、痫证、头风痛、痹证、癃淋、疝气以及儿、妇、外、伤科的某些疾病，不胜枚举。

上述这些疾病的灸治疗效究竟如何？试举几种病证为例，以资参考。头风疼痛，有的病情顽固，虽在医学科学很发达的今天，也往往难以除根。而在宋代《针灸资生经》中有下述记载："有士人患脑热疼，甚则自床投下，以脑拄地，或得冷水粗得，而疼终不已，服诸药不效，人教灸囟会而愈。热疼且可灸，况冷疼乎！"另如金元时期著名医家张洁古，他自己"病头痛，每发时两颧青黄，眩晕，目不欲开，懒言，身体沉重，兀兀欲吐"，这个严重的头风痛，最后也是以灸侠溪穴痊愈。又如久病突然出现呃逆，一般多属危象。《针灸资生经》载："族中有霍乱吐利垂困，忽发咳逆，遂至危殆；与郾延陈中裕病伤寒，咳逆甚，气已不属，皆一灸而愈。"按宋元时期所称的咳逆，有时即指呃逆，《三因方》"哕逆者，咳逆也"可证。《针灸资生经》又认为伤寒咳为恶证，载有"施秘监尊人患伤寒咳甚，医告技穷，施检灸经，于喉结下灸三壮即愈，盖天突穴也，神哉神哉！"王执中以惊异和叹赏的语气记述了灸法奏效的神奇。近来虽也有人用灸法治疗胃肠疾患、哮喘、风湿病、高血压等，但它与针刺相比，则其应用范围的广度与重视程度相去何啻天壤！当然阻碍灸法使用的原因很多，本文将在后面就这些具体问题进行分析研究。

三、危急重症可收奇功

记得从前有一位青年针灸医生，颇为得意地同我谈起一个验案：他治疗一休克病人，已经出现四肢逆冷和无脉症状，在急迫情况下施用了一次灸法，艾灸太溪穴十壮以后，竟得脉回身温，把重症抢救过来。他不禁惊奇地问我，为什么灸法会有这样大的作用？我听完了他讲话并沉静一下以后，随即在书架上拿出一本书，并将书中所载内容给他一阅："少阴病，吐利……脉不至者，灸少阴七壮。""伤寒脉促，手足厥逆者，可灸之。"书中并有注释，指出灸少阴应是太溪穴。这位医生看完以后，有些吃惊，他原先认为这是一次重大的发现，却没有料到张仲景在近两千年以前就已经把这个好经验载入了书册。从此，他倍加珍惜《伤寒论》这部著作，同时更加重视对灸法的应用。

晋代化学家葛洪，也是著名的医学家，对于艾灸在治疗危急重症方面的作用是甚为了解的。他说："犹施灸者，术虽殊而救疾均焉，况起死回生，孰若灸法之神且速耶！"在他所撰《肘后备急方》这部著作中，载述应用灸法治疗危急病证者很多，仅就霍乱一证而言，书中载："卒得霍乱，先腹痛者，灸脐上二十四壮，甚者至三十、四十壮；先吐者，灸心下巨阙十四壮，并治下利上气；先手足逆冷者，灸三阴交；转筋者，灸涌泉穴六七壮"。葛氏并强调说："灸霍乱艾丸苦不大，壮数亦不多，本方言七壮为可，四五十无不便，火下得活。"并形象地记载华佗治霍乱垂死灸背脊穴及肘椎，

"已试数百人，皆灸毕即起坐"的生动描述。虽然古代所称的霍乱，其中可能包括急性胃肠炎等疾患，但据其所载，都已濒临危重阶段，而皆恃灸法以回春。

灸至阴穴可以治疗胎位不正，这是现代临床所公认的事实。远在唐代，名医张文仲对此已屡用有效，并有"立便顺产"之说。在宋代《备急灸法》一书中，所载灸治急症的病种更多，如引载"孙真人、甄权治卒暴小肠疝气，疼痛欲死法，灸两足大趾上各七炷，炷如绿豆大"，并有"灸之可即愈"的记载。其作用与灸至阴转胎位颇有相似之处，值得进一步研究。书中又记录葛洪、徐嗣伯治愈小便不通、烦闷气促欲死，用盐填脐孔，大艾炷灸法等。该书还有一个重要特色，即倡用"竹马灸法"以治疗疮疡痈疽，认为此法"实能脱人之危于将死之际"。作者闻人耆年在"遇此良法，躬获大验"之后，乃遽兴"但恨得之晚之"之叹。说明用灸法治疮疡疾病的特殊经验，颇可提供外科临床参考。《扁鹊心书》的作者窦材自述，在63岁时患心脏病，出现心律失常，频灸关元、命门二穴，50天以后，间歇脉完全恢复正常。书中还有如下两段记载："一人伤寒至八日，脉大而紧，发黄，生紫斑，噫气，足趾冷至脚面，此太阴证也，最重难治，为灸命关五十壮，关元二百壮，服金液丹、钟乳粉，四日，汗出而愈。""一人患伤寒至六日，身发黄，自汗，亦太阴证也，先服金液丹，点命关穴，病人不肯灸……至九日，泻血而死。"窦材通过正反两方面的实践对照，以说明灸法在危重疾病上的突出作用，并向医林发出了"大病宜灸"的呼吁。

据医学文献记载，灸法可用于危重急症，如霍乱、失血、厥证、脱证、血崩、急慢惊风、黄黑疸、卒暴心痛、破伤风、肠痈、疔疮、蛇犬咬伤等。这些都是历代医家的实践经验结晶，我们不可等闲视之。

四、保健与长寿

灸法之妙，不仅在于能够治疗疾病，而且在预防医学中也有很大价值。古代医籍中有不少用艾灸预防疾病的记载。如唐代《千金要方》中曾说："凡人吴蜀地游宦，身上常须三两处灸之，勿令疮暂瘥，则瘴疠温疟毒气不能入也，故吴蜀人多行灸法。"说明艾灸对于预防感染性疾患是有一定作用的。近时对脑出血、高血压一类疾病，几乎都畏灸如虎，而在针灸名著《神灸经纶》中则载列了预防中风的9个施灸穴位。明代针灸学家杨继洲也竭力提倡预防中风施灸法。可见古代这一宝贵经验，我们还没有很好地继承。至于常灸足三里，可以防止多种疾病的发生，正如宋代名医张杲《医说》中有"若要安，三里常不干"之说。这是用灸法预防疾病和保健的记录，历代针灸医书引载其说者很多。

灸法还不止于预防疾病，特别适用于老年医学，它能使人健康长寿。在这方面，古代医家也有不少记载，如《明堂灸经》和《铜人针灸经》都有在膏肓穴"灸讫后令人阳气康强"之说。《灵光赋》载灸"膏肓岂止治百病"。其意正好相同。《针灸资生经》还引载了灸神阙穴的一段实践："郑纠曰，有一亲卒中风，医者为灸五百壮而苏，后年逾八十……不惟愈疾，又能延年。"至于常灸气海、关元而达到健康长寿，则前人记录更多。明代俞弁《续医说》载："柳公度年八十余，步履轻健。或求其术，曰：吾无他术，但未尝以元气佐喜怒，气海常温耳。"这是常灸气海穴而得长寿的有力佐证。《扁鹊心书》明载："保命之法，灼艾第一。"窦材还介绍他自己常灸关元的亲身体验："每年常如此灸，遂得老年康健。"近时黄竹斋著的《针灸经穴图考》中也选录了日本《文库名家漫笔》中记载的三河百姓满平用灸足三里而致长寿的报道。

记得我少年念书时，曾阅读过庄生讥笑孔丘有"无病而自灸"的一句话，从上面列举这些经常施灸的人来看，岂非都是所谓"无病而自灸者"？但其结果，则达到了"自灸而无病"的目的，实践给讥笑灸法者以无情的嘲弄！当然灸法也不是万能的灵药。"微数之脉，慎不可灸。"这里还有一个辨证施灸的问题。所有这些，还有待于我们做进一步验证和研讨。然而无可非议的是灸法用途广泛而有效，它确实不失为中医学宝库中的一份重要财富，应当努力发掘。

五、善于继承，敢于创新

灸法在今日中医界还没有得到应有的重视，甚至正在被人们遗忘。究其根源，在医家乃是没有深入了解它的重要作用，故每有偏执之论，认为灸系火法，利少弊多，或害怕灸疮易于感染，避免横生枝节，也有认为不如施用针刺简捷省事。病家则畏艾灸灼痛，灸后会遗留瘢痕。还有不少人则认为灸治只适用于沉寒痼冷、无脉亡阳之证，而不适用于其他疾病。以上种种，恐怕都是导致今日习于用针而少于用灸的因素。我认为，针刺是有很大作用的，当然应该提倡，不过对于施用灸法所存在的错误思想，则必须加以澄清。灸法不仅适用于阴证、寒证，也可应用于阳证、热证。历代医书中有关灸法治疗急性炎症性和发热性疾患的记载，是屡见不鲜的。问题在于施灸方法和取穴是否恰当。《神灸经纶》有一段话说得很中肯："灸法要在明证审穴，证不明则无以知其病之在阴在阳，穴不审则多有误于伤气伤血，必精心体究，然后可收灸治之全功，而见愈病之神速也！"灸法中有明灸（直接灸）和隔灸（间接灸）之分，隔灸又可分为姜灸、蒜灸、盐灸、药饼灸等多种。灸法中还有补法和泻法。明代医学家李梴对于灸法有颇为开拓性的论述："虚者补之，使火气以助元气也；实者灸之，使实邪随火气而发散也；寒者灸之，使其气之复温也；热者灸之，引郁热之气外发，火就燥之义也。"这位高明的内科学家，对于应用灸法的理论，是别开生面的。但是，灸法毕竟有它的适应范围，究竟哪些疾病用艾灸可显效、速效、高效，临床上必须有所选择。目前用灸法者一般多采用艾条灸或温针灸，一不着皮肤，二觉烫即移，可能在治疗上也起些作用，但与古代所用的灸法，其效果是无法比拟的。

　　至于灸疮问题，也得全面考虑，有的就赖此增强抗病力以预防疾病。曾记得早年有一位病家告诉我，他以前曾经患过严重风湿性关节炎，特地向大城市的一些著名医院求治，用遍了中西药物和针灸治疗，历久无效。回乡以后，遇到一个针灸"土郎中"，也给他施用灸法，但所用的是大艾炷着肤灸背部穴位，皮肤溃烂达数月之久，嗣后，灸疮结痂，而关节炎十余年来未见再发。这位病家给我上了一堂很好的灸法课，他无疑是我的一位好老师。对于这个方法，我常默然以思，大艾炷烧灼肌肤穴位，还要使其溃烂，莫不是原始的医疗方法竟似"肉刑"一般，未免近酷而又兼蛮，时至今日，岂还值得使用？然而这位病家在中西医束手以后，无可奈何地忍受一次"火攻"之苦，而竟然解决了他的众多名医所不能治愈的痼疾，这是一个值得医学界研究和深思的问题。按灸疮原是一种无菌性炎症，只要我们保持创面清洁，一般不会引起感染。何况医者施用艾灸，绝大多数并不要求发生灸疮。不过在应用灸法时，艾炷以稍大一点效果较好。《针灸资生经》里有"灸不三分，是谓徒冤（白吃痛苦），炷务大也，小、弱炷乃小作之"之论，说明应用艾炷应该较大一些，但究竟要用多大，还要根据病人体质强弱、年龄大小及疾病情况而定。艾炷较大，难免皮肤灼痛，确实影响临床的应用，然而这也未必不可以克服。远在宋代，就已经应用"睡醒散"的麻醉法结合施行大剂量艾灸，何况在现代科学迅猛发展的今天，医疗器械和医用技术，都在日趋精密而不断改进，所有创面的保护问题，疼痛的减轻问题，都是完全可以解决的。

最后，再提一下，灸法的临床应用，固然十分重要，但灸法的机制问题，也急需研究。灸法是否仅仅是一个温热刺激问题，恐怕其中还有很多科学的奥秘，还没有被我们认识。过去，在这方面的实验毕竟做得太少，虽然国内外医学界以前也曾做过一些，但还必须进行新的多途径的探索。个人希望，在开展灸治和肯定疗效的同时，还要把实验室的工作紧跟上去，因为阐明机理和提高疗效与改进方法，是相互为用而不可分割的。

对炎症的循名责实

　　按西医理解，炎症是各种致炎因子作用于机体后引起局部组织变性、渗出和组织细胞增生的一种以防御为主的组织反应，是一种极常见而又十分重要的基本病理过程。急性炎症局部有红、肿、热、痛及机能障碍，有的还有寒战、发热、白细胞增高等全身反应，治疗以"消炎"为主要措施。

　　上述观点在一定程度上影响了一些中药对炎症的辨治，有人把清热解毒作为"消炎"的代名词，因而束缚了临床思路，影响了治疗效果。因此，对"炎"也必须循名责实。中西医学是两个完全不同的理论体系，切不可牵强比附。中药对炎症的辨治，首先应不为"炎"所惑，要按照中医学的理论辨析其"实"，确定其属何证，然后据证立法，选方议药。大量临床实践证明，炎症并非尽属实热证，而诸如养阴、益气、甘温、助阳、活血等各种治法，只要切合病机，都可达到"消炎"目的。但这些临床证明有效的方药，在试管里做抑菌试验，却未必尽有消炎作用。

　　例如，治疗急性支气管炎，清热解毒法可能只对某些患者有一定疗效。但该病在不同患者身上、在不同阶段其临床表现不一，有的表现为风寒表证或风热表证，有的表现为肺热证或肺寒证，有的表现为寒痰证或热痰证，有的则表现为表里同病或虚实夹杂，或寒热兼夹证。其治疗方法则大相径庭，迥然不同，绝不可囿于清热解毒一法，而辨证论治的多样性、灵活性正是中医学之一大优势。因此，如对"炎"字做循名责实，具体问题具体分析，不为其囿，有助于提高辨证论治水平。

切莫轻视灸法

针灸之术，在我国古代流传已久，先秦两汉时，如扁鹊、华佗、张仲景等医家常针灸并重，择宜而用。迨至晋唐则医生多重灸轻针，如葛洪《肘后备急方》中治病除药物外，凡急救多采用灸法，唐·王焘《外台秘要》中甚至有针能杀生人、灸能活死人之说。盖当时铁器虽发明，而冶炼术未工，所用针具较粗，稍不慎则刺破大血管以至出现血流不止的危险情况。

到近现代则概用毫针，针身长多为 28～30mm，很少因针刺而导致事故。相反，采用灸法则不仅病者感到灼热疼痛，难以忍受，且局部肌肤也常有烫伤溃烂之虞。故从事针灸者转多用针，或以艾灸相辅助，绝少纯粹施灸。病家既视灸为畏途，医家亦顾虑发生麻烦，而临床灸治日益减少，长此以往，则古之种种灸法恐难免亡佚不传。其实，用灸治疗某些疾病确实具有卓效，不仅临危救急功效显著，即沉疴宿疾，亦往往针药无效而施灸以愈者颇多。

回忆当我医校初毕业时，从弟维楚，年十三岁，患痢疾重症，日下痢数十次，中西药物遍尝竟无寸效，病程延过旬日，已至神识昏愦、粒米不进、脉微细欲绝之期，婶母床边饮泣，虑其危在旦夕。

予投药不灵，彷徨束手，内心焦急，乃为勉用太乙神针灸法，取脐下气海、关元两穴，持续煨灸达3小时，虽勉图挽救，亦姑为一试而已。讵料灸后吾弟乃得酣睡竟宵，翌晨起问，则痢止神清，即思粥，言语欢笑如常时，合家惊喜。予亦深感欣慰，始知王焘所谓灸能活死者之非虚言也。

十年后予移诊沪上，曾遇一心脏病患者，经治后其症状已大见减轻，因询其既往病史，据告他曾患有风湿痛重症，上海各大医院中西医药各种治疗未能见效，后遇一铃医，为著肤灸背部膏肓穴，灸火直灼肌肤，灸至皮肤溃烂，既碍行动，甚至生活不能自理，背部溃烂长达半年之久始得收口，讵料经此重大折磨，多年风湿痛之痼疾竟得完全治愈，十余年迄未再发。

予遇见类似病例不少，病人所诉略同。昔年曙光医院有位来自甘肃的针灸医生，曾以著肤灸治愈了一例经中西医治疗罔效的痛经病人，予亲自询问病者的病史和治疗经过及目前情况，病人铭感其一灸而愈宿疾之深恩，予特为撰《荧荧炎火起膏肓》一文，以告今日之针灸工作者，切莫轻视灸法而单用针刺也。

伤寒温病中若干问题的分析

中医学上伤寒、温病异同问题，论争累数百年而迄无定论。实际上，伤寒、温病概念名异实同，同属外感病，故医林硕言，多以为伤寒温病学说，宜归统一，今重申几点意见，以作补充。

一、上受犯肺与逆传心包

叶天士创"温邪上受，首先犯肺，逆传心包"之论，以此有别于伤寒之邪从皮毛侵袭者，竟据为温病独辟蹊径的理论。殊不知外感六淫及瘟疫瘴毒，都可以从口鼻上受，而风寒之邪当然也能从口鼻上受犯肺。经言三焦膀胱者，腠理毫毛其应，而皮毛为肺之合，即邪从皮毛而入，亦自可侵肺为病。《诸病源候论》有"此由寒毒气伤于太阴经也，太阴者肺也"的载述。明代张景岳《类经》说："风寒中人，上先受之也。"说明寒邪上受犯肺及从口鼻而入，前贤早有明论。他如宋代杨士瀛《仁斋直指方》早载："暑气自口鼻而入，凝之于牙颊，达之于心胞络。"凡论疫毒之书，持此说者屡见不鲜。至吴又可《温疫论》倡疫邪从口鼻而入之说。缪仲淳则扩大了病邪的范围，如《先醒斋医学广笔记》云："伤寒瘟疫三阳证中，往往多带阳明者，以手阳明经属大肠，与肺为表里，同开窍于鼻，足阳明经属胃，与脾为表里，同开窍于口，凡邪气之入，必从口鼻，故兼阳明证者独多。"他既说明多种病邪都可上受，又说明口鼻与六经是不可分割的。因人身的苗窍、经络、脏腑，本为一个整体。《伤寒论》太阳中风见鼻鸣、干呕；小青龙汤证见发热、咳喘；麻黄汤治喘而胸满；麻杏石甘汤证见汗出而喘等。咳嗽、气喘、鼻鸣皆为手太阴肺经证候，故常与太阳病并见。由此可见，温热之邪可从口鼻而入，风寒之邪亦同样可上受犯肺，叶天士开宗明义第一条，立论已不全面。

至于逆传心包的病机问题，似乎也是叶氏温病的特殊规律。其说盖源自《肯堂医论》："秘旨论一切感证，热入心包，神昏谵语者，每用犀角（用代用品）、羚羊、连翘、金银花、元参、生地、人中黄送下至宝丹，往往获效。"证之香岩治案，其立法处方如出一辙。特香岩未解"秘旨"立论的深意，肯堂之论，原有至理，其说亦有所本。《难经·四十九难》中早有伤寒病"肺邪入心为谵言妄语也"的记载。伤寒即外感病的总称，包括寒邪与温邪，故王氏称"一切感证"，可见是概括外感六淫与疫疠，绝非专指温邪。至于"热入心包"，则因心包原本为病邪传变的一条路，然而这是一条"可传"之径，而非"必传"之路，不能作为温病发展的规律。且症见神昏谵语，不一定是心包受病。《说疫全书》对谵妄有较详论述，如："谵语之由，又有不同，有邪在表者，有邪在半表半里者，有表虚里实者，有汗后者，有下后者，有蓄血者，有燥屎者，有邪入心包者，有合病并病者，有过经者，有亡阳者，当察其兼症，与脉、与色、与声、与人之虚实，始得其病情也。"刘氏之说，其示人以广也如此！

至于"逆传"之说，香岩既以温热须分三焦，而心肺皆属上焦部位。王旭高为一代名医，其师高鼎汾在《课儿策》中言："肺主卫，心主营，肺卫见症，舌白咳嗽，口渴，脉右大，微恶寒，甚则发疹，当以辛凉之品，轻则银、翘、竹叶、蒡、桔，重则石膏、知母、元参；心营见症，舌红或黑，神气模糊，或见血，甚则见斑，当以清营之剂，轻则芩、连、丹、赤芍，重则犀角、牛黄、玳瑁、紫雪，此皆上焦见症也。"然则以上焦传上焦，何逆之有？

王士雄知叶天士之不能自圆其说，乃从卫气营血方面而曲为解释，如《温热经纬》云："温病之顺传，天士虽未点出，而细绎其议论，则以邪从气分下行为顺，邪入营分内陷为逆，苟无其顺，何以为逆？"王氏还指出："不从外解，必致里结，是上焦气分以及中下二焦者为顺传。"可见叶氏所谓顺传，实即由太阳而阳明，由表及里，为阳明经、腑之证。同时叶氏还说："气病有不传血分，而邪留三焦，亦如《伤寒论》少阳病也，彼则和解表里之半，此则分消上下之势。""三焦不得从外解，必致里结……在阳明胃与肠也。"此则其所述三阳经证候更为明显，实际上都离不了六经的范畴。叶天士硬要撇开六经证候，因为其议论常致出现捉襟见肘的情况。不仅宗奉《伤寒论》的陆九芝对叶天士抨击甚力，即温热学家柳宝诒《温热逢源》对叶氏也深志感叹："每遇温邪，无论暴感伏气，概用叶氏辛凉轻浅之法，银翘、桑菊随手立方，医家病家取其简便，无不乐从……临证者竟至茫然莫辨，门径全无，医事尚堪问哉！"

总之，热病的传变，是多途径的，它根据病因、体质、环境、平素宿疾及经络脏腑的正气盛衰而可呈现多种多样的传变情况。故《伤寒论》中有顺经传、越经传、表里传、脏腑传、直中、合病、并病等病机变化，误治可见亡津液、亡阳、亡阴、结胸、痞证、下利、痉厥，故张仲景审形证，有"随证治之"的论述。然而总的都不外于经络、脏腑，卫气营血与三焦均为经络、脏腑的组成部分，当然也包括在内。

二、六经与三焦不可分割

《伤寒论》以八纲为主导，以经络、脏腑（包括三焦）为基础，从病邪的性质、受病的部位、正气的盛衰，根据其证候表现而辨证施治，这是中医治疗疾病的共同依据。温病乃伤寒的一个分支，当然也不例外。仲景《伤寒论》倡明六经分经施治的原理，正以经络与肢体、脏腑、营卫、气血有不可分割的关系，它体现了中医理论的完整性。故《活人书》以"治伤寒须先识经络，不识经络，触途冥行"，这与《内经》"经脉者，所以能决死生，处百病，调虚实"的论述，是完全一致的。

持温病与伤寒分离之说者，从温病病邪的性质、病机的变化与治疗的区别等方面深入发挥，则伤寒本有多种，证治各有不同，辨证愈精细，治法愈丰富，原属可喜的发展。问题是，他们把中医学中根本性的内容，如六经与三焦的关系搞乱了，经络与脏腑之间的多种有机联系割裂了，使中医学中整体性和辨证性的理论，趋于机械和孤立状态。此外，他们所揭示的温病病邪感受异途，病情发展机理须究三焦，症状表现与治疗方法应从三焦分辨等，无非眩人耳目，实际上仍属于伤寒六经分经辨证的部分内容。由于名词的改易与概念的转换，从而使中医学中生理、病机与辨证论治失去其整体意义，并在指导临床方面存在许多不适应状态。这是我们必须详加辨别的。

（一）六经本自包括三焦

叶香岩倡"仲景伤寒，先分六经，河间温热，须究三焦"之说，继而吴鞠通亦说："伤寒论六经，由表入里，由浅入深，须横看；本论论三焦，由上及下，亦由浅入深，须竖看。"若以此划分伤寒与温病，这是极为不妥的。考六经即手足十二经络同名经相合的异名。夫经络内属脏腑，外络肢节，治病而不讲经络、脏腑，无疑是错误的。明代喻嘉言有"凡治病不明脏腑、经络，开口动手便错"之说。清代吕震名《伤寒寻源》所以称"万病莫逃于伤寒"者，正以伤寒特重六经分经辨证，因"五脏之道，皆出于经髓"，经络与脏腑三焦具有不可分割的关系。柯韵伯《伤寒论翼》亦称："夫一身之病，其受六经范围者。"他甚至还说："伤寒不过是六经中一症。"上文已明述温病乃伤寒的一个分支，前贤所言伤寒概括温病在内。故《诸病源候论》对"时气""热病""温病"都以六经分证，甚至说瘴气"因经脉之所传与伤寒无异"。《伤寒总病论》将瘟疫等病亦分为六经，如"黑骨温病，其原从太阳、少阴相搏"；"温毒为病最重也，本太阳病不解，转入少阳"；"风热相搏，则发风温……治在少阴厥阴"。庞氏所称温毒转入少阳，即指三焦，风温治在少阴厥阴，即概括心、肾、肝与心包。许叔微《伤寒百证歌》亦说："此是风温证候当"，"当治少阴厥阴病"。张璐对温病有颇深研究，在其《伤寒绪论》中亦说："大抵温热病皆是热郁之气，故多发于三阳。"即使主张伤寒温病异途的杨栗山，在《伤寒瘟疫条辨》中亦清楚指出："寒证有六经之传变，温病亦有六经之传变，其阴阳脏腑顺逆无二也。"其区别只是"寒证六经传，温证阳明多于诸经"。可见古代名医，包括温病学家，论温病亦范围于六经。清初戴天章为温热名家，然其论温病亦不离经络，如《广温疫论》云："温邪传经与风寒不同，风寒从表入里，故必从太阳而阳明而少阳而入胃，若温热则邪从中道，或表，或里，惟视人何经之强弱为传变。"戴氏所称的"邪从中道"即含有三焦之意。刘松峰对疫病有独到研究，在其《说疫》一书中明确标出"瘟疫六经治法"。郭志邃为清代痧症专家，其论述痧病证治，亦以邪犯太阳、少阳、阳明、太阴、厥阴、少阴为诊疗依据。疫、痧尚然，而况温病！总之，病邪之种类，不可胜数，经络传变自有不同。然而，其侵袭亦始终未能离六经经络。经络循行，外及四肢躯体，内循三焦脏腑，安得有所谓"伤寒先分六经，温热须究三焦"之说哉！

香岩称温热须究三焦，其说源自河间。我曾和同道细究刘完素有关温病的论述，刘氏在《宣明论方》中说："夫热病者，伤寒之类也……奈巨阳为首，巨阳者，诸阳之属也"；"有手足太阴热病，有手足少阴热病，有手足厥阴热病……未尝则传足经不传手经"。他在《素问玄机原病式》中并作结论性论述："以寒暑燥湿风火之六气，应于十二经络脏腑也。"足见所谓"河间温病，须究三焦"之说，是没有根据的。

必须明辨的是，完素以火热论闻名于世，所谓六气皆从火化，其治疗以泻火为主，因三焦乃相火所寄，故有三焦无不足、肾脏难得实之论。戴元礼《证治要诀》中亦有上焦热、中焦热、下焦热等内容，此盖皆指内科杂病而言，它与温热分三焦的概念不同，两者不容混淆。

然而六经与三焦则有其密切联系。三焦的主要定义有二：一指经络的三焦，三焦属少阳，原为十二经脉中之一经；其二是指部位的三焦，则胸膺属上焦，脘腹属中焦，脐腹一下属下焦。然十二经络与脏腑部位有密切的联系。仅举太阳病一经证候为例。太阳主一身之表而皮毛为肺之合，故太阳病可显现上焦症状，太阳不解传阳明，则出现中焦症状，太阳病邪随经内传，瘀热水邪结于膀胱，可出现下焦症状。这里仅举一经的部分证候，已具三焦病证。故六经中多有上、中、下三焦各种不同症状。例如成无己论伤寒："邪热客于上焦，虚烦，与栀子豉汤，邪热不客于上焦而客于中焦，干燥烦渴，用白虎汤，邪热客于下焦，为三焦俱热，与猪苓汤。"故《医彻》有"伤寒发热，归于三焦"之论。然而如离六经而以分部言三焦，则脏腑孤立，如以经脉而言三焦，则仅属手少阳一条经脉。可见，六经自可赅有三焦，而三焦则不能代替六经，今香岩废六经而以三焦论说，是以蠡测海而以偏概全也。

（二）温病发自三焦的实际意义

考天士吴人，其见闻得于三吴为多，实则主三焦之说者，非刘河间而是吴又可。吴氏所指亦有两义，一指半表半里的募原证，一指上中下三焦皆热的重症。如《温疫论》论邪在募原，募原为半表半里之分野，实即与少阳三焦相类；另有壮热、痞满、燥实之证，又可称为"表里上中下三焦皆阻"，其说多指热自里发的伏气温病，实开温病三焦之源。可是，又可有疫病"九传"说，有表里多种传变途径，而实不离六经，故称"时疫以邪在内，内溢于经"，并有"其热淫之气浮越于某经，即见某经之证"。故疫病传变亦不离六经范围。同时，香岩受缪仲淳的影响很深。缪仲淳在《先醒斋医学广笔记》中有春温夏热病治法，主张"用辛温佐以辛寒"，辨证亦不离六经，惟其中有邪结中焦、下焦等语，盖六经本自包括三焦，天士未加详审，遂发"高论"。清初戴麟郊的《瘟疫明辨》亦以三焦皆热之证为温病特征，如："时疫头痛，专见于一经者少，杂见于二三经者多。""一经专见一经者多风寒，一经杂见二三经证者多疫症。"因多经并见的热病，常呈现上中下三焦皆热的征象。同代医家承袭又可之说者如杨栗山，他在《伤寒瘟疫条辨》有"温病热郁三焦"，"温病得天地之杂气，由口鼻入，直行中焦，流布三焦，散漫不收……发则邪气充斥奔迫，上行极而下，下行极而上"等说。所谓"热郁三焦""流布三焦"之论，实即数经合病之互辞，用以形容伤寒、温病在高热危重阶段所出现的多种症状，类似《伤寒论》中三阳合病之类。香岩不察，遂以"河间温热，须究三焦"立论，文献无征，语近草率。且天士所称三焦，有时指的是半表半里的少阳病，有时则指分部，对三焦概念，尚未明确。而吴瑭竟以上中下三部机械划分脏腑，俨然为治温病大法，其臆造较香岩尤甚。柳宝诒为温热名家，他在《温热逢源》中说："近贤叶氏始有伤寒分六经、温病分三焦之论，谓出河间，其实，温热病之法至河间始详，至温病分三焦之论，河间并无此说，其书具在，可复按也。厥后，吴鞠通著《温病条辨》，遂专主三焦，废六经而不论，殊不知人身经络有内外浅深之别，而不欲使上下之截然不通也……况伤寒、温热为病不同，而六经之见证则同，用药不同，而六经之立法则同，治温病者乌可舍六经而不讲者哉。"叶子雨亦擅长温病之学，他对鞠通的评论是："《伤寒论》为后汉张仲景采录素难诸经集撰，奈兵火亡殆，惟六经层次井然……柯韵伯之论伤寒，原间有可议处，然未若鞠通之谬妄也。"

三、卫气营血不能逾越经络脏腑

《伤寒论翼》认为"温病证治，散见六经"。而叶香岩创温病之说，以"卫之后方言气，营之后方言血"为辨证次序。其实他所揭示卫气营血的辨证提纲，都没有脱离经络的范围。盖营卫气血循行于经脉内外，"营行脉中，卫行脉外"，"取血于营，取气于卫"，故营卫气血不仅与六经不可分割，经脉都是连属脏腑，是与脏腑密切联系着的。弃置六经而谈卫气营血，显然不符合中医理论体系的完整意义。主张温病卫气营血之说者，以为它与《内经》及《伤寒论》的营卫是两个不同的概念，是温病辨证分型区别浅深的一种方法。这与过去认六经为六个证候群，其与经络学说不同的论调，把中医学中生理学或病理学名词都当做一个符号看待，同样是属于否定中医的谰言。"肺主气属卫，心主血属营。"天士何尝于《内经》外另立新义哉！特不能全面完整了解营卫气血的含义而已。"营出于中焦，卫出于上焦"；"中焦受气取汁，变化而赤是谓血"；"壅遏营气，令无所避，是谓脉"。因此，太阴为多气少血之经，阳明为多气多血之经，肺主一身之气，胃为中气之本，心主血，肝藏血，而脾为之统。故顺之则为生理，逆之而成病理，只有这样，才能体现中医理论体系的完整性。营卫气血离不开经脉、脏腑，《内经》明言"流溢之气，内溉脏腑，外濡腠理"，它们是密切联系、互相为用的。张景岳《类经》谓"卫中未必无营，营中未必无卫"，可谓研究《内经》有得者。又气为血之帅，血为气之母，气之与血又岂能截然分割！特病邪性质各殊，病位浅深有别，经络、脏腑各有其功能特点，故营卫气血之为病，亦因经因络因脏因腑而各有不同表现。今试以太阳一经为例说明，则营卫气血之证均已毕具。如《伤寒论》有风伤卫、寒伤营之证，《景岳全书》云："故凡病伤寒者，必先发热，憎寒，无汗，以邪闭皮毛，病在卫也，渐至筋脉拘急，头背骨节疼痛，以邪入经络，病在营也。"此不过仅就太阳一经风寒所伤表现的营卫证候而言，其实，桂枝汤治风伤卫证，而其方则为调和营卫，治卫强营弱，则卫伤而营何尝不病？麻黄汤治寒伤营证，而其方为发汗解表，《灵枢·本藏》谓："卫气者，所以温分肉，充皮毛，肥腠理，司开合者也。"则卫又何尝不病？特各有所侧重而已。《医宗金鉴》论太阳表解有二，"不解于卫则解于营。汗出而解者，从卫解也，衄血而解者，从营解也"，可为明证。太阳证除衄血外，还可见发斑、出疹，如《诸病源候论》云："伤寒证在表，未发汗或经发汗未解……热毒乘虚出于皮肤，所以发斑疮瘾疹如锦纹。"此非天士所称邪在营分的证候吗？又如太阳病而兼烦躁或心烦、口渴而用桂枝加黄芩的阳旦证、麻杏石甘证以及大青龙汤证等，实际上已渐见阳明，即温病所谓在卫不解已见气分之证。至于太阳病在经不解，邪热在里，血结膀胱，而见少腹硬满、意识异常等表现，此即太阳病的血分证候。由此可见，太阳一经中营卫气血各证即已具备。又如阳明经，《灵枢·经水》称其经"脉大、血多、气盛、热壮"，故邪入阳明，在气见高热、烦渴、脉洪，即叶氏所谓"到气才可清气"之证。至于发斑、发疹等症，早在千年以前，巢元方《诸病源候论》已述，"热入胃烂，微者赤斑出，五死一生，剧者黑斑出"，此即叶氏"营分受热，则血液受劫，心神不安，夜甚无寐，或斑点隐隐"之证，在香岩则以为心主血属营，误以为病邪欲陷心包，实则有的仍属于阳明范畴。而阳明除气分证、血分证以外，尚有身热、目疼、鼻干、不得卧之经病，又有燥、满、痞、实、坚之腑病，故卫气营血及三焦的辨证可以囊括于六经病证之中，而卫气营血仅仅是六经病种部分证候而已。

叶氏《温热论》中自相刺谬之言极多。例如他既创仲景伤寒先分六经，温热须辨卫气营血，两者诊断异途，而又谓"辨卫气营血虽与伤寒同"，其言可谓进退无所据。然而他这种自相矛盾的言论，恰恰是卫气营血不离六经的一个有力的反证。

四、伤寒、温病治疗的异同

温病学家还认为温病易于伤阴、伤寒重在亡阳；伤寒下不嫌迟，温病下不嫌早；还有温病宜辛凉发表、淡渗通阳、苦辛宣泄、芳香宣窍、清营凉血、甘寒生津、咸寒救液、清热解毒、息风止痉等独特的治法，以有别于伤寒。其实，这些治法，绝大多数无不源于伤寒，真所谓数典忘祖。今举例分析如下：

夫寒伤阳而热伤阴，其说诚是。殊不知《伤寒论》乃伤寒与温病兼备之书，且即为寒邪，当其化热，亦必伤阴，故仲景辨证论治，顾全阴液列为重点。温病学家叶天士有句脍炙医林的名言："救阴不在血，而在津与汗。"叶氏这一精辟之论，正是从仲景书中悟得的。如《伤寒论》中在介绍服桂枝汤时曰："微似有汗者，益佳，不可令如水流漓。"在介绍服麻黄汤时亦曰："覆取微似汗。"在介绍服大青龙汤时则曰："取微似汗。"又如："尺中迟者不可发汗，何以知之然，以营气不足，血少故也。""太阳病，发汗后，大汗出，胃中干。""太阳病，以火劫发汗，邪风被火热，血气流溢，失其常度。"仅举上例，可见仲景用汗法是极其慎重的。因过汗、大汗必伤津液，故曰："太阳病，若发汗，若下，若利小便，此亡津液。""其人多汗，以津液外出，胃中燥。""阳明病，自汗出，若发汗，小便自利者，此为津液内竭。""汗出多者……亡津液，大便因硬也。"足见仲景对于津与汗是何等重视。所以，陈修园对《伤寒论》曾有"存津液是全书宗旨"的卓越见解。其重津与汗，即所以救阴，所谓伤寒只重亡阳而不重伤阴者，真耳食之言也！仲景虽有汗多亡阳之说，盖汗为阴液，汗多则阴亡而阳失所附，故亦随脱。阴阳互根，理固宜然。叶氏所称温病战汗后，"若脉急疾，躁扰不卧，肤冷汗出，便为气脱之证。"其言与仲景汗多亡阳之说同。盖此乃外感热病的共同病机，如强行划分，是脱离临床实际的。

有关下法问题，戴北山曾有"伤寒下不嫌迟，温病下不嫌早"之论，亦属一偏之见。用下法的迟早当以脉证为据，"急下存阴"说，源出《伤寒论》，谓："阳明病，潮热，大便微者，可与大承气汤。""二阳并病，太阳证罢，但发潮热，手足汗出，大便难而谵语者，下之则愈。""阳明病，发热汗多者，急下之。""太阳病三日，发热不解，蒸蒸发热者，属胃也，调胃承气汤主之。""少阴病，得之二三日，口燥咽干者，急下之。"夫伤寒发病仅二三日，如证见可下，便用下法，安有所谓"下不嫌迟"之论哉？且温病亦有不宜用下法者。叶氏谓："若其邪始终流连在气分者，可冀其战汗透邪。"香岩岂便早用下法耶？王冰在论应用汗下各法时，曾经引述《正理伤寒论》"正因随脉证以汗下之"。其语自属不刊之论。至于清热凉血，如犀角地黄汤，早见于《千金方》《小品方》。清热解毒，如黄连解毒汤，早见于《外台秘要》。其方一治邪入血分，一治热毒炽盛，适用于外感多种病证。而芳香开窍，凉开用紫雪，温开用至宝丹，早见于《千金方》和《局方》，两方治疗范围甚广，非专为温病而设。"通阳不在温，而在利小便。"其言是从《伤寒论》五苓散方悟出；泻心汤苦辛宣泄，其法开于仲景；甘寒生津，源于白虎加人参汤、麦门冬汤；辛凉解表，仲景早有麻杏石甘，河间有凉膈、陶华有柴葛解肌诸方，皆为伤寒表热而设，桑菊、银翘由此衍化。至于凉血散血、咸寒救液等法，亦自《伤寒论》黄连阿胶汤方加减而来，仲景早启其端。温病学家虽在辨证和治疗方药上有一定贡献，这可以充实外感病证治的内容，而这些补充，不应背离六经辨证论治的原则。事实上他们论述温病，每多牵涉六经，盖人为地分割，终难自圆其说。

　　此外，在温热病中，常见斑疹、吐衄、便血及动风痉厥等症，有人误以为是温病之特征。岂知这些症状，仲景早已备述。如"阳毒之为病，面赤斑斑如锦文"，巢元方认为系伤寒之一候。华佗有伤寒邪热入胃"热微者，赤斑出……剧者黑斑出"的论述。则知斑疹并非温病之特征。关于吐衄、便血等症状，则在《伤寒论》中记载更多，如太阳、阳明俱有衄血；阳明病有"邪热便脓血"；少阴病有"下利便脓血""热在膀胱，必便血"；厥阴病有"热不除者，必便脓血"，"咽喉不利，唾脓血"等。至于动风痉厥的症状，仲景亦有类似的描述，如"发则不识人，循衣摸床，惕而不安""剧则如惊痫"以及"热深厥深"等。因此，温病中所见的这些"营分""血分"证，在《伤寒论》中早已有所记载，如认为属温病之特征，显然是不恰当的。

论天人相参思想

被称为伟大宝库的中国医药学，它积累了中华民族几千年治病保健的丰富实践经验。仅就医学文献而论，多至万部，方剂达百万张，药物累数千种。各种非药物疗法尤其更仆难数。这些，不仅是中国医库中的瑰宝，也是人类极为可贵的财富。

中国人民在如此丰富的实践基础上，加上自己的天才智慧和创造能力，把大量的实践素材，通过周密的思维和整理，发现其中存在的规律性现象而总结提高上升成理论，这是很自然的。但由于中医学的博大精深，它的形成特点，是"自证"和"他证"相结合的产物。其中蕴藏着人体里非常复杂和深奥的内容，故虽在自然科学水平相当发达的今天，有些理论，即使用最新的科学仪器还是没法探得其实质。正是因为研究中医学难度极高，同时其中也杂有一些臆测和粗糙的东西，所以要对中医理论做出深入、系统、精确的论证，确实是非常困难的。本文试就中医理论特色之一的天人相参问题略述几点粗浅的看法。

《灵枢·岁露》有一段记述："人与天地相参也，与日月相应也。"《素问·宝命全形论》也说："人以天地之气生，四时之法成。"

说明古代医家通过长期的实践观察，已经认识到人与自然存在着极为密切的关系，自然界的运动变化，无不直接或间接地对人体产生影响。

中医的这些理论，不仅是医疗实践和生活体验的概括，它还同古代各种哲学思想有密切的联系，特别是非常重视天人相参这个重要问题。老子《道德经》中"人法地，地法天，天法道，道法自然"这个万物一元的理论，儒家《论语》中"天何言哉，四时行也，万物生也"的天人赞育思想，都在中医学有关生命现象、生理机能、疾病原理、治疗法则的理论和方法上有充分反映。人作为一个有机体，有它生长衰亡的一定规律，自然界一切物质的运动变化，也同样有其一定规律。它们所具有的基本规律，本来是相通的，只是古代各个学派所用的名词各有不同。如道家称为"玄"或"道"，儒家称为"诚"或名之为"神"，医家一般称为"道"或"阴阳"，其实质内容基本上是一致的。

《道德经》载："同谓之玄，玄之又玄，众妙之门。""玄牝之门，是谓天地根。""有物混成，先天地生，寂兮寥兮，独立不改，周行而不殆，可以为天下母。吾不知其名，字之曰道。""道冲而用之或不盈，渊兮似万物之宗。"可见道家所称的"玄"和"道"，指的乃是自然界物质发生变化规律。儒家则名之曰"神"或称为"诚"。《易经·说卦》云："神也者，妙万物而为言也。"《荀子·天论》云："万物各得其和以生，各得其养以成，不见其事而见其功，夫是之谓神。"《孟子·尽心》云："所过者化，所存者神，上下与天地同流。""万物皆备于我矣，反身而诚，乐莫大焉。"《中庸》又说："诚者自成也，而道自道也，诚者物之终始，不诚无物。"人，历来被称为万物之灵，而万物却又藏于人体之中。由此推论，孟子所说的

"万物皆备于我"和"反身而诚"之言，恐怕是儒家思想的最高境界。我虽然是门外汉，但总觉得这是大可研究的。中医典籍《内经》则称"在天为玄，在人为道"。由于"道生阴阳"，故"阴阳者，天地之道也，万物之纲纪，变化之父母，生杀之本始，神明之府也"。这个源于一本、散为万殊的理论，具有"类同相召，气同则合，声比则应"的微妙作用。天人相参这个学说，也就是基于这一原理。

综上所述，《内经》有"善言天者，必验之于人"之说。中医学中阴阳学说、五行学说、藏象学说、经络学说、精气神学说、运气学说等，无不根据天人相参的原理而阐明其所具有的规律性。顺乎这个规律，则"以此奉生则寿"。违背这个规律，则"逆之则灾害生"。《灵枢·本神》云："天之在我者德也，地之在我者气也，德气相薄而生者也。"这无疑是中医理论的主导思想。至于具体内容，则分散载述于人体形神、生理、病机、诊法、治则、养生以及方药、针灸、按摩等各个方面，兹不详述。

由此可见，人与自然是一个整体，自然界的变化与人体的变化是息息相通的。人，必须顺应自然的变易。对虚邪贼风和六淫之邪，要知道有所避忌，并对四时阴阳的变易规律要做到适应。这是天人相参理论的一个方面。另一方面还必须懂得，天与人可以合为一个系统，而它们又各自成系统，而且是平等的，没有什么大小之分。因为道本来就是"其大无外，其小无内"，"天地视人如蜉蝣，大道视天地亦为泡影"，"盖将自其变者而观之，则天地曾不能以一瞬，自其不变者而观之，则物与我皆无尽也。"古代哲人的这些话，研究天文学的应该说有更深的体会。古代哲学和中医学都认为，天地和人都同样受"道"即自然规律的支配，也就是所谓"道生之，德畜之，物形之，势成之"。故天如背道，可以导致"天地四时不相保"。

人如果能法道，做到"道贵常存，补神固根，精气不散，神守不分"，当然也可以"周行而不殆"，可以"范围天地之化而不过，曲成万物而不遗，通乎昼夜之道而知，故神无方而易无体"。所以《内经》中强调独立守"神"，是有其深刻意义的。如果真能做到"正气存内，邪不可干"，虚邪贼风也可以不避而能不受其害，并不受六淫之邪的侵袭。《素问·生气通天论》明白地指出："清净则志意治，顺之则阳气固，虽有贼邪，弗能害也。"《素问·刺法论》还明载正气充沛的人，有入疫室而不相染的可能性。中医经典著作中多次提出"内外调和，邪弗能害""精神内守，病安从来"的论述，说明"人与天地相参也"的"参"是相互的，人法天地，也可以参赞造化，此即天定胜人和人定胜天的关系，故称做"参"。

近一时期以来，现代自然科学迅猛发展，中医学中在某一时期被人否定的理论又重新获得了验证。即以时间生物学为例，大量研究表明，人的生命和生理活动同外界环境周期性变化和日、月、年的节律性基本上是相应的。白天和黑夜，月亮圆缺以及气象、历法和四季气候变易等，对于人体体温、血压、体液、激素分泌、细胞分裂、生物潮的变化，甚至发病、死亡和药物的吸收与效用都有明显影响。有关这方面报道在医学文献及科学期刊已屡见不鲜，有些则已成为一般的常识，毋庸一一列举。这就进一步证明了生物节律广泛存在于人体的分子、细胞、组织及器官各个水平，从而使中医学载述的"夫变化之用，天垂象，地成形，七曜纬虚，五行丽地。地者所以载生成之形类也，虚者所以列应天之精气也，形精之动，犹根本之与枝叶也"的宏观论述，得到科学实验的微观验证。"寂然不动，感而遂通。"中医学在这方面还有很多精辟论述，必将日益为现代科学所汲取而有新的阐发。

正之不存，邪将焉祛

中医与西医是两个完全不同的医学体系，因而对病变的认识也不相同。西医学根据细胞病理学的理论，偏重于局部病灶，即重视祛邪的观念。中医学强调"邪之所凑，其气必虚"与"正气存内，邪不可干"的观点，治疗以祛邪扶正双方兼顾，更重视正气对人身健康的关键作用。两者以此为别。

根据上述观点，存在着两种不同的治疗思想和治疗方法。西医重视消除病原体或切除局部病理组织，中医则强调调动人体自身的抗病能力，使正气充沛，从而达到祛除病邪的目的。前一种办法的不足之处在于当消除病原体及其作用的同时，往往人体正气受到损害；后一种办法的优点强调保护正气，或扶正达邪，或祛邪以安正，故对人体的损害较少。特别对治疗某些危重疾病，重视病人元气的衰亡情况尤为紧要。

我治肿瘤患者，来诊时或经手术治疗后气血亏虚，或迭经放疗、化疗后脏腑阴阳俱损，或不能用手术及放化疗者，求治于我。此类病者，症情虽不同，原发病各异，但皆虚实兼夹，元气式微。此时如急于攻邪治瘤，用什么活血化瘀、软坚散结、清热解毒之类，必将雪上加霜，元气一损再损，加速死亡。我的经验是"正之不存，邪将焉祛"，必先扶助元气，先留人再治病。采取养正徐图法、培补脾肾法等，缓缓调治，待胃气来复，元气振奋，形神渐泰之际，逐步在扶正的基础上，佐以祛邪消瘤诸方药，标本兼顾，从而使不少肿瘤患者减轻了痛苦，延长了生命。

甘苦由来试后知

——评广络原野说

　　元代名医朱丹溪写过一本《局方发挥》，对曾在宋代风靡一时的局方，作了激烈的批评。朱氏除评论局方中多用芳窜辛燥药品有伤阴劫液的流弊之外，还对其《和剂局方》中某些方剂指出其药味繁多，处方杂乱的情况，他形容用这种方剂治疗疾病，好比猎者"广络原野，冀获一兔"一样，无异兴师动众，无的放矢，乃是一种很不恰当的治疗方法。丹溪此说，是有来历的。唐代许胤宗也是一位医学名家，他批评当时医界陋习，也有"多安药味，譬如于猎，多发人马，空地遮围，或冀一人偶然逢也"的话，因为医生处方，要针对病情，审察疾病的病因病机，然后对证下药，如稍有差池，会差之毫厘谬以千里，如果只靠"多安药味"，等于乱放机关枪。其说为丹溪所本。后来，清代叶天士也有"假兼备以幸中"之语用以鞭挞当世医流。

　　我早年学医，致力于张仲景之学为多，《伤寒论》和《金匮要略》的方剂，大都是简洁明净，可谓方证要法，井然不紊。所以在读到上述几位医家之论时，内心颇为信服，觉得医生的诊疗处方，应该有理致，有法度。如汉代华佗用药不过数种，针灸不过数处，能切中要害而解决问题。医生用药，不可学韩信用兵"多多益善"的办法。古书如《千金方》《局方》中某些药味纷繁杂乱，多至三四十味甚至五六十味的方剂，的确有点像"广络原野"的样子，这样的治疗方药，总不是医生应走的康庄大道。

但是，论证一个问题需要具体分析，特别要在实际的考验中作出判断。所以古人也有"熟读王叔和，不如临证多"之说。我在长期临床实践中渐渐体会到"多安药味"的特殊作用，用这种方法而取得疗效的也为数不少，尤其是对一些疑难杂症用一般常法不能取效的更可以考虑使用，这是我在年少行医时所不知道也没有想到的事。

曾经遇到一些相当顽固、很难根治的病证，我早年开方，崇尚法度，对理法方药都很讲究，处方用药丝丝入扣，可是碰到某些顽固的病证，疗效很不理想。以后阅遍方书，在没有办法的情况下，终于使用了药味非常繁杂的处方，这样的处方，是我过去所不屑一顾的，但用了以后，却往往收到意想不到的效果。这使我感到惊奇，也使我感到自己的无知。"吾生也有涯，而知也无涯。"真是一句千真万确的名言。

就举我治疗偏头痛的经验来说吧，我是基本上用下列多种药物加减而取效的，如附子、干姜、桂枝、细辛、石膏、龙胆草、黄芩、大黄、党参、黄芪、白术、怀山药、当归、熟地黄、羌活、防风、柴胡、山萸肉、五味子、南星、半夏、川芎、白芷、牡蛎、磁石、全蝎、威灵仙、蜈蚣、地龙、桃仁、茯苓、枣仁等药，乃是集寒热温凉、气血阴阳、升降攻补于一方的大杂烩，这是违反目前医界所说的理、法、方、药规范的，但是临床效果倒是很不错，真是理未明而效可见。我由此推想，古代方书中所载的某些大方、复方，也很可能有它实践的基础，我们在这方面多所忽略，甚至未加实践而轻肆讥论，这样恐不是科学的态度。对于朱丹溪等所谓"广络原野"之论，当然应该同意他们说的一面，但是他们的议论也并不是十分完整的。

又如我对慢性肾炎的治疗，用药也是非常庞杂的。在中医学文献里面没有肾炎这个名称，其内容散见于水肿、水气、石水、正水、风水、皮水等记载中。本病分急性、慢性两种，而以慢性较为难治，不少病例，往往很难根治，而我所诊疗的对象又多是经久不愈的病例，在治疗过程中，有成功也有失败，但往往用很为杂乱的方剂而取得意外的成功。

慢性肾炎目前一般认为是属于免疫性疾患，由抗原抗体复合物引起，肾小球可发生增生性变化、基膜变化、退行性变化等。其临床分型，大致可分为隐匿型、肾病型、高血压型、肾功能减退型和混合型等。本人所治疗的一般以隐匿型、肾病型和高血压型为多，但各型又往往难以截然分开，故其中以混合型最为常见。临床上一般多服过强的松和培补脾肾的中药，有的暂时缓解，仍反复发作，有的则无明显效果，久病患者，在酚红排泄试验及内生肌酐、尿素廓清、非蛋白氮等检验中均表现肾功能有不同程度的减退等情况。我对此有一个不太成熟的见解，认为除了肺脾肾偏虚、气阴或阳气虚衰、水湿潴留之外，应该注意余邪热毒蕴结未清、盘踞下焦这一重要因素，理由是有不少病例在缓解后复发乃是本病的特点之一，这与中医学上"新感引动伏邪"之说是相符的，此其一。再从本病的临床表现分析，也不全是阳气虚衰的症状，如常见咽喉疼痛、小便混浊、尿少、血尿明显、红疹、血压偏高以及头痛、鼻出血等，都属于火热内蕴的征象，此其二。再有本病后期表现的恶心呕吐、烦躁不安、神昏谵语甚至抽搐等症状，为隐伏的热毒表现，完全暴露，此其三。且本病当用补气温肾、培脾利湿等法无效时，如配合清热解毒、凉血祛风等法后则效果转佳，后期甚至可用大黄，此其四。故本人认为此病属于寒中有热、虚实夹杂病机极为复杂的疾病，其缠绵难愈的原因，恐亦在此。

我治疗本病的指导思想，总的原则是补泻同用，防治兼顾。具体内容包括以下几方面的药物，即清热解毒、温肾通阳、培脾益气、酸涩收敛、辛散祛风、利湿通尿及滋阴凉血，属于七方中的大方与复方的范围。处方中采用了常规少用的配伍方法，如辛温发散与酸涩收敛药的结合应用，清热解毒药与温肾助阳药的互相配合，补气摄精与通利水湿药的联合运用等。这些药物本来具有相反作用，但在错综复杂的病情中，应用各种作用相反的药，可望达到相反而又相成的目的。总之，处方很复杂，既有辨证施治，又不为辨证施治所局限，例如方中羌活与熟地黄同用，菟丝子、覆盆子与将军干同用，浮萍草与五味子同用等。这样的配伍，似乎有些脱离常规，而个人在治疗慢肾过程的体验中，觉得效果较为好些。这里略谈我的点滴体会：

一、关于处方繁简

我们治病，如果能以最简便的方法治好疾病，这是大家所希望的，也是最理想的。但是，一药一病或一方一病能解决问题的毕竟不多，而某些繁复庞杂的处方，比那些处方平正、可以讲得有条有理的处方，其效果要好一些，古方中如鳖甲煎丸、苏合香丸、安宫牛黄丸等就是明显例子。特别是一些疑难病证，往往病机复杂，常有寒热夹杂、虚实兼见、邪恋正衰的情况，看来似乎庞杂的药方，可能产生许多复合作用而取效。所以对某些顽固性疾病或疑难危重病证，思路可以广一些，用药可以复杂一些，不一定受某些医书对某个疾病分类分型等的限制，如果过于僵化，就很难继承中医学的丰富内容。中医学上的处方，本来就有大、小、缓、急、奇、偶、复等多种方法，处方不应从繁与简来判断，而应该从病情的简单和复杂来考虑。在《千金方》《外台秘要》等书中就有各种类型的方剂，我们首先应当完整地加以掌握，这样将有利于发掘和提高。

二、关于用药的选择性

中药的品种很多，就清热解毒类来说，至少有百余种，用药就需要精选，精选即在共同作用中找出其特异作用。例如治疗慢肾要清热解毒，该用哪些药，个人认为漏芦、白蔹、白花蛇舌草、黄芩、黄柏这五种药是首选药物，因为这些药除同有清热解毒作用外，白蔹还有治疗"失精"的作用，漏芦并有治"失精尿血"的作用，白花蛇舌草兼有利水消肿和活血的作用，黄芩兼有治疗感冒、高血压和浮肿的作用，黄柏兼有治疗遗精作用。中医学因限于当时历史条件，没有蛋白尿的记载，但以现代科学知识推论，蛋白尿似应属于肾精范畴。以上几种药除了能发挥其清热解毒的功效外，对于肾炎的蛋白尿、血尿、高血压、浮肿和感冒等均有兼治之效。再举个例子，本病患者易患感冒，我开始用玉屏风散治疗无效，后检阅医书，发现防风的归经是膀胱、肝、脾三经，而羌活则归肾与膀胱二经，遂去防风改用羌活，以后，这位患者容易感染的情况逐步消除，有一次流感流行，全家都得了病，而独有这位患者反而没有感冒，说明羌活不仅能治肾炎的感冒，而且还有预防感冒的作用，说明药物归经理论，有它一定的临床价值。以上例子，说明我们用药除了掌握各药的共同作用之外，更重要的是还必须掌握每一药物的特异作用。

三、关于中医学理法方药的研究

从治疗肾炎的过程中，我得到了启发，就是觉得中医学内容丰富，研究要费很大工夫，学习中医并不是很容易的。当然，入门不难，精通也能办得到，但是必须进行艰苦而持久的努力。中医学讲理、法、方、药，但所谓理，就有历代各家不同的理论，他们在某一方面都有独到之处，要深入研究，就得花很大精力，浅尝辄止，以为"理"就在此，是不利于中医事业的。法有常法，有变法，治疗的方法很多。例如伤风感冒，通常习用辛温解表和辛凉解表两法，似乎很简单，其实，还有补中益气法、补血化痰法等多种方法，都可以治感冒，不仅辛凉可以解表，甚至甘寒也可以解表，那就会感觉中医这门学科的深奥了。关于方，历代方剂浩如烟海，其中效方良方，美不胜收，同一疾病，各家的处方，有的可以完全不同，究竟哪些方剂效果最好，就必须通过实践的反复验证。习惯于用几张套方，怎称得上发掘宝库！至于药，到目前为止，至少有几千种。这些药的共性是什么？特性是什么？配合后的作用又是什么？这里要研究的问题不是太少而是太多了，何况还有许多有效而未被注意的药物尚有待进一步发掘。因此，从继承中医学遗产来说，就中西医结合来说，我们应当放开眼界，必须重视基础理论，要还理论的本来面貌，同时结合临床应用，通过文献研究和科学实验不断加以提高。至于一般著作中把每一个病用分类分型的方法叙述，乃是便于初学入门之用，如果拘泥不化，固守机械的公式，就看不到中国医药学伟大宝库的丰富内容，就会影响它的发展。

经络学说的临床价值

一、十二经病候的应用与后世的发展

十二经病候最重要的问题是，它的临床价值究竟如何？我们在诊治疾病时是否应用它？众所周知，中医临床治疗，首先要辨明病证的脏腑和经络以及表里、寒热、虚实的情况，而十二经病候就是脏腑、经络等辨析的具体记述。试以临床最常见的疾病举例来说，如见到咳嗽、气喘、胸满、缺盆中痛等症而知为肺的疾患；遇壮热、大汗、鼻衄、谵妄、腹满等症而认识到阳明为病；如见呕吐、溏泄、腹胀、脘痛、体重等症要从脾经考虑；见神疲嗜卧、面色晦暗、两目无神、不能纳气等症要理解为肾的疾患等，其无一不是导源于十二经病候。

在现代临床总结报道中，依据经络学说及十二经病候而取得显著效果的病例难以计数，充分说明十二经病候在临床应用的重要意义。但是，《灵枢·经脉》中病候的记载，只是为经络病候奠定了基础，通过历代医家的充实、提高，而更发挥它指导临床的巨大作用，中医学的辨证施治，就是在十二经的基础上发展起来的。要说明这个问题，先得把十二经病候的认识过程简单地叙述一下。在很长时期中，古代医家通过临床实践，不断积累资料，逐渐发现在很多疾病证候中存在着某些规律性现象，这种规律性现象是从两个方面来认识和获得的：一是症状的观察，二是治疗的体验。症状观察是在临床过程中发现某些症状常同另一些症状结合出现，而和某些症状则很少同时并见，或当内脏有病时，在体表一定部位出现了某些特征，通过反复验证，逐渐认识到有若干证候能够比类出现，从而把它们分成各种不同的类型。另一方面，累积针、灸、药的治疗经验，发现了应用某些药物或刺激了体表的某一部位，能够对全身或局部在某些范围内的一系列症状起治愈作用，从而认识到这些疾病都有一定联系。最后汇集了症状观察和治疗体验两方面资料，通过总结归纳，了解其间的相互关系，进一步分类定型，隶属于十二经脉，这是经脉病候认识的起源之一。因此，十二经病候中可能包含两个内容，即一是症状的比类集合，二是疾病的分类归属，前者是中医学中《伤寒论》六经辨证法则的导源，后者是内科杂症诊治方法的发展滥觞，而后世温病学说的形成，十二经病候对它又有一定的启发作用，故十二经病候对中医的辨证施治具有重要的指导意义。

怎样理解十二经病候中的症状比类集合和疾病分类归属的具体含义？例如，足阳明经病候中的"恶人与火，惕然而惊，心欲动，独闭户塞牖而处，甚则欲上高而歌，弃衣而走"等精神症状，以及足太阴经病候中的"食则呕，胃脘痛，腹胀，善噫，溏瘕泄"等胃肠症状，这些症状，都可以相伴并见，有一定的关联性，即所谓症状比类集合的部分。另如足阳明经病候中的"贲响，腹胀，温淫疟，口唇疹，喉及膝髌肿痛"等，这些症状，一般不可能同时并见的，但都与足阳明经有密切关系，属于同一条经脉的疾患，这是疾病分类归属的部分。因此，十二经病候的内容，有些症状是可以同时并见而且具有一定的联系，有些症状则是单独发生，并不与病候中其他症状同时出现，只是因为属于同一经脉的病变，故在病候中做综合叙述。临床应用，必须了解和掌握这个特点，诊断与治疗才能有所凭借。

由于十二经病候的内容包含了上述两个部分，这就为中医学辨证施治奠定了基础。汉代张机撰述《伤寒论》，创立六经辨证法则，主要根据病候中第一部分的内容，进行了进一步的发展。这个六经辨证法则的创立，是在手足同名经脉以类归属的基础上，在外感病的范畴内，在同名经中总结与外感病有关的症状比类集合的部分；仲景还根据他的实践经验，参考《内经》中的有关载述，如《素问·热论》"伤寒一日，巨阳受之，故头项痛，腰脊强"、《素问·阴阳别论》"三阳（太阳）为病，发寒热"、《素问·刺疟》"足太阳之疟，令人腰痛头重，寒从背起，先寒后热"、《灵枢·邪气脏腑病形》"膀胱病者，少腹偏肿而痛，以手按之，即欲小便而不得，肩上热"等许多经文以及其他医籍的某些资料，加以分析补充，充实了六经证候及治法的内容，从而进一步发展成为具有临床价值的六经辨证学说。例如，《伤寒论》少阳病，就是在十二经中手少阳经病候中的"耳聋"症状和足少阳经的"汗出振寒，疟（寒热往来），口苦，胸胁痛"等症的基础上，组成了少阳病的证候。又如在足太阴经病候中的"腹胀，呕吐，食不下，泄泻，心下急痛，黄疸"等症的基础上，组成了太阴病的证候。又如在足太阳经病候的"头项痛，腰背痛"等症中补充了一些发热、恶风寒、脉浮等症，组成了太阳病的证候等。

以上这些例子，说明伤寒六经乃是十二经病候的充实与发展，六经在辨证施治方面的地位也即表示了十二经在临床上的重要性。

十二经病候的理论启迪，对温病学说的发展也有一定的影响。温病学说重于卫气营血的辨证方法，而这个原理在《灵枢·经脉》三焦与心包病候中已有详明叙述。温病学说认为"卫之后方言气，营之后方言血"。所谓卫气营血，主要是联系三焦与心包经脉，因三焦主气所生病，心包主脉所生病，三焦不仅主气，且有熏肤、充身、泽毛的功能，《内经》谓"卫气者，所以温分肉，充皮肤，肥腠理"，与三焦的作用一致。至于营血乃脉之分野，脉所生病，即包括了营血的疾患。叶香岩所谓"彼则和解表里之半，此则分消上下之势"，实际上所谓和解与分消，都是邪在气分，也即是三焦主病。如温邪由肺传胃，自上焦而中焦，其病仍在气分，故称"顺传"；若邪由卫气转入营血，三焦与心包相为表里，病邪从表经深入里经，故温邪内陷心包，称为"逆传"。虽然温病学说中对三焦和心包经的病候与治法均有很大的充实提高，而其渊源，仍是经络病候的范畴，实质上仍离不开六经辨证准则，不过变换其形式和名词而已。

关于十二经病候中第二个内容，即疾病分类归属部分，它是内科杂病辨证施治的依据。这个部分的特点，就是将所有一系列的杂病，根据它们的性质分别隶属于有关的经脉、脏腑。内科杂病的治疗，必须从辨别经络、脏腑着手，这就与十二经病候有不可分割的关系。如临床上见到的疝、狐疝及妇人少妇疼痛等证，其中有很多属于"厥气失于疏泄"；又如胸满呕逆，也有很多由于"木气横逆"所致。这些都是从足厥阴经病候来认识的。此外，如黄疸与脾的关系以及阴黄、阳黄的区别，单腹胀是脾脏疾患，肾病亦可导致肠澼（肾泄），肠胃有火能发生目赤、齿痛、口干、喉、龈、衄等症，嗌肿、颊痛属于三焦气火等例子，都说明十二经病候与内科杂病的重要关系。我们临床上遇到目赤目痛，常诊为心火上炎，而头眩头痛，则每诊为肝阳上扰，其道理就是因心脉上"目系"而肝脉则上达颠顶之故。中医界少数同道有的认为经络只适用针灸，与内科无关，则是"日用而不知"的缘故。古代很多医家的著述，常将外感与杂病的所有病种，分别隶属于十二经及脏腑，如楼英的《医学纲目》及赵观澜的《医学指归》等都是。十二经病候为中医辨证施治树立了模范，通过历代医家的丰富实践经验，更充实了病候的内容。

十二经病候中包含"症状比类集合"与"疾病分类归属"两个部分。症状是疾病的具体表现，是统一而不是对立的，但在十二经或六经中的证候，是以经脉为纲而纲举目张地列出一系列主要症状，这些证候可以概括某些方面的疾病，理解这些纲领性的证候，可以掌握很多疾病的诊断与治疗的规律，它们与内科杂病中某些单纯的病种显然有所不同。因此，症状比类集合与疾病分类归属是既有联系又有区别，这是研究中医学所必须深入理解的。

二、经络学说怎样指导临床

经络在人体生理正常情况下起着输转气血、运行营卫、联系脏腑、濡养组织等重要作用。当机体发生异常变化时，经络可反映病候；当病邪侵袭人体时，经络还具有传导的作用；在应用针灸或药物施治时，经络有接受和传递刺激的作用；在进行治疗时，还可根据经络与机体的特殊联系进行治疗选择和指导。因此，它在临床应用方面具有极为重要的价值。

首先论述经络的反映作用。由于经络在人体分部循行的关系，故疾病的形证可从各经脉的隶属部位产生不同症状，这个反映作用，有表现为局部性的，也有属于全身性的。如《灵枢·邪客》说："肺心有邪，其气留于两肘；肝有邪，其气留于两腋；脾有邪，其气留于两髀；肾有邪，其气留于两腘。"经络、脏腑的疾患也可反映于五官七窍等部位，如大肠经的齿痛、口干、衄、鼽、目黄等。四肢部分也是反映部位，如肺经的臑臂内前廉痛、掌中热等，都是属于局部方面的。在全身症状方面，各经都有它不同的证候，在十二经病候中已具体载列。又如六经病候中的热型，也是全身症状的反映特点之一，太阳病发热恶寒，少阳病寒热往来，阳明病但恶热不恶寒等。在阐明病理与疾病的鉴别方面，经络的反映作用也是很大的。

现代医家所发现的压痛点及皮肤活动点与过敏带等，也是经络反映的印证和充实。有人认为某些压痛点与皮肤活动点同经络腧穴不尽符合，这是因为经穴仅仅是经络学说中的一部分，它还包括经别、奇经、经筋、皮部以及标本、根结之类。应该明确经络在人体分布的情况，不仅仅是"线"或"点"的联系，而还应当从它分部隶属范围较大的"面"来理解，这是我们临床诊查时必须注意的。

这里顺便说一件事，中医界有持六经非经络之说者，往往引用清代名医柯韵伯所称六经非经络之经，乃经界之经之说作为论证的依据。其实，柯氏不过反对六经不应以"线"来理解，而必须从"面"考虑，其所称之"界"即有"面"的含义。试通观其全书原意，引证经络循行以解释大论条文者，屡见不鲜，毫无反对经络之意，惟其言词稍有病语，遂导致后人断章取义，重诬古贤，而使柯氏原意难以自白，这是我们必须加以明辨的。

经络的传导作用，是基于经络的循行表里相通，它把人体体表和内脏密切连接在一起，因此，病邪侵袭人体后，就可循行经络路径而内传导。例如太阳司一身之表，为开；阳明司一身之里，为阖；

少阳半表半里，为枢。而少阴与太阳又相互表里，故六淫之邪侵入太阳时，就有内传阳明、少阳或少阴的可能。又如心经与肺经，其经脉相通，《灵枢·经脉》说："手少阴之脉……其直者，复从心系，却上肺。"故温邪上受，首先犯肺，得以"逆传"心包。在中医外感病学中，病邪的传变现象，称作"传经"，至于内科杂病的病机变化，也是基于同一原理。如《金匮要略》载："见肝之病，知肝传脾。"为什么肝病要传脾？因为足太阴脾经之脉交出厥阴，肝脉又循胃而行，而脾胃又相互表里的缘故。又如足少阴肾经之脉"从肾上贯肝"，而肝脉又"上入颃颡，连目系，上出额，与督脉会于颠"，故肾水虚耗的病，很容易影响肝脏，导致水不涵木，肝阳上亢，而见头晕目眩等症。再如木火刑金的虚损疾患，出现面赤升火、胁肋胸膺疼痛、咳嗽咯血、脉象弦数等症状，木火所以能传至肺，是因为肝脉的循行"从肝别贯膈，上注肺"的缘故。可见脏腑生克制化的原理，也是同经络学说密切结合的。据经脉的传导作用，不仅在临床上可以推断疾病的转归及预后，并可由此制订相应的预防和标本缓急的治疗措施，对疾病的防治都有重要的作用。

经络具有接受体表刺激传递于脏腑的作用，针灸疗法就是应用经络的这个作用而达到治疗目的的。人身经络之气行于周身腧穴，当经脉或内脏功能失调时，通过针灸刺激腧穴，可以使气血疏通、营卫调和而治愈疾病。经络不仅能传递针灸的刺激到有关脏腑，以调整机体，而且内服汤药，也可通过经络的传递而发挥药效作用。药物作用的循经传递，在本草学上称作"归经"。

经络在临床上更重要的作用，是它在人体的特殊联系。这个特殊联系表现在三个方面：一是体表方面的特殊联系。周身体表从左到右，自上至下，以及前后、正中、偏侧各部，都有特定的联系。

二是体内脏腑的特殊联系。某些内脏和另一些脏器之间有着特殊的联系。三是周身体表与体内脏腑的特殊联系。由体表的分部定点和体内分脏定线表示内外的统一关系。这种特殊联系规律在诊断方面的应用，可以从远隔部位出现异常体征或其他特定的病候而推断某个脏器有病变发生。中医诊断常用的望色，按触体表部位及经穴的电位测定与热感度测定等，都是经络学说在诊断方面的具体运用。

经络学说在治疗方面的应用，则更是广泛，细致而又灵活，根据经络特殊联系原理，中医在治疗某些疾患时，常常不仅是治这个脏器，而特别重视与其有关的另一些脏器。例如，治疗肺痨病常用补肾的方法，治疗肾炎常常采用运脾或宣肺的方法，目疾不治目而用补肝的方法，治疗口舌生疮可以清泄小肠之火，治疗大便泄泻采用调治膀胱或补肾的治法，结果都能使治疗获得较好效果，这种例子，举不胜举。又如针灸治疗高热疾患，常取大椎穴退热，因大椎穴是诸阳交会穴；阳气不足，可温灸关元穴，因关元为三阴之会，又是肾间动气所系的穴位；此外，如头顶痛，取足小趾至阴穴；泄泻及脱肛，取头顶百会穴；呼吸道疾患，取用大肠经的曲池、合谷穴；肝炎，取胆经的阳陵泉、丘墟穴；以及三阴交主治妇女月经病等例子，都充分说明经络特殊联系规律在临床应用的价值。

经络，总地来说，它包括点、线、面三个部分。所谓点，除了三百六十几个经穴外，还有很多奇穴，另有天应穴、不定穴等，所谓"人身寸寸皆是穴"，其多不可胜数。至于线，有正脉、支脉、别脉、络脉、孙脉、奇脉及经隧等各种纵横交叉和深浅密布的循行径路。至于面，从肢体的皮肉筋骨和脏腑组织，都有一般的分布和特殊的联系。中医辨证论治的奠基者张仲景曾说："经络府俞，阴阳会通，玄冥幽微，变化难极。"正是说明经络学说的临床价值，同时也说明认识经络原理是不容易的。

综上所述，经络有反映病候的作用，传导病邪的作用，接受刺激的作用，传递药性的作用，指导治疗的作用，这些作用的产生都与经络的特殊联系分不开的，因此，经络就成为机体联系的纽带。

从来此事最难知

——兼论张熟地

一、医道精微，此事难知

我国元代医学家王好古曾经写过一本医书，书名起得很好，叫做《此事难知》。他的用意是，医学这门学问很深奥，如对人体生理功能、疾病机制以及治疗法则的了解，一般医家都很难说能有真知灼见。王氏自谓：读书已经几十年，虽然是寤寐以思，但总不容易"洞达其趣"，他很想寻访高明的老师，可是走遍国中而无有能知者。海藏老人的这番话和其书的命题，的确非常切合实际，也很为客观。号称医圣的张仲景，他在勤求古训、博采众方之际，也兴起"人禀五常，以有五脏，经络府俞，阴阳会通，玄冥幽微，变化难极，自非才高识妙，岂能探其理致"的浩叹。张机为此再三叮咛并明白宣称要阐明阴阳经络府俞的理致，从而创立六经辨证的法则。《伤寒论》中也无可置疑地载述针足阳明使经不传，先刺风府、风池，刺期门，灸少阴，灸厥阴等不少有关经络府俞的内容，然而后人尚有强把六经说成是非经络、作为证候群等以解释者，竟以歪曲附会之见强加于古人，可见此事之难知也如此！孙思邈为盛唐一代大医，他研究医学，自称"青衿之岁，高尚兹典，白首之年，未尝释卷"。他以毕生之精力博采远绍，以期"探赜索隐，穷幽洞微"，然而也兴"晋宋以来，虽复名医间出，然治十不能愈五六"之感，并鞭挞当时医界对学习医学所抱的轻率态度，如谓："世有愚者，读医三年便谓天下无病可治，及治病三年，乃知天下无方可用。故学者必须博极医源，精勤不倦，不得道听途说而言医道已了，深自误也。"孙氏之言，盖深知医道之精难，而痛心疾首于浅尝辄止的医界颓风。这里可见古代这些著名医学家对医学的探索是何等虚心、勤奋和慎重！盖学问之道，研究越深入，则会觉得问题越来越多，而深深感受到自己的不足，这是科学研究者的共同感受，而人体中未知的奥秘比其他学科更多，所以钻研医学的难度就更高。"肝肺如能语，医师面如土"，王好古这个"此事难知"的命题，是颇能切中肯綮的。

王氏写的《此事难知》这本书，到现在已经五六百年了。在这个时代，特别是近来，自然科学已有迅猛的发展，人类对于客观世界的认识正在不断深化，其制作工具和改造自然的能力已臻匪夷所思的境地，所谓挂轨大陆、连樯巨川、楼耸云端、人翔海底等举，早已成为人们日常生活的事。"驾飞仙（船）以遨游，抱明月而长终"之句，原是古代文学家寄人类于宇宙的一种美妙的遐想，而现在也居然已成为现实，说明人类真的有如古典医籍《内经》中所说的"提挈天地，把握阴阳"的本领。人类通过长期实践而认识到客观世界中许多事物的本质和作用，可是，对于自己本身的了解则还是很肤浅，医学相对于其他各门学科，确实具有明显的落后感。就举一个小小的疾病——感冒为例吧，一般来说，服用一些中西药物，几天就可把它治愈，有些患者并可勿用药自瘳，然而也有一些患者，竟会长期迁延、久治而未能解决。像这种些微小恙，医学上尚还缺乏稳操胜券的办法，更无论古书所称的风、劳、臌、膈以及常见的恶性肿瘤、重症肝炎、肾炎、心血管和颅脑疾患等，这些疾病的治愈率及预后，谁都不敢说有将它们根治的把握。特别在生命医学和长寿医学等方面则更可说是处在探索阶段，还远没有寻找出规律来。这说明王海藏"此事难知"的名言，颇能反映客观实际情况，且他所说的难知是比较而言，不是不可知，这里含有对医务工作者及中外科学家们提醒和勉励的意思。

二、蠲除偏见找寻真理

如上所述，说明医学领域里，需要研究解决的问题很多，有待于我们的思考、实践和刻苦钻研。这当然是一项极为艰巨而又是义不容辞的任务。但是，我们的研究也并非是从零做起，中医学这个伟大的宝库在历代医家的长期实践中已经为我们提供了很多宝贵的经验和颇有价值的理论，中医学已经形成了自己的独特理论体系，而国外许多可贵的东西、各个学科的新成就，也可供借鉴和学习。所有这些，都需要我们在继承前人的经验和理论基础上继续前进。

在我国浩如烟海的医籍中，载述了医界前辈对医学的心得体会和他们的独到之处，虽然在某些医家著作的书名上，有的是夸大了一些，例如把其医学作品称为"准绳""指南""必读""真传""法律"等，这样的命名未免有些过当。尽管如此，各家著作里还是写出了他们在某一方面的专长。在方药方面也存在同样情况，盈千累万张方剂中，有某些方子被说成能医治百病，或屡用屡验，或神效无比等，似乎也有点说得过分了，但是，这些方剂毕竟在治疗某些病证时还有它一定的作用。因此，学习和研究医学，必须花一番广搜精选、去粗取精的功夫，对历代医家中万千不齐的学说和治疗方法，一定要虚心学习，全面掌握，而后通过反复的实践检验以决定取舍。对各家论述，切不可先存成见而轻率地加以否定或不加选择地把它全盘接受，博学、审问、慎思、明辨和笃行，才是治学的正确态度。个人还发觉现在一些医著中也有少数已经把中医学中脏腑、阴阳、经络、气血以及六淫、七情等生理性或病理性的概念搞成公式化，把中医辨证施治的精神变成了机械的东西，有些还失去了原来的本义，这样也会把博大精深的中医学搞得简单化和局限化，如果用这种方法去研究，并不是库中取宝的好办法。最近遇到的一件事，对我个人的启发和教育很大。有一个寓居嘉定县里姓张的男性病人，患咳嗽痰喘甚剧，病程已历半年，备尝中西药物都没见效，后来，这个病人在百般无奈中找我求治。初诊时病人主诉胸脘窒闷异常，腹胀，不思进食，咳嗽频作，咳痰难出，痰质清稀而黏，咳出稍多则脘闷较舒，气逆喘急不平。患者面容憔悴，精神委顿，舌上满布黏厚白苔，脉象沉缓。前医诊断都认为是土阜湿盛，酿痰阻肺，肺失肃降，气机壅滞，影响脾运之证。显然，按照我们现在一般所理解的病因病机的概念，这样的诊断，应该说是可以成立的。然而，通阳运脾、温肺肃降、理气祛痰、燥湿畅中之剂，愈进而病愈剧，病者已经失去了治疗的信心。而我对这个病何尝有治愈把握，由于他远道而来，为之勉处一方：熟地45g，当归30g，半夏、茯苓各12g，陈皮、甘草各9g。本方仅服3剂，胸闷已觉渐宽，颇思进食。服7剂后，咳减喘轻，胃纳大香，痰化而痞胀竟消。后仍照原方续进7剂。在第三诊时，病人同我一见面就高兴地欢呼，他已经上夜班工作了。缠绵痼疾，半月尽除。这个病例的治愈，可能是偶然的，然而偶然性中蕴藏着必然性。这件事益发使我感觉到医理的深奥莫测。而张景岳对熟地一药的理解之深和运用之妙，确有突破前贤的成就。按照中医一般用药常规，中满者忌甘草，何况熟地！晚清有些"名医"，即使在无痞闷、胀满、胃纳不开的情况下，用熟地数钱，还得配上几分砂仁拌炒同用。像这个痞胀纳呆，痰多湿盛苔厚的病例，正是用熟地禁忌证。然而实践为我们打开了这个禁区，也说明我们今天所了解的中医理论，恐怕有不少是人为的和机械的东西，这些禁锢了我们的思想，至少可以说还只是管窥一斑而未见全貌吧！

三、一药之用掌握非易

上述处方，为景岳新方八阵中的和阵第一方金水六君煎而加重其剂量者，景岳用以治肺肾虚寒、水泛为痰之证。长乐陈修园在他所著的《景岳新方砭》中对本方曾经大肆抨击，陈氏说："若用当归、熟地之寒湿助其水饮，则阴霾四布，水势上凌，而气逆咳嗽之病日甚矣。燥湿二气，若冰炭之反，景岳以骑墙之见杂凑成方，方下张大其说以欺人。"我们粗粗一读长乐的批评，似乎也很有道理。景岳的制方与修园的议论极为相左，究竟孰是孰非，自当以实践为判断的依据。从上述的病案分析，如果按照修园的治法，则其病就很难说有痊愈的希望，而景岳却从水生万物、阳根于阴的原理，创用熟地、当归以补肾中精血，使精血得充而气化以振，则水湿潜消。他这种别开生面的治法，竟能治愈用一般常法无法解决之症。且景岳对熟地的应用之广，又岂止局限于这些病证，诸如外感表证、呕吐、泄泻、痢疾、水气、痰饮、肿胀、反胃等病，凡是一般医书上所认为熟地的禁忌证，而景岳信手拈来，毫不避忌。虽然他在配伍上各有不同，而其用药路子，显然与众多医家相比，确有其独特之长。他不仅对真阴亏损所导致的诸症，理所当然地要用熟地，同时还认为，"或脾肾寒逆为呕吐，或虚火载血于口鼻，或水泛于皮肤，或阴虚而泄利，或阳浮而狂躁，或阴脱而仆地"，凡此熟地皆为必用之药。他还说熟地具有收神散、降虚火、镇躁动、制水邪、导真气、厚肠胃的作用，并为发汗化源之资。说明这位医学大家对应用熟地确有独到的经验，这是过去许多医家所不逮的。笔者曾在非常棘手的危重病证中应用景岳新方而收奇功者不少。我在壮年行医时，对于张介宾的滥用熟地深表厌恶。后来阅历稍多，渐有"医之所患患方少"之感，而对景岳的偏用熟地的方剂亦稍稍试用，却往往收到可喜的疗效。可见，人体中所不知道的奥秘委实太多。医籍中还有一书叫作《医学实在易》，它与《此事难知》的书名截然相反，然而陈修园起这个书名，原为诱导初学之用。廖鸿藻的序中也说是为"专破学者畏难之见"而题，可见两书名异而意同。修园自己说："余老矣，学问与年俱进，以为难则非难，以为易则非易。"其论难与易的关系，语似恍惚迷离，实际上正是说出了一个难字。这是他行医垂老时才感受到的。

论中医学的理法方药

　　辨证论治的内涵简言之，无非理、法、方、药四端，为医者最紧要处，即理宜深究，法应变化，方不拘泥，药贵精选。

　　所谓理，即对致病机理的深入研究。疾病的机理错综复杂，变化万端，古今医家识病各执一理，是非曲直，实难判别。我们目前所掌握的知识和经验很肤浅，这些理论体会，有的可能是正确的，也有不少恐怕是错误的。面对复杂的病情，能解释清楚的不多，有许多情况则无法解释，因为医学领域尚有很多未知数。故欲明理，必先勤奋读书，其次是勇于实践，在实践中检验医理，在实践中不断探索发现新的医学规律。析理是识病辨证的过程，重要的是思路。从扑朔迷离的临床现场中发现端倪，理清头绪，提出辨治的思路。但真要做到、做好，实非容易之事。

　　至于法，立法是指导选方遣药的关键，法是建立在理的基础之上。大凡学医须经历以下四个阶段，即遵循古法→不泥古法→圆机活法→法无常法。第一阶段乃初出校门，缺少实践经验和个人心得，只能谨守法度，不可逾越规矩。第二阶段则逐步从法随证变到不拘成法，比较灵活地处理复杂病情。第三阶段是临床经验比较成熟时期，各种手法信手拈来，且能灵活变通，方中有法，法中有法，临床疗效明显提高。第四阶段则是变法的最高境界，不仅灵活应变于复杂的病证，且能"纳古法于新意之中，生新法于古意之外"，进入高明医家行列，这不是每位医者都能做到的，但应是我们追求的境界。

有关方，即精通方剂。方分经方、时方、单方、验方。经方法度井然，示人以规矩，不可不用心探究；时方、单方、验方法度稍差，但只要能治好病，必有科学的道理蕴含其中。《千金方》载有许多怪方，很难用常规思路分析方理，但经验证明有效，值得深究。我在实践中学习古人经验结合个人实践体会，总结出治疗疑难杂病"大方复治，反激逆从"的经验，乃效法孙思邈的旨趣而来。一个医生掌握的方剂越多越好，并能针对临床实际情况灵活应变，可以提高疗效。对年轻医生我主张多读方书，古人的治病经验归根到底荟萃于方中，不读方书，何以得其精粹？

识药，即指识别药性。古人说"用药如用兵"，辨证论治最终落实到药，对药性不熟识，何以遣药用药？现在年轻医生对中药的认识往往囿于中药学教材这点知识，这虽是最基本的，但仅仅这一些是远远不够的。历代本草所载有关药性常有不同，这反映了该时代对中药的认识和运用水平，我们应当认真掌握。例如，现代认为生地功用是滋阴、清热、凉血，而《本经》载其有活血之功。临床大多认为龙胆草一般用于清泻肝胆实火，用于脾胃则可能败胃，而《医学衷中参西录》载龙胆草为"胃家正药"，余在临床经常用于泻胃热，功胜黄连，很少影响食欲，所谓"有是病用是药""有故无殒，亦无殒也"。可见，多读本草书，并不断在临床验证探索，才能得心应手。

治医必治药

目前中医所治之病往往是迭经西药"三素"（抗生素、激素、维生素）处理过的病，这些药对病虽有一定疗效，但有些颇为"霸道"的药，对人体正气造成一定损害。故凡治病必先问清过去用过什么药、有什么反应等治疗经过，然后结合病情补偏救弊。

临床所见慢性病，属纯虚纯实、纯寒纯热者比较少。某些疾病所出现的症状，有些为疾病本身在不同阶段的临床表现，有些则因用药不当所致，我们在治疗中要考虑到这些因素。

西药有副作用，中药亦有这种情况。因此，古人有"不服药为中医"之说。唐代医家孙思邈曾说，凡病先以食疗，食疗不愈再用药治。大抵药物，《内经》泛称为"毒药"，盖其性总有所偏，故不得已而用之。《素问·五常政大论》云："大毒治病，十去其六，常毒治病，十去其七，小毒治病，十去其八，无毒治病，十去其九。谷肉果菜，食养尽之，无使过之，伤其正也。"目前有些西药，如激素、抗生素的应用，已有偏滥之势，以至于病邪未克，正气已伤，造成治疗上的困难。特别是肿瘤的治疗，放疗、化疗虽有一定效果，但因其毒副作用较大，部分病人难以完成预定疗程，不得不半途而废，转而求治于中医中药，事至气血大伤，纵有高手，亦难救治元气已败之人。有些病常不死于病而死于药。我辈作为医务工作者，自当慎之又慎，人命至重，岂可怠忽！

中药的科属品种、产地及加工炮制等也存在不少问题。尤其是剂量标准化问题，迄今尚无严格的科学依据，使中医临床疗效受到很大影响。作为医者，除通晓医理外，亦不可不明药理。所谓明药理，一是知其药性作用，一是知其用量。若能明晓加工炮制、栽培采集事宜当然更好，如对中药现代药理能了解多一些，也很有裨益。

论用药剂量轻重

　　医者临床时处方用药，贵在恰当。然常有方药切中病情而效果不显者，则当考虑用药剂量轻重及煎法、服用是否合于法度。今试就剂量问题加以论述。

　　凡药物均应有药用量、中毒量等不同之规定，而中医学中古代方书及各家医案对于药量记载出入很大，又因历代度量衡量度各不相同，虽有不少人做过考查并与现行量度折算，终因众说纷纭，难做定论。至于目前的辞典、药典等书所载的药物剂量亦只根据修撰人及一般药用习惯为依据，迄今尚缺乏严格的实验和实践的准确标准。

　　但是，尽管古今量制不同，我们还有一法可以推测其用量大概，按那被大家尊为"众方之祖"的仲景方中各药的用量比例来把握剂量，虽不能说十分精确，然其差距亦不至太大，似胜于目前漫无准则可循者。试以一药为例。射干麻黄汤中紫菀与麻黄的用量为3∶3；乌梅丸中细辛、人参、黄柏为6∶6∶6；当归四逆汤中细辛、当归、芍药、桂枝为3∶3∶3∶3；苓甘五味辛姜汤中细辛、茯苓为3∶4。根据上述比例推算，当归、芍药、紫菀、茯苓、黄柏等药目前临床常用量一般在 9 ～ 20g，而细辛用量则 1 ～ 3g（上述各药均为汤剂用量），并有"辛不过钱"之说。晋代名医皇甫谧称"仲景垂妙于定方"。如果我们认为仲景处方可以作为参考的话，则目前细辛的用量未免太离谱了。

　　我早年行医处方，对细辛用量亦顺从时习，最多一钱，不敢越雷池一步，然病人反映，效果多不理想。壮年以后，细加寻思，对细辛的用量逐渐增加，而疗效亦逐渐提高。在 50 岁以后，对该药用量较为固定，一般在 6 ～ 15g，应用病例何止千万，不仅疗效显著，且从未发现过不良作用，深悔当年用药随波逐流、不加思考，不仅贻误病人，心存内疚，且使中医学中名方良药湮没不彰，影响传统医学之发展。书此以志我过，并告同道中之畏用细辛如虎者。

论兼备与和平的处方

在《清史稿》叶香岩传里，记载着叶氏斥责当时医生处方用药的一种恶习，其中有"近之医者，茫无定识，假兼备以幸中，借和平以藏拙"几句话。他指责某些医生未能精审病情，只知多开药味，处方只尚平淡，对待病家采取不求有功、但求无过这种极不负责的态度，他认为这不是"以药治人，实以人试药"的极为可恶的作风。这也说明叶香岩诊治疾病是认真和严肃的。我们从《临证指南医案》和其他有关医案中看叶天士的处方，确实药味不多而运用颇有法度，方中也并不避忌某些峻猛之药，其医案中有不少简洁明净的好方子，并赢得当时名医如薛生白、徐灵胎等的击节称善。然而后世有些医家常诋"苏医"用药每以清淡塞责，且认为这是叶氏遗留下来的医风。这种说法，未免厚诬了香岩。即以崇拜叶天士著称的吴鞠通而论，在吴氏医案中，其处方也常用峻厉之品，用量较一般为重。所以，如说温病学家或者清代"苏医"用药都崇尚清淡，这是违背事实的片面印象。

不过"假兼备以幸中，借和平以藏拙"两句话，却非出自香岩，这是姚江名儒黄宗羲为张景岳作传时所说的。不知道是否宗羲引用介宾的话还是黄氏自己的发挥，但无论如何，天士同意黄宗羲的见解则是可以肯定的。当时吴县有不少医生存在这种敷衍塞责的风气，所以叶氏有感而发此言，也是可以想象的。而后人往往以此两语归美天士，则似乎失于考证。

由此可见，我们要评论一个人或分析一个问题，需要缜密细致和客观全面，不可轻易下结论。同时对叶氏所呵斥的"假兼备"与"借和平"这两句话，也要根据实际情况作具体分析。

所谓"兼备"与"和平"，本不是一桩坏事。兼备是中医处方的一个重要法则，和平是指药物的性能作用而言。医生在临床上见到的某些疑难和危重病证，往往病情复杂，非表里同病，即寒热夹杂，或虚实互见，还有邪未衰而正已伤等情况。对这些病证的治疗，就必须全面衡量，多应施用"兼备"的治法，才能取得良好疗效。另如医生的处方遣药，必须严格注意药物毒性的大小和有无问题，如果同样能够治疗疾病，理所当然地要选用那些毒性较小的，最好是无毒的、性情和平的药物。"大毒治病，十去其六。""无毒治病，十去其九。"中医古代经典医籍中早就提出这个施治原则。目前社会人士多认为中药药性王道，比起化学药物，其副作用、过敏性一般要少得多，这是中药一个很大的优点，正是因为它药性和平才受到人们的欢迎。而叶天士所斥责的也不是指兼备与和平，其关键在于"假"和"借"二字。他是呵斥某些医生对病情茫然无知，却无意多凑方药，竟敢以药试病，或者一病当前，该用峻剂而不敢或不会使用，只知开一些无关痛痒的药来敷衍一下病家，这样就必然要导致疾病的加剧和延误治疗时机而终致造成不良后果。从而可知，叶氏所痛斥的是假以幸中或借以藏拙、既无学术又不负责的一些医生，叶香岩发出这一呵斥之声，用以针砭当时医界陋习，是完全必要的。

至于兼备之法，既有假以幸中，亦可用以奇中；和平之药，有的作为藏拙之用，有的则奏巧妙之功。如果施兼备而得奇中，以和平而起妙用的话，则是医术达到一种高深的造诣，是我们应当努力学习的，绝不应有丝毫非议，它与天士所斥责的幸中与藏拙，其性质是完全不相同的。

一剂混沌汤

明代医学家张景岳在所著《质疑录》中有一段名言："人身之病，变化无穷，其治法则千态万状，有不可以一例者也。"张氏的论述，对于临床经验较为丰富的医生来说，是颇有同感的。清代名医曹仁伯曾说："每遇病机丛杂，治此碍彼，他人莫能措手者，必细意研求，或于一方中变化而损益之，或合数方为一方而融贯之。"曹氏说的就是主张治法必须针对病情，他着重指出对一些疑难重症的施治必须学会"兼备"法。

这里，列举休宁名家孙东宿所用的一张"混沌汤"治痢取得捷效的病案。他诊治一痢疾病人，"大发寒热，寒至不惮入灶，热至不惮下井，痢兼红白，日夜八十余行，腹痛恶心，神气倦甚"，见洪大脉，面色微红，汗淋淋下，病已二十余日，他医屡治愈剧。东宿为用石膏、知母撤热，桂、附、炮姜散寒，人参、白术补气，滑石、甘草解暑，仅一剂而苏，三剂痊愈。其汤名混沌，盖取凑集阴药阳药于一方之意。此即擅用"兼备"法治疗他人莫能措手的重症痢疾而得迅速奏效的一个例子。

曾记我早年也治疗一痢疾危症，病人一日痢下数十次，赤白相杂，腹痛，里急后重，病延二旬，中西医久治无效，已不能进食，神识昏糊，脉微欲绝，四肢厥冷而痛痢不止，其病已濒危殆。予为处一方，用党参、黄芪、桂枝、附子、补骨脂、白术、甘草补气温肾，黄连、石膏、黄柏、白头翁、银花清热燥湿，阿胶、熟地、当归补血，大黄、枳实、川朴攻下，诃子、石榴皮收涩，龟板、鳖甲滋阴。竟是一张杂乱无章的兼备之方，可称混沌而又混沌。该病人服上药后，次日即痢止神清，腹痛亦除，脉转有力，胃思纳谷，仅二剂而病痊。如此捷效，实出我预料，我自己也很难理解，这是否属于香岩所斥的"假兼备以幸中"之剂，还是在孙思邈启迪下用反、激、逆、从而取得的效果？

　　古代名医用兼备法以治奇症危疴而取得捷效的例子是屡见不鲜的。王旭高曾治疗一个当脐腹痛，既不饮食，又不大便，外似恶寒，里无大热，渴不多饮的病人，王氏诊断为"寒食风热互结于脾胃中"。他开的一张方子，是用五积散合防风通圣散和匀为末，朝暮调服，旋即以调理而收功。这也是杂寒热温凉发表攻里于一方的兼备之法。特别在病人大便已通之后，仍不去元明粉。实非一般人所能理解，但是王氏则用之不疑而解决了问题。

　　又如罗谦甫治疗一个消渴症，舌上赤裂，饮水无度，小便数多。罗用人参、石膏、甘草、知母、黄柏、黄连、栀子、麦冬，又配伍全蝎、白芷、白葵、兰香，又加连翘、杏仁、升麻、柴胡，又用荜澄茄、白豆蔻、木香、藿香、桔梗、当归等，用药达二十余味之多，这也可以说是一张兼备之方。消渴病证，一般较为难治，通常施治，或用清热养阴，或用滋水温肾，或用甘温补气，但是谦甫则采用兼备法而愈其病，该病人愈后并享高寿。嘉善俞东扶对罗氏此案颇为折服，认为"古今消渴诸方，不过以寒折热，惟苦与甘温不同耳，要皆径直无甚深义。惟此方委蛇曲折，耐人寻味"。

　　从罗谦甫这个消渴治案中可以得到启示：兼备法并不是一个杂凑的方法，其处方既寓有巧思，而配伍又极其精密。它好比山水名画的奇峰迭起，层峦辉映，疏密有致。这是中医处方学上一个造诣很深的境界，也是非常难学的一种技艺，我至今还有很多不了解的东西。

平淡之中见神奇

叶香岩所痛斥"借和平以藏拙"的那些医生，诚然是不足道的。然而真正能应用和平之品以起深痼之疾，却又谈何容易。医生临证处方时遇到一些危重或迁延难愈的病证，使用了峻烈药品而能把病医好，已经算是一位不错的医生，但是总还称不上良工。这是因为药性峻烈之品多伤元气，病虽得愈，体力暗耗，终究不是治疗疾病最理想的方法。而如果能够应用性味和平的王道药物以解决问题，使它既能祛邪又不伤正，来个"平淡之中见神奇"，这与使用峻药疗病相比，要高明得多。

唐代著名医药学家孙思邈对这个问题是深有研究的，所以他主张不要轻易服药。他在《千金要方·食治方》中郑重指出："人体平和，惟须好将养，勿妄服药，药势偏有所助，令人脏气不平。"又说："若能用食平疴，释情遣疾者，可谓良工。"他竭力宣传"夫为医者当须先洞晓病源，知其所犯，以食治之，食疗不愈，然后命药。药性刚烈，犹若御兵，兵之猛暴，岂容妄发，发用乖宜，损伤处众，药之投疾，殃滥亦然"。请看这位博览群书、精通方剂并被后人号称"药王"的医家，他深知药物对人体作用的利弊，故大力提出"食疗不愈，然后命药"的呼吁。这同现代人们所倡导的非药物疗法的观点基本一致，而孙思邈则在一千多年前早已高瞻远瞩地看到了这个问题。

可是，"命药"也有峻烈与和平的不同，如果能使用轻剂起重疴、和平疗痼疾的方法，则元气亦不致有太多耗伤。问题在于这种治法，非上工高手，是很不容易办到的。宋代著名诗人陆游在他晚年对诗学深造有得时，曾经写过一联精辟的名句："律令合时方贴妥，功夫深处却平夷。"放翁虽然说的是作诗，也同样适用于医学。所谓"律令贴妥"，是指已经非常熟悉并且掌握这门学问中的规矩和原理，至于"平夷功夫"，则又进一步达到"用巧"的阶段。医家如能以平和之剂而愈深重之疾，其医学造诣无疑已经进入化境，古今医家具有这样高水平的人是并不多见的。我年少时听前辈说过，上海夏应堂先生有时能以桑叶、菊花等轻清之品治愈某些重症，过去程门雪老治病偶尔也有这种本领。这的确是令人神往却又很难学到的一种高超的医艺。它同叶香岩所批评和平藏拙、敷衍搪塞的那种人，是不可同日而语的。

我平素爱读历代医家的病案和医话，特别关心这种以轻剂治重疴的方法。在印象中觉得清代名医王孟英在这方面有他一手之长。下面试举孟英治疗痰喘危症的两个病例。

"王右，患痰喘，胡某进补肾纳气及二陈、三子等方，证濒于危。孟英诊之，脉沉而涩，体冷自汗，宛似虚脱之证，惟二便不通，脘闷苔腻，是痰热为补药所遏，一身之气机窒痹而不行也。予蒌、薤、旋、赭、杏、贝、栀、菀、兜铃、海蛰、竹沥等以开降，覆杯即减，再服而安。"

王氏又治"孙午泉患哮，痰多气逆，不能着枕，服温散滋纳药皆不效。孟英予北沙参、桑枝、茯苓、花粉、杏仁、冬瓜仁、丝瓜络、枇杷、旋覆、海石、蛤壳等药，覆杯即卧，数日而痊"。

又如他治疗一个多年晨泄症，春间尤甚，屡经他医治疗无效。孟英按脉后，审知其泻后腹中反觉舒畅，诊断为"肝强脾弱，木土相凌"，为处白术、苡仁、黄连、楝实、桑枝、茯苓、木瓜、芍药、蒺藜、橘皮一方，仅数帖而安，后竟未发。

王孟英所拟的处方，是极为和平的，而用以治危证痼疾竟得奏桴鼓之效。其构思之巧和运用之妙，殆非一般人所能及。

清代钱塘名医魏玉璜，亦以善用轻剂起重疴著称于世。他曾治一高姓女，头痛而呕，或酸或吐，他医百治不效，玉璜为处一方，药只生地、杞子、沙参、麦冬四味，仅服二三剂而愈。魏氏另治一痢疾，寒热，胸胁少腹无不痛楚，下痢赤白，他医治疗经年不愈，魏诊其脉弦数而滑，小便短赤，为拟女贞、沙参、麦冬、川连、蒌仁，仅一剂而愈其半，后加杞子、白芍、甘草，数剂而愈。

像上述这些病案，处方极平淡而又精简，其用药与一贯煎大致相同。一贯煎本是魏氏治疗肝胃病的一张名方，然而之琇却又以本法治头痛和痢疾，也同样能起痼疾于俄顷之间，这种用和平之法治疗疑难危急重症的奥秘，是值得我们认真学习和深入探索的。

怎样提高中医临床疗效

　　我国医学界现存在着中医学和西医学，两种医学互有短长。就它们形成和发展的过程来说，两者迥不相同。西医学是借助和吸收近现代科学技术，其理论、方法、手段大多是建立在实验的基础上而逐步完善的。由于历史条件限制，中医学在吸收现代科技知识方面，未免相形见绌，中医学应该补上这一课，但是，中医学在临床治疗方面，则有它独到的优势，这是因为中医学知识是在数以亿计的人体上直接进行观察、实践，行之有效而存在和发展的。人体中有许多奥秘，西方医学到目前还无法了解或难以解释，而中医学在这方面却占有大量资料。中医学通过历代医家长期的精密观察，发现人体除了现代解剖学上所看到的各个系统之外，还存在其他许多规律性现象和多种联系途径。中医治疗，不仅注意病，更注意人，还注意人与自然界及社会环境等多种因素的相互作用，从而制订治疗方案。这种动态的整体的辨证的治法，显然具有先进意义。

　　中医用药，多采用天然药物。它具有过敏性低、毒副作用少的优点，能不损害人体而取得较好疗效，这就理所当然会引起国内外有识之士的关注和重视。随着科学的日益发展，新兴学科繁多，医学的分科也越来越细。但医学的主要目的在于治愈疾病。衡量医生水平的高低，首先看他能够治好病还是治不好病，这是中医学能否存在和发展的关键。虽然中医学在临床的很多方面占有优势，但我们又如何运用和发挥这一优势呢？现就这个问题，略谈个人五十余年在临床的体验和教训，觉得要提高疗效，可概括为精、奇、巧、博四个字。兹依次介绍如下：

一、处方贵精

处方用药，首贵于精，精者至当不易之谓也。我无法具体形容什么叫做精，只能举例说明。我治过不少心脏病患者，诸如心肌缺血、房室传导阻滞、心律失常等，临床如表现为心阳不振，血行不畅，而见舌质淡胖，脉微细或结代者，就常用炙甘草汤，稍事加减，药后虽有效果，但常易反复或者效果不显著，改用其他方药，亦有同样情况。最后，就用仲景炙甘草汤原方，药不更动，只因古今度量有异，在剂量上稍加斟酌，如甘草、桂枝，一般各用20g左右。自改服仲景原方后，有不少病人症状竟消失或基本缓解，以后仍用原方续服数月，病人过去几乎每日发病，自服该方后，竟有历数年而安然无恙者。病家方钦我技之精，而我则既惊又惭。我研究仲景之学数十年，而未识仲景处方"用思之精"竟到如此惊人程度！我过去常用本方，仅辅佐药加减一二味，而效果判若天壤。说明我对该方的组成，远未研究到家，乃徒有虚名，深感愧疚。

自秦皇士著《伤寒大白》，创江南无正伤寒之说，耳食者遂畏麻、桂等方不敢用。事实上，临床所见头痛高热，恶寒无汗，骨节酸痛，脉浮紧带数者极多，我经常用麻黄汤原方，剂量较重，往往一剂知，二剂已。始知秦氏《大白》之书出，而仲景竟蒙不白之冤。前人称"仲景垂妙于定方"，良非虚语。除张机外，历代名家，各有精妙之方，用之得当，皆效如桴鼓。这是因为前贤的某些方剂，其配伍组合，已经过反复实践，千锤百炼，筛选而成，我们取精而用，可提高疗效。

二、立法宜奇

用药如用兵，兵法有堂正之师，有奇谲之法。用药之道，亦无二致。我平生体弱而少病，偶染小恙，亦不服药。有一次患感冒咳嗽，连续数日，致咳嗽昼夜不停，彻夜不能睡眠，不得已乃自处一方，方用诃子30g，黄芩30g，龙胆草9g，甘草9g，又加乌梅、干姜、细辛三药。服药约2个小时后，自觉泛泛欲吐，随即呕吐痰涎及食物残渣，隔半小时又大吐一次，自觉精神困疲，未进晚餐，卧床休息。事出意料，这次昼夜连续不停的剧咳，竟得一吐而痊愈。是夜安睡通宵，嗣后亦无一声咳嗽，精气爽朗，工作如常。这是用酸苦涌泄的吐法而治愈外感剧咳的例子。我自用有捷效，后用治他人，亦每收奇功。此法张子和最擅长，今人多弃置不用，殊为可惜。

中医学上有通可行滞之法，故凡气阻痰壅停饮蕴湿之病，概用通药为主，而重浊厚腻之品，列为禁药。明代张景岳则治疗痞满、肿胀、痰饮、泄泻等常重用熟地，为世医所呵斥，我年少时亦觉介宾之偏见，以后临床渐多，遇上述病证，在应用常法久而无效之后，乃试用景岳方，多以熟地为君，用量至少30g。某些患者，服后竟得痞胀消，泄泻止，痰饮化，胃纳香，病者获愈狂欢，我亦得手而惊喜。此即中医学上所称的圆机活法，然非学问根底深厚兼有胆识者不敢用亦不能用。上述两法，我过去在写论文时，曾经提及，可见奇方非偶致，多自教训中得来。张景岳独擅此奇妙之法。如按一般常规，则临阵先怯，是无法知道此中奇妙的。

三、用药在巧

先哲有言："大匠能与人规矩，不使使人巧。"临床时循法度以用药，学习较方便，至于用巧，则谈何容易！可是自古高手，往往心灵手巧，治法能独出机杼而愈顽疴宿疾。如宋杨吉老的用冰代水，朱丹溪的酒制剂，皆在前医处方上稍加更动而疾顿瘥。《浪迹丛谈》载，叶桂治邻妇难产，仅在前医催生方中加梧桐叶一片，产立下。后有他医效之者，天士笑曰："吾前此用梧桐叶，以是日立秋故耳，过此何益！"天士此法，我初不置信，及今思之，似或符合时间生物学的巧思。他如孙思邈处方具有反、激、逆、从的巧妙配伍方法。许胤宗治病风不语，陆严治产妇血晕，皆以药物煎汤熏蒸而起效。徐灵胎用巧法有鬼斧神工之妙。张子和用汗、吐、下三法巧治众多疾病，他治一日饮水数升的消渴患者，竟用生姜自然汁饮服而其病得以缓解。他所著的《儒门事亲》中载述的巧法不胜枚举。子和还擅长用情志疗法治愈不少难治的疾病，其构思之巧，在古代名医中最为杰出。目前，医学心理学和行为医学，已为西方医学所重视，子和是此道的先驱者。

四、关键在博

程门雪先生在时，尝与我煮茶论医，均认为高明的医生，贵在审证明而用药准。然而，人体多奥秘，肺腑不能言，正如张机所说："经络腑俞，阴阳会通，玄冥幽微，变化难极。"故虽名家处方，未必药皆中病，叶香岩临终前，对子孙有"医可为而不可为"的告诫。所以，评论医生水平的高低，还得看他对每一种病所掌握的治疗方法是多还是少。程公与我，咸有同感。孙思邈所称"医之所患患方少"者，其意正复相同。

　　试以治眩晕为例来说，近人多囿于"阳化内风"及"无痰不眩"之论，故将平肝潜阳或化痰降逆之剂如天麻钩藤饮、珍珠母丸、大定风珠、半夏天麻白术汤、黄连温胆汤等视为枕中鸿宝。其实，治眩晕方法很多，阳亢可致眩晕，肝阳不升或下焦虚冷，亦可致眩晕。升肝阳莫如大芎辛汤，温脾肾则术附汤、真武汤皆有捷效。肾虚致眩晕，除左、右归之外，无比山药丸更佳。阳虚而风寒入脑者，古方三五七散有卓效。汉防己散治风痰攻注之眩。上热下冷者用增损黑锡丹，上盛下虚者用沉香磁石丸。郁金、滑石、川芎同用，能达木郁治眩。柴胡实治眩良药，今人因"劫肝阴"说而废之。他如羚羊附子法，补中益气、当归补血、人参养营汤等，以及攻下、清火、温中、涌吐等法，皆治眩之法，而目前临床应用者甚少，将何以提高疗效！故博览群书与博采众方，实为当务之急。非博采则不能取精去粗，故"博"为深入研究中医学所必需。

　　上述的精、奇、巧、博四字，是密切联系的。处方之精源于博采，奇不离正，巧生于熟，亦皆以博为基础。我的经验教训是：要学好中医，必须继承前人的宝贵经验，精读诸家医书，又要具备敢于实践的精神，只要刻苦钻研，锲而不舍，相信临床疗效必可提高，功夫是不负有心人的。

别忽视单味药

我常看到三味一排，三排九味，再加一二味药引而组成一张药方，大概自晚清以来就多沿用这样的套路。当然，套路中也有好方子，可是古代名医并不如此，药味多少，随病而异，也有只用一味药即所谓"奇方"而奏显效的。近时医生用单味处方的则很少见，实则用之得宜，其效如响，这也是我们不可忽视的一个重要方面。

史载："欧阳文忠公常患暴下，国医不能愈。夫人曰：市人有此药，三文一帖，甚效……夫人使以国医杂进之，一服而愈。召卖者厚遗之，求其方，但用车前子一味为末，米饮下二钱匕。云此药利水道不动真气，水道利，清浊分，谷脏自止矣。"

李时珍在其著作中亦有生动的自述："予年二十时，因感冒咳嗽已久，且犯戒，遂病骨蒸发热，肤如火燎，每日吐痰碗许，暑月烦渴，寝食俱废，六脉浮洪，遍服柴胡、麦冬、荆沥诸药，月余益剧，皆以为必死矣。先君偶思……用片芩一两，水二盅，煎一盅，顿服，次日身热尽退而痰嗽皆愈。"时珍面对这一惊人的疗效，乃兴"药中肯綮，如鼓应桴，医中之妙，有如此哉"之叹！可见他此前所服的药，乃通常一般处方，而其父亲言闻则采用了不拘一格的治法，竟然以一味"奇"方而起时珍沉疴于俄顷之间。后来李时珍成为我国药物学大家，除了他自己博采勤求之外，与其父高妙医术的熏陶也是分不开的。

又如宋代名医史载之治疗宰相蔡京的顽固性便秘，也是以单味药而奏效的。史书载述："蔡元长苦大肠秘，医不能通。堪诊脉已，曰：请求二十钱。元长曰：何为？曰：欲市紫菀耳。末紫菀以进，须臾遂通，元长大惊。"史堪医治众多太医所不能疗的便秘，而只用一味紫菀解决了问题。这岂非别具巧思的治疗方法？

我曾记得治过一位病人，咳嗽累月，面目微肿，小便艰涩，历经数医治疗无效。前医采用清肃肺气、化湿利溲之剂，方甚合拍而效殊不显。为用玉蝴蝶、冬瓜子二味，煎汤饮服，仅服数剂而咳愈溲通。单方中病，见效有如此之奇者。

治痰饮以寒凉

还记得我在 10 年前治疗过一痰饮患者，症见咳嗽剧烈，昼夜不停，气逆，痰涎如涌，病程已历年余，服中药已数百剂并遍尝西药，都无效果。该病员身体肥胖，舌苔白腻，胸膈支满，脉见沉弦。按照中医辨证，系属痰饮一类，治本则用温药和之，治标则用峻药逐之。前医多用温肺蠲饮、运脾祛痰等法，其治法是无可非议的，然而病情始终未见好转。后乃求治于我，为开葶苈泻肺、三子、二陈、指迷茯苓、射干麻黄、滚痰、涤痰等汤，也丝毫未效，后用控涎、十枣，亦未见效。我已技穷束手，而该患者既以虚名见慕，又屡更多医，均无办法，故治虽无效而仍坚求继续诊疗。我不得已为处一方，药仅三味，即黄芩、龙胆草、生地黄。芩、地各一两，龙胆草五钱，与服两剂，竟奏意外之功，咳嗽十减其九，痰唾如涌亦除，又服数剂而病竟瘳。该病属痰饮，又无明显热象，"温药和之"，为医界公认的治法，然而攻逐蠲饮、温肺化痰、理气降逆之剂迭进而无寸效，最后乃以一般所忌用之方而愈其病，这已不是所谓不拘一格的治法，乃是破格的治法，然而居然用此以起经年不愈的沉疴。这种"法外之法"使我深切感到处方的不易，医生真是"可为而不可为"，叶天士说这些话，大概也有同样的感受吧！

我过去曾治疗过不少哮喘病，有的是风寒外束，痰饮内阻，也有寒包热的，有痰火阻肺，气阴两伤的，有上实下虚的，有肺脾同病的，用相应的治疗，一般都可得到缓解或痊愈。但是遇到有些明显是寒饮的病，症见咳唾稀涎，喘逆不平，痰鸣如吼，形寒怯冷，苔白滑，脉沉弦，口不渴，胸脘窒闷等，宣降肺气，温肺化饮，通阳散寒，应该说是正规的治法，然而对于某些病人，用上述方法，却毫无效果，后竟用大剂量石膏、黄芩、知母、桑白皮、合欢皮、芦根、茅根、凌霄花等药奏功。

我行医已过半个世纪，类似这种情况所见颇多，渐渐体会到治疗疾病，既要不离于法，又要不拘于法，因为医理很难明而用法每可变，只有懂得法无常法和常法非法这个深刻的道理，才能真正掌握中医治病的真髓。"医无成见心才活，病到垂危胆亦粗。"作为一个合格的医生，应该知道人体和自然界的未知数还很多，岂可以几种习用的方法以应万变的病证，如果以几张现成方剂应付病家，却认为已尽中医之道者，恐难免有管窥蠡测之诮。

发人深省的几个案例

　　齐秉慈是舒诏的再传弟子，医名震当时。偶阅其医案，载一病人"患痢纯红，一日间数十次。医治无功，来予求治。乃与天师救绝神丹，方用归、芍各二两，枳壳、槟榔、甘草、滑石、莱菔子各三钱，磨广木香一钱调药水，又和苦蓫汁服之。一剂轻，二剂止，三剂痊愈。"我阅后狂喜，因此方我曾多次用于危重痢疾而见奇效。齐氏此案，与我所治略同。此方用药并不奇，而各药配伍的用量比例，则为近时少见，也称得上别具一格。

　　噤口痢在痢疾中是危重之症。我曾治一人痢下无度，得食即吐，以至粒米不进，迁延多日，形肉俱消，神气奄奄。前医进人参、石莲等药，未见效果。邀我诊治时病情已濒危殆。予为用熟地一斤煎汤取汁代水煮药，另以山药、扁豆、甘草、干姜、白术各二钱，煎汁饮服。甫投一剂而痢瘥食进，又服两剂而病迅愈。我之处方，盖师张景岳胃关煎意而化裁，其奏效之捷，实出意料。介宾尝谓熟地有厚肠胃之功，当时医林多加非议。而我每遇该用熟地的病人，虽胃呆不避，服药后则往往纳谷转香。可见景岳之说不是出于臆度，他是匠心别具，体会很深的。

中医治病，本来思路极广，及至后世，则条条框框渐多，而施治反致局限。就痢疾和泄泻而言，历代名家不知有多少别开生面的好治法，然而我们知道的则未必过半，这是很可惜的。明代医学家吕沧州，曾治一下利完谷患者，众医咸谓洞泄寒中，日服四逆、理中辈。吕氏独诊为非属脏寒，投小续命汤略事增损而泄泻竟愈。这也是发人深思而已为世遗忘的治法。

我在去年曾患过一次重症感冒，咳嗽日夜不停，妨碍睡眠，精神颇为委顿，先服现成止咳成药无效，旬日后咳嗽转剧。乃自处一方，药用乌梅、诃子、甘草、龙胆草、黄芩、细辛、干姜，煎汤饮服，2小时后觉胸中泛泛欲恶，旋即呕出食物残渣很多。是夜咳嗽顿止，安睡通宵，经旬剧咳，竟得一吐而愈。"在上者因而越之"，虽古有此说，然用涌吐以止咳，则亦中医界极为少用也可以说是非常别扭的方法，而见效之捷，也是我始料不及的。由此可想，张子和擅用汗、吐、下三法并谓可兼众法的论说，自有他独到的心得会，程门雪先生曾盛赞子和立法之奇。程老平生对香岩学说研究颇深，而在其垂老之年，乃推崇戴人，这绝不是他一时兴来，因为雪翁一生治学虚心，他对历代医家的治病良法，随时进行细心观察，通过长期的实践以后才有这个想法的。程老还曾同我说过：高明的医生并不是都能药到病除的，只是他掌握治病的手段比别人多，因为"医之所患患方少"，如果对治病的方法掌握很多，也称得上本领较大的医生。他的话确实非常坦率而切合实际。

由此可见，古今名医之所以能穿穴膏肓或着手成春，并非真有什么鬼斧神工之助，也无非是博采众长又善于化裁，实际上就是掌握多法而又不囿于法而已。

错则不错，不错则错

——中药用量的思考

　　孟河丁济万先生医名满江南，他治疗内科杂症与外感热病均富有经验心得，故求治者踵接肩摩，户限为穿。予在医校修完各门功课后，即侍诊先生之侧，先生口授病案方药，予则抄写脉案方剂。一次有位老妪患发热久不退，先生为拟一方，因病人拥挤，处方节奏甚快，我竟将丁师所定薄荷八分之剂量误写成八钱。翌晨接其子电话，谓其因服过量薄荷，身已暴卒，语气汹汹，意在索取重赔。丁师虽内心焦急，知我笔误致祸，亦不深责。乃延请律师，准备到法庭解决其事。谁料仅过一日，该妪竟来复诊，并告药后高热顿消，神情清爽，诸症均瘥，惟求调理善后。乃探知其子为地痞流氓，因药铺告以用药剂量过大，乃乘机敲诈勒索，无奈其母笃信丁师，除丁之处方外不服他医之药，而八钱薄荷竟奏奇功。予见此妪病已向愈，二日来愧疚沉郁得以释怀，从此在抄方完毕后必再审视一遍，先生则以一笑了之。

　　前年门人杨翠兰医师告诉我一桩趣事。她治疗一邵姓男性患者，已年过古稀，患肺心病，由家属扶持勉强就诊，面色晦滞虚浮，口唇紫黯，呼吸急促，语不连贯，咳痰，胸闷心悸，夜寐不能平卧，下肢肿胀，腹胀纳呆，大便不畅，苔薄白根厚腻，舌质紫黯，脉弦细数。病属危候，杨为拟真武汤、葶苈泻肺汤及济生肾气丸三方出入加减，方中用干姜 9g，因病情危笃，只嘱配 5 剂，方中干姜 5 剂共 45g，谁料药店误配，竟以每剂 45g 干姜授病家，5 剂连服，干姜共达 225g 之多。然事出意料，病人服大量干姜后，其危重之症大见好转，竟步履轻快，不再需人扶持，自诉药后胃中温暖，全身均感舒坦，面色转清，面浮足肿及口唇发绀明显减轻，胸闷、心悸、咳痰亦大为好转，危重宿疾竟奏意外之效。

　　据上述两案分析，薄荷剂量增大 10 倍，干姜亦增 5 倍，而皆能起重症于俄顷之间。虽一系处方笔误，一系药店误配，然都因错误而收捷效，如果原方不抄错、不误配，则必无此良好效果。此中原因值得引起我们深思。中医处方及中药配方固应极其慎重，然而中药本无标准定量，目前的药典和中药辞典也只是约定俗成，未有严格的科学依据。惟实践出真知，古名家之所以能扶危救厄，贵在药证相当。而目前中药材来源多非道地，种植、炮制亦远非昔比，药铺配药好比天女散花，不仅多少不均，有时难免缺斤短两，药性作用自必大为减弱，而临床医家又以轻剂应付病人，宜乎社会上流行中医只堪调理、难奏速效之说。实则古代大医治病"覆杯而愈"之例，医籍记载，屡见不鲜。故中医工作者不仅要对审证定方痛下功夫，即在药物配伍及中药剂量轻重的合理应用方面，亦须认真地重新研究，变俗习而创新风，以提高临床疗效而振兴中医学。古人有观过知仁之说，上述两个错案，似乎也可以引起中医同道深刻思考。

临床治验

第一节　发　热

　　发热是临床上较为常见的症状，可以出现在许多疾病的过程中，例如急慢性感染性疾病、肿瘤、血液病、结核病等均可出现发热。根据病因，可分为外感发热与内伤发热两大类。一般而言，外感发热病程较短而以高热为主，内伤发热则病程较长以低热为主。以下仅举外感发热数例。

一、感冒

　　感冒因六淫、时行病毒侵袭人体而致病，以风邪为主因，但在不同季节，往往与当令之时气相兼而伤人，如冬季多属风寒，春季多属风热，夏季多夹暑湿，秋季多兼燥气，梅雨季节多夹湿邪。若四时六气失常，非时之气夹时行病毒伤人，则更易引起发病，且不限于季节性，病情多重，往往互为传染流行。感冒，为常见病、多发病，四时皆有。虽属表证，病邪轻浅，但治不及时或治不恰当，致邪气深入，常累及肺脏或诱发宿疾，甚或引起心、肾病证。临床以鼻塞、流涕、喷嚏、头痛、恶风或畏寒、发热等为主要症状。

案 例 一

汪君，男，45岁。就诊日期：1984年2月。

主诉：高热3天。

现病史：劳累过度，体力困倦，在旅途中感受风寒，出现畏寒，发热，无汗，体温高达40℃，自服退热片，虽曾汗出而高热不退，并伴有剧烈头痛，战栗恶寒，全身骨节酸楚，兼有咳嗽、口渴。苔薄腻，脉浮紧而数。

诊治：风寒束表，郁而生热，肺气失宣。治宜辛温解表为先。

处方：净麻黄15g，川桂枝15g，光杏仁15g，生甘草15g。1帖。

效果：服药1帖，大汗出，体温退至38℃，骨节酸楚已消，畏寒、头痛明显减轻，嘱其再服1帖，身热全退，诸症全消，次日饮食、起居均恢复正常。

简析：本病案裘老抓住其畏寒、发热、无汗、头痛、骨节疼痛等主症，其表现完全符合《伤寒论》中麻黄汤方证，遂用原方，不增减一味，径遵仲景治法，服药1剂后，汗出淋漓，病即减半，2剂后病竟霍然而愈。由此可见，《伤寒论》之方用于治疗急性热病，只要用之得当，确能奏卓越的疗效。后人所谓"古方不能治今病"之说，纯系无稽之谈，问题在于既不敢用，又不能用，而致谬说流传。裘老曾在《上海中医药杂志》发表过一篇"伤寒温病一体论"，对医界影响颇大，先生常用《伤寒论》方治愈不少外感病，每奏捷效，《伤寒论》中之六经病证，原自赅括卫气营血之证治，惟后世医家对治温病之方药有所发展，则自宜博采众长，临床处方，择善而从可也。

> ❧❧❧　**案例二**　❧❧❧

沈君，男，34 岁。就诊日期：1970 年 3 月 1 日。

主诉： 寒战、高热 2 天。

现病史： 2 天前外出淋雨，全身湿透，当晚即形寒战栗，体温达 39.5℃，病人自行口服"安乃近"1 片，服后大汗淋漓，热退，但 3 小时后寒战发热又起。刻下畏寒肢冷，体温 38.9℃，并伴有头涨头痛，遍身骨节酸楚，稍咳，咽喉疼痛，左侧阴囊肿痛（以往有疝气，但已有数年未发），苔薄腻，脉濡数。

诊治： 风寒外束，佛郁化热，肺失宣降。治当疏风散寒，解表清热，佐以止咳，兼顾疝气。

处方： 羌独活各 12g，柴前胡各 12g，江枳壳 9g，净连翘 9g，淡黄芩 12g，仙半夏 9g，板蓝根 12g，潼木通 4.5g，橘叶核各 9g。1 帖。

效果： 上药第一煎服后约半小时，即觉遍身漐漐汗出，体温逐渐下降，2 小时后体温至 36.9℃，再服一煎，并进一小碗稀粥，当晚未再发热，第二天醒后骨节酸楚、咳嗽、咽痛、疝气均消。

简析： 该病例既有感受风寒出现的头胀头痛，全身骨节酸楚，亦有咽痛等化热之象，又见疝气肿痛，邪气凝结于厥阴肝经，故在用药上必当兼顾。处方用羌独活、柴胡以祛风解表，散寒化湿；配连翘、黄芩、板蓝根、木通清热化湿以除喉痹咽痛；再加橘核、橘叶以疏肝行气消结，同时加用前胡、枳壳、半夏化痰止咳。患者服药仅 1 帖，即药到病除，可见中医对急症的治疗亦颇有效果。

二、夏季热

夏季发热亦称疰夏，临床以暑天怠倦嗜卧、眩晕乏力、心烦多汗、饮食不思并伴低热为主要特点，多是因为长期体虚者感受暑热、暑湿之气，损伤脾胃元气，消耗阴津所致。疰夏多发于体质较弱的老人和小孩，6 个月至 3 岁的婴幼儿最容易疰夏，同时女性发病大大多于男性，年轻女性发病比例也不小。部分病人可呈现出逢暑必发的周期性特点。

案 例

朱君，女，40 岁。就诊日期：1989 年 8 月 5 日。

主诉：午后低热 20 余天。

现病史：近 4 年来，每逢夏季即出现午后发热现象，一般缠绵 2 ～ 3 个月。今岁进入高温季节之后，午后发热又显，迄今已有 20 余天，体温一般在 37.5℃～ 37.8℃，并伴有脘腹饱胀，胃纳不馨，大便溏薄，时有黏冻，日行 1 ～ 2 次，头晕目眩，神疲乏力，夜寐易醒，醒后难以入睡。舌苔薄腻，中花剥，脉细濡。

诊治：素体虚羸，脾气不足，加之夏令季节，湿热之气郁盛，困阻脾胃，运化无权，元气益虚。治当清暑化湿，佐以益气健脾。

处方：软柴胡 12g，制半夏 12g，淡黄芩 24g，藿苏梗各 12g，川厚朴 6g，香连丸 9g（分吞），青陈皮各 9g，车前子 10g（包），六一散 15g（包），冬瓜皮 12g，焦楂曲各 12g，潞党参 15g。7 帖。

效果：服上药后，体温趋向下降，一般在 37.3℃～ 37.5℃，胃纳稍增，大便时干时溏。继服上方 7 帖，低热全退，胃纳已馨，大便成形，精神亦振，惟多食则胀，夜寐欠安，再用上方去车前子，加合欢皮 9g，续服 7 帖，诸恙俱瘥。

简析：夏季低热又称疰夏，具有每值夏季来临即易罹病的周期性特点，以眩晕乏力、饮食不思、低热不退为临床主症，须历时数月，一般夏季过后，症情即能自行改善。但患病期间，正气受损，体质必定羸弱，因此在治疗时除选用藿朴夏苓汤合六一散加减以清暑化湿外，加用柴胡、黄芩清退暑热，配党参、焦楂曲、香连丸以健脾益气和中，同时加用车前子、冬瓜皮，既清热利湿，又含利小便、实大便之意。在用药治疗的同时，裘老还告诫患者必须注意饮食，忌食生冷，更需注意休息，争取午睡，尽量避免日光暴晒，但又不能贪凉露宿，配合药物治疗则能改善证情。

三、不明原因的高热

不明原因的发热可见于数十种疾病，不管是感染性发热还是非感性发热均可以出现长期的发热。其中慢性长期发热主要以结缔组织疾病、肿瘤、结核常见，遵循现代医学发热的诊断程序筛查疾病后，仍有相当一批病人诊断不清，称之为未明热，未明热病例临床也较为常见。从中医发热病机分析，脏腑功能失调，气血阴阳亏虚的病理虽然条理清晰，但临床证型错综复杂，具体病人的病机更难于审辨，必详询病史，详查证候，以审证求机。

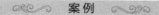

案例

范君，女，42 岁。就诊日期：1998 年 3 月。

主诉：高热半月余。

现病史：患者因发热不退，原因不明而住院治疗，临床检查多次，均难确诊何病，先后服退热片、抗生素、抗病毒药物等，但高热始终不退，后加用激素治疗，体温达40℃，并出现神昏谵语，手足略有抽搐，医院发出病危通知。家属夜半上门求诊处方。

诊治：身体素弱，又兼工作繁忙，体气益虚，邪气乘虚袭表，稽留不去，郁而化热，内侵心脑。治宜清热开窍为先。

处方：安宫牛黄丸1粒，研碎，温开水灌服送下。

效果：服药后3小时，患者神志转为清醒，言语自如，体温退至37.5℃。后用柴葛解肌汤4帖，发热全退，再予扶正调理，1周后病愈出院。

简析：该病人由于体虚受邪，日久不去，病邪由太阳侵入阳明，阳明为多气多血之经，故导致气血两燔，心脑受灼，此即温病家所谓的"热入心包"而出现神昏、痉厥的急症、重症，故急用安宫牛黄丸，既清热泻火解毒，又可芳香开窍安神，故病情迅速缓解。先生尝言伤寒六经原包括卫气营血在内，太阳病多属病在卫分，也有入血的，即太阳蓄血及热入血室等证；阳明病有经腑之分，经证中也有气血之别，气病则用白虎汤及竹叶石膏汤等方，血病则用犀角地黄汤等方。由于气与血密切相关，故临床上常见气血两燔之证。叶天士亦有"辨营卫气血与伤寒同"之说，后人乃将伤寒与温病证治截然分开，非不谙六经辨证之旨，亦与叶香岩之原论相悖，先生深探仲景、天士之学，故辨证处方常融会贯通而不拘泥于某一家之偏见。

现代医学的发展日新月异，随着对微生物的认识及抗生素的发明，为治疗急性传染性发热病证增添了新的手段，但急性热病绝非仅仅用抗生素治疗所能解决，其实中西医治疗急性热病，各有短长，有些热病用西医屡治无效，经中医诊治往往而愈，试举几例裘老验案以资佐证。

2000 年，一位杨姓患者急性高热，先在某大医院诊治，体温在 39℃～40℃，经上海著名西医专家集体会诊，各种医学检查诊断未明，用了多种退热西药，而高热持续 9 天之久，治疗竟无寸效，所在医院已计竭技穷，无奈之中乃以侥幸之心求治。裘老诊察后为拟一方，处方原则即根据先前发表的"治疗疑难病证八法"中"大方复治法"，以表里结合、气血双清、寒温反激、邪正兼顾组方，剂量亦较通常稍重，高热偏用辛温，痞满不避甘药，甫投一剂而高热退至 37℃。次日复诊，病人喜形于色，惟告尚有虚烦感觉，嘱原方再服一剂，即诸症全消，患者迅即出院投入工作，因得如期完成会议筹备任务。

再如早年有一乔姓病人，在福建担任重要工作，因患外感热病，经当地医院著名西医专家治疗，其热经久不退，特远道来沪求治。经诊察后，裘老为其选用中医学中之"表里双解法"，以柴葛解肌汤加用清热解毒之品，仅服两剂而发热竟得全退，乃续为调理，不到旬日即返闽照常工作。

高热不退亦有迁延不愈，致病情发展以至危殆者。裘老曾治疗一名四十余岁蒋姓女病人，因工作劳累感受风寒，而见咳嗽、鼻塞、形寒身热、头痛等症，由医院收治近旬日，迄未好转。某夜子时因发热不退，突然神志昏迷，病情险恶，接到医院病危通知，故惶急万分，特夜半登门求治于裘老。为处安宫牛黄丸 1 颗，嘱开水化服，迨次日早晨，病人神识已清，发热依然，再予柴胡、葛根、羌活、防风、黄芩、生地、前胡、连翘、甘草等药，仅服 3 剂而发热全退，诸症悉除，出院再予调理而愈。

中医治疗热性病，亦有独擅之长，有些病证还远非西药所能及。故一病当前，采用中西医治疗亦当细心衡量，有的可纯用西药，有的可中西医结合，有的则可尽摒西药而专任中医，取舍之间，贵在得当。

四、类风湿关节炎

类风湿关节炎是一种慢性自身免疫性疾病，多侵犯四肢小关节，属于中医的痹证。痹证是因感受风、寒、湿、热之邪所致，故祛风、散寒、除湿、清热以及疏经通络为治疗痹证的基本原则。对于痹证的辨证，首先要辨清风寒湿痹与热痹的不同。早期有炎症反应，局部红肿，可伴发热。晚期关节强直变形，运动障碍。临床诊断应注意与风湿热、风湿性关节炎相区别。中医治疗需要把握病机，也可根据不同阶段主症表现，灵活归类，诊治重点，兼顾其余。

案例

赵君，女，16 岁。就诊日期：2002 年 5 月 8 日。

主诉：反复发热 9 个月，伴关节皮疹。

现病史：去岁深秋发病，反复发热，已 9 个月，伴有四肢关节周围皮疹，无明显瘙痒，外院诊断为成人 Stills 病（类风湿关节炎），骨髓象提示轻度粒细胞增生。目前口服强的松（每日 15mg）、氯喹。近日血常规检查，白细胞 16×10^9/L，血色素、血小板均在正常值范围。患者面色㿠白无华，口唇苍白，神情委顿，肘、膝、腕关节处有皮疹，稍作活动则发热，胃脘饱胀，大便秘结，夜寐不酣。舌苔薄腻，舌质红，脉沉细。

诊治：气血虚耗，不能营养筋骨，经脉瘀痹，气机不通。治宜补气养血，通经活络。

处方：生黄芪 24g，全当归 15g，大川芎 10g，赤白芍各 12g，大生地 24g，生白术 15g，潞党参 12g，白茯苓 12g，防风己各 15g，紫丹参 15g，干地龙 6g，杜红花 9g，丝瓜络 9g。14 帖。

效果：服上药 14 帖，发热未出现，关节周围皮疹也较前好转，大便二日一行。在上方基础上加用苍术 12g，苦参 15g，并告诫病人强的松适当减量。又服药 14 帖，四肢关节周围皮疹完全消退。服中药 1 个月，未出现过发热现象，精神、面色均有显著改善。血常规检查：白细胞数量恢复正常（ 8.9×10^9/L）。强的松减量，日服 10mg。继续在上方基础上加减，3 个月后停服强的松。患者恢复上学读书，病情至今稳定。

简析：本案例患者类风湿关节炎症状不典型，而反复发热是主要症状。其病机主要是气血亏虚为本，筋脉瘀阻为标，因此既投十全大补汤，通过大补气血来治本，又用活血通络、燥湿清热之剂以治标，标本兼治使热平，并使四肢关节周围皮疹渐消。本方特点是：一方面大补气血，同时又用防风、丝瓜络祛风通脉，加地龙以舒筋活络，再加用红花、丹参活血祛瘀，二诊方再加苍术、苦参以燥湿清热，共奏祛瘀活络、燥湿除痹、培补气血之功。由于标本兼顾而治，用药 1 个月使症情明显改善，诸多症状基本消失，3 个月后停服强的松，并使患者恢复正常的上学读书。能在短短的 3 个月内使患者不再出现反复发热，顽固的皮疹消退，外周血白细胞恢复正常，并撤退激素，重新走进课堂读书，是投药切中病机的缘故，实属不易。

五、扁桃体炎

扁桃体炎一般是指腭扁桃体的非特异性炎症，可分为急性扁桃体炎、慢性扁桃体炎。急性扁桃体炎大多在机体抵抗力降低时感染细菌或病毒所致，起病急，以咽痛为主要症状，伴有畏寒、发热、头痛等症状，是儿童和青少年的常见病。慢性扁桃体炎是由于急性扁桃体炎反复发作所致，表现为咽部干燥，有堵塞感，分泌物黏，不易咳出，其反复发作可诱发其他疾病，如慢性肾炎、风湿性心脏病等。中医对扁桃体炎，根据虚实及临床表现不同，进行辨证治疗，效果良好。治疗大法总为解毒利咽。

案例

周某，男，38 岁。就诊日期：2009 年 1 月 21 日。

主诉：反复发热伴双侧扁桃体肿大近 2 年。

现病史：2007 年 3 月始 1 个半月发热一次，2008 年 9 月始 2 周发热 1 次，伴有咽痛，持续 1 周而退，体温最高 40℃。发热时伴白细胞增高，多次住院，均使用抗生素治疗。大便正常，舌红，脉濡。

诊治：此发热之病机为太阳风寒未解，风寒湿邪束表，湿郁化热，热犯阳明。以九味羌活汤合柴葛解肌汤加减。

处方：羌活 12g，独活 12g，桂枝 18g，细辛 12g，熟附块 12g，葛根 30g，柴胡 18g，黄芩 18g，石膏 30g，常山 9g，黄连 6g，黄柏 15g，生地 30g，甘草 12g。7 帖。

效果：2 月 1 日复诊，诉近日感冒，体温降低至 37.8℃，口渴，服药呕吐，舌质红，脉细弦。加用藿香梗、苏梗止呕，白芷祛风解表散寒。药后热退，无特殊不适，但时有恶心，头痛时有发作，测血压 120/82mmHg，舌质偏黯，脉濡。考虑常山可致恶心，且病人发热已退，故方中减生石膏、知母、常山、葛根，加川芎、白芷行气血，除头身疼痛；熟附块补火助阳，散寒止痛；蜈蚣通络止痛；天麻平肝息风，祛风止痛；黄芪、当归益气养血。

简析：裘老结合脉症，认为该患者病因为感受风寒而余邪未尽，入春阳气内动，入夏复感暑湿，湿热蕴蒸，与既伏之邪相合而时发高热。其中羌活、独活具有辛温发表，统治一身上下风寒湿邪的作用；并加用桂枝、细辛取其发汗解肌、温经通阳之意。另一方面用葛根、柴胡辛凉解肌清热，透解阳明肌表之邪；黄芩、石膏清邪郁所化之热，除阳明里证；知母助石膏泻火；常山解热；黄芩、黄柏、黄连共泻三焦火毒；生地黄泄血分热；甘草调和诸药。病人发热反复迁延不愈，针对病机，裘老大剂量使用辛温发散之品，如桂枝用18g；细辛用12g，熟附块12g，而葛根、柴胡清热解肌，亦分别用到20g、18g，远超一般剂量。仅仅14味药就能解除病人多年之苦，其功底可见一斑。裘老的处方用药经验值得我们后辈研究和借鉴，并为诸多疑难杂症的治疗提供了新的思路。

第二节 咳 嗽

咳嗽是肺系疾病的证候之一。古人曾有"有声无痰为咳，有痰无声为嗽，有痰有声为之咳嗽"之说。咳嗽发病率甚高，据统计，慢性咳嗽的发病率为3％～5％，在老年人中的发病率可达10％～15％，尤以寒冷地区发病率更高。中医中药治疗咳嗽有较大优势，积累了丰富的治疗经验。外感或内伤等因素，导致肺失宣肃，肺气上逆，冲击气道，发出咳声或伴咯痰，为其临床特征。本病多因外邪袭肺，脾虚生痰，痰浊恋肺，或肺阴亏损，肝火灼肺等，致使肺气上逆而成。现代医学中的上呼吸道感染、急慢性支气管炎、支气管扩张、肺炎等病多属于咳嗽范畴。

一、上呼吸道感染

上呼吸道感染引起的咳嗽属于外感咳嗽。病因由于气候突变或调摄失宜，外感六淫从口鼻或皮毛侵入，使肺气被束，肺失肃降。由于四时主气不同，因而人体所感受的致病外邪亦有区别。风为六淫之首，其他外邪多随风邪侵袭人体，所以外感咳嗽常以风为先导，或夹寒，或夹热，或夹燥，其中以风邪夹寒者居多。

案例一

陈君，男，47 岁。就诊日期：1993 年 2 月 14 日。

主诉： 剧烈咳嗽 2 周。

现病史： 半月前因感受风寒，引起畏寒、发热，最高体温达39.2℃，同时伴有鼻塞、流涕、咽痛、咳嗽等症状，口服退热片、抗生素及止咳药，3 日后体温恢复正常，但咳嗽未解，且有逐日加甚的趋势。刻下鼻塞，流清涕，咽痒咳嗽，以阵发性发作为主，发作时咳嗽颇剧，并自觉气由下向上猛冲，不能自主，喉中有黏痰，但不易咯出，痰中偶带血丝，多动则气促，口渴不喜饮，大便不畅。舌苔薄白，根部微腻，脉弦细。

诊治： 风寒之邪束于肺卫，日久化热，郁于肺经，以致清肃之令失常，更兼郁热耗伤津液，灼伤阳络。治宜疏风清热润燥，佐以凉血止血。

处方： 冬桑叶 12g，光杏仁 12g，川贝母 6g，淡黄芩 20g，龙胆草 9g，黑山栀 9g，炙兜铃 9g，车前子 15g（包），生石决明 30g（先煎），黛蛤散 15g（包），生甘草 15g，茜草炭 15g，粉丹皮 12g，北细辛 9g。7 帖。

效果： 服药之际，咳嗽逐日减轻，待 7 帖服完之后，咳嗽一日中仅偶见一二声，鼻塞流涕已消，气促也平，咯痰已畅，痰血已除。

简析： 全方以桑杏汤为主加减。桑杏汤主要用于治疗燥热咳嗽，伤灼津液之证。裘老取桑叶轻宣燥热，杏仁润燥止咳，为主药。同时选用了大量的清肺泄热的药物，例如重用黄芩以疗肺热，肺热清除则逆气自平；用车前子配山栀以使上焦郁热从小便而解。本方另一个特点为重用细辛，裘老对细辛的用途有独到的见解，他取细辛浓烈的芳香气味，以宣泄郁滞，通达空窍，用细辛的味辛而性散的特长，配合清热药以升发散火，使郁热得泄，表邪得解，起到咳嗽止、痰浊消、表邪解、热毒清的作用。一般医生，见肺燥热咳嗽甚至咯血，细辛或麻黄等均惧而不敢用，裘老则用之每见奇功，关键在于审证明确而配伍得当。

案例二

吴君，男，49岁。就诊日期：1989年3月24日。

主诉：咳嗽剧作4天。

现病史：据述有"支气管哮喘"病史二十余年，每因感冒引起，一旦发作，则往往经年累月不能平息，中西药物治疗无效，缠绵困苦，妨碍工作。4天前又感受风寒，畏寒，鼻塞，流清涕，继而出现剧咳，气促，夜间不能平卧，平卧则咳甚，咳痰颇多，咽痛不舒，胃纳不佳，口干引饮。舌苔薄白根腻，脉弦细。患者担心其病又将拖延时日，特来求治。

诊治：风寒袭表，以致肺气不宣，表卫为风寒所束，失于疏泄，又兼湿痰素盛，久则郁而蕴热。病属风、寒、湿、痰、热交阻于肺，故如仅用一般宣肺止咳剂难以奏效，今拟统筹兼顾法。

处方：荆芥穗9g，嫩前胡9g，玉桔梗6g，生甘草9g，北细辛9g，苏子梗各12g，制半夏12g，炙兜铃9g，淡黄芩24g，光杏仁12g，川贝粉3g（分冲），炙紫菀12g。7帖。

效果：服药7帖，咳嗽大减，气促也平，惟夜间咳痰稍多，再宗上法，改淡黄芩30g，续服7帖，诸症平复。

简析：感冒咳嗽，通常用《医学心悟》的止嗽散，临床效果一般良好。但该病情较为复杂，已呈痼疾之象。故一发则咳嗽甚剧，痰唾不止，诸症遂起，乃致缠绵难愈。裴老乃一改止嗽散之法，其处方用药的选择性很强，因而效果显著。如用苏子、前胡、杏仁以宣降肺气；苏梗、半夏、川贝以燥湿化痰和中；特别是加细辛以增强温宣散寒之力，并有止咳的良好作用；更配用黄芩30g，以肃清肺热而奏寒温相济、辛苦结合之功；其选用马兜铃治久咳，是从补肺阿胶汤方中悟出，因病系外感，虚象又不明显，故不用阿胶。

二、慢性支气管炎急性发作

慢性支气管炎是指气管、支气管黏膜及其周围组织的慢性非特异性炎症。该病好发于秋冬两季。临床表现为长期咳嗽、痰多或伴喘息。慢性支气管炎急性发作是指在1周内出现脓性或黏液脓性痰，痰量明显增加，或伴有发热等炎症表现，或"咳""痰""喘"等症状任何一项明显加剧。临床表现主要为咳嗽、咯痰伴畏寒、发热、头痛及四肢酸痛等症状。中医认为，慢性支气管炎主要病机为肺主气机能减退，或因肺失肃降，或因肾不纳气，或肺脾两虚，或肺肾虚损，造成久咳不愈。外感风寒或天气变化剧烈，或其他疾病，都可能诱发咳喘急性发作。

❦❦❦❦❦ **案例一** ❦❦❦❦❦

杨君，女，23岁。就诊日期：1969年11月19日。
主诉：咳嗽气短2周。
现病史：近10年来每逢天寒则咳嗽即作，服西药疗效不显，直至天气转暖方可逐步缓解。今岁立冬之后，天气转寒，咳嗽又作，入夜更甚，咳痰不畅，痰色白而黏，口不渴，鼻塞时见，咽痒不舒，胸闷气逆，纳可便调。苔薄白，质稍红，脉弦细带滑。

诊治：表卫不固，风寒袭肺，肺气失宣，又兼痰湿阻于胸肺。治当疏风散寒，化痰止咳。

处方：嫩白前 9g，北细辛 9g，炙百部 12g，香白芷 9g，生甘草 9g，苦桔梗 4.5g，炙紫菀 9g，淡干姜 9g，仙半夏 9g，天竺子 12g，炙兜铃 9g，荆芥穗 4.5g。7 帖。

复诊方：全当归 12g，大熟地 24g，川黄柏 12g，椿皮炭 9g，煅乌贼骨 12g，香白芷 9g，北细辛 9g，天竺子 12g，生白术 12g，生甘草 6g。7 帖。

效果：服初诊方后，咳嗽气促大见减轻，咳痰亦畅，鼻塞也消，咽痒不显，胸闷亦瘥，患者大喜。再次就诊要求巩固，同时又述素有带下病，带下色淡量多，腰骶酸楚，经行腹痛及有下坠感，治宜兼顾，服药之后带下、腰酸明显减轻，咳嗽已除，咳痰也消，嘱其再服 7 帖以巩固疗效。

简析：按咳嗽一证，致病的原因很多，其初发之时，以外感引起者居多。目前医界治疗咳嗽多以止嗽散一方为枕中鸿宝，虽略有加减而变化不大，故对初起的轻证患者尚能奏效，而如本证之沉痼已久之咳，如纯用本方则收效必微。裘先生则采用止嗽散中的某些药物，并增加白芷、干姜、细辛、天竺子、马兜铃数味，从而在根本上改变了止嗽散的作用，因配伍变化而收捷效奇功，可见临床处方用药变化之重要。

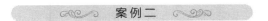

案例二

朱君，女，66 岁。就诊日期：1989 年 11 月 8 日。

主诉：咳嗽 1 个月余。

现病史：以往每逢秋冬咳嗽即作，缠绵数月方瘥，迄今已有二十余载，1 个月前因感冒引起咳嗽，每日晨起咳痰较多，色黄而黏，偶有血丝，咯之欠畅，咽喉干痒不适，胸闷气短，曾应用头孢菌素、丁胺卡那霉素及化痰止咳药等，疗效不显，而来就诊。舌苔薄白，脉弦细。

诊治：气阴两亏之质，肝火最易升腾，又兼湿痰内盛，伏火郁热在肺。治宜清肺、平肝、降火、化湿。

处方：桑白皮 15g，淡子芩 30g，银杏 12g，大生地 30g，龙胆草 9g，北细辛 12g，炙兜铃 10g，制半夏 12g，南百部 15g，仙鹤草 15g，生石决明 30g（先煎），黛蛤散 15g（包）。7 帖。

效果：服药 7 帖咳痰已畅，痰液转为稀薄，口渴显减，惟咳时仍感气短，动则更甚，舌尖破溃，原方去仙鹤草，加淡干姜 6g，小川连 4.5g，续服 7 帖，痰量及咳嗽明显减少，继服上药 1 周，咳嗽痊愈，气短也除。

简析：裘老用桑白皮、黄芩、马兜铃、龙胆草以泻肺降气，清肺火，散郁热。裘老在临床时每见咳嗽痰多，则常用黄芩、龙胆草；配石决明、黛蛤散清热化痰，尤清肝火肺热；配银杏敛肺气，止咳逆，并化痰浊；在清热药中加入细辛治疗咳嗽，也是裘老常用之配伍法，取细辛升发散火，使郁热得泄，表邪自解，一般用后均能取得较为满意的效果。在复诊中，裘老加用淡干姜、小川连，取泻心之意，辛开苦降，既泻心火，又降肺逆。因此患者服上药后取效速而优。

案例三

陆君，男，66 岁。就诊日期：1988 年 10 月 15 日。

主诉：咳嗽持续 1 年余。

现病史： 去岁入秋因感冒引起咳嗽，经外院中西药治疗，咳嗽未瘥，迄今已有 1 年余。刻下咳嗽阵作，咳痰颇多，痰色白，质黏稠，咯之欠畅，并伴胸闷、气促、心悸，夜间平卧则咳嗽加剧，胃纳尚可，大便亦调。舌苔薄白腻，舌质红，脉细数带滑。听诊：心律齐，心率 110 次 / 分。两肺呼吸音粗糙，偶尔闻及哮鸣音。

诊治： 肺肾阴亏，痰饮内盛。治宜滋养肺肾，佐以化痰止咳。

处方： 大熟地 45g，全当归 20g，白茯苓 15g，陈广皮 9g，炙甘草 15g，制半夏 15g。7 帖。

效果： 服药 7 帖，咳嗽、气急、胸部满闷均有显著改善，夜间已能平卧，心悸减轻（心跳 90 次 / 分），夜半喉中有痰鸣声，咳之欠利，时有泛恶，口渴喜饮，上药加淡干姜 6g，小川连 3g，西潞党 15g，再服 7 帖，上述诸症均瘥。

简析： 咳嗽、痰多、胸闷等症，一般都不敢重用熟地，甘草亦在忌用之列。先生考虑患者年已六旬，肾气已亏，肺为肾之母，母病及子，肾气更亏，金枯水涸，阴津受损，故咳嗽缠绵日久，乃选用张景岳的金水六君煎原方。熟地一般用量为 9 ～ 15g，当归用量为 9 ～ 12g，而裘老则重用之，将熟地剂量加至 45g，当归用量加至 20g，以增强滋养肺肾、养阴和血的治本作用，以二陈汤燥湿化痰以治标，标本兼治，重在治本，故患者服药 7 帖，咳嗽、气促、胸闷、心悸均有明显改善。但患者喉中仍有痰声鸣叫，咳之欠畅，故转方时又加用辛散苦泄之法，用干姜、黄连开肺气、降痰浊，并用党参扶正益气，使脾得健运而水湿得化。患者续服 7 帖，诸恙均瘥。1 年之久咳，半月即愈，患者非常欣喜，嗣后其亲友凡遇久咳不愈者，均求治于裘老，亦多收良效。

案例四

朱君，男，60岁。就诊日期：1987年11月5日。

主诉： 高热11天。

现病史： 11天前因感受风寒，出现发热畏寒，鼻塞头痛，口服"克感敏"后，鼻塞头痛虽除，但发热仍见，体温最高可达39℃，热势日轻夜重，赴外院检查血象，白细胞计数12×10⁹/L，中性白细胞81%，淋巴细胞19%。X线胸透：左胸腔包裹性积液（陈旧性），伴胸膜肥厚，两下肺纹理增粗紊乱。肌肉注射青霉素，每日160万U，但发热不退。刻下体温38.4℃，畏寒时作，动则汗出，咳嗽痰多，痰呈白色，偶尔带黄，咳之尚畅，胸胁胀满，气短乏力，胃纳不佳，夜不安寐。苔黄腻，脉细弦。

诊治： 正气不足，痰浊郁肺，火热内炽。治宜补气清热，佐以化痰止咳。

处方： 西潞党12g，生黄芪30g，苍白术各9g，川升麻30g，软柴胡15g，当归身15g，生甘草9g，陈广皮9g，淡黄芩30g，桑白皮15g，生地黄24g。7帖。

效果： 上药每日1帖，煎三次饮服，同时停服其他药物（包括青霉素肌肉注射），服药期间，体温渐见下降，最高仅37.5℃，咳嗽大减，咳痰亦少，口渴较甚，尤以夜半为显，汗出颇多，他症如前，继以上方加京玄参15g，大麦冬15g，续服7帖，诸恙全消，复查血象，白细胞计数4.2×10⁹/L，中性白细胞64%，淋巴细胞36%。

简析： 患者年高体虚，偶感风寒，邪正相搏，寒热并见，邪热入肺，咳唾黄痰。胸胁为气机升降之道，痰浊阻于胸胁，则见胸胁胀满、咳唾气短之症。裘先生重用柴胡以解肌发表退热。升麻一味，世俗误作升提之品，先生经过多方考证及临床经验，认为属清热解毒药，用于各种热证（包括病毒或细菌感染）均有良效。此药与黄芩配伍，清解肺热，功效卓著。患者发热日轻夜重，口渴引饮，夜半尤甚，加之年高肾气衰惫，属气阴两虚之证，故以生地、玄参、麦冬、黄芪、党参补气育阴生津。全方扶正与祛邪兼顾，清热解肌与气阴双补相伍，药后即热退病愈，疗效满意。

真理无分中外，亦无分古今，但能切合实际，有裨实用者，必寓有科学原理。裘先生曾接诊一位年轻唐姓的留美学者，他在美国学习工作十数年，被顽固性慢性咳嗽折磨竟达九年之久，每当在课堂上静心听讲，或在会议室主持会议之时，难忍之咳尤其严重，不仅影响身体健康和生活质量，更是严重干扰学习和工作。身在科技先进之国家，医疗条件也很优越，经多次先进仪器检测、美国的名医诊治，但均未能明确解释久咳不已的病因，虽投以大剂抗生素，甚至美国最新上市的新药，均未能见效。他带着遗憾离美回沪参与开发投资，四处求治，裘先生为处一方，药仅九味，即龙胆草、生地黄、北细辛、诃子肉、淡干姜、生甘草、黄芩、川连、天竺子，剂量较一般稍重，仅服半月而咳嗽减半，服药 1 个月竟使九年不愈之顽咳消失。

三、支气管扩张

支气管扩张以咳嗽、咳大量脓痰和反复咯血为主要症状，是由于支气管及其周围组织结构受到严重的破坏，引起管腔扩张和变形的支气管慢性疾病。主要病因为支气管感染、阻塞和牵拉，部分有先天遗传因素。患者多有麻疹、百日咳或支气管肺炎病史。中医学认为感受外邪、饮食失节、情志不遂、劳倦过度、正气亏损等均可导致本病。

严某，女，39 岁。就诊日期：1993 年 11 月 18 日。

主诉：咳嗽、咯血反复出现二十余年。

现病史：患者自 15 岁起经常咳嗽，伴有痰多，痰色偏黄，有时痰中带血，西医诊断为"支气管扩张"，给予抗生素及止血药，仅能暂止。自生育之后，每遇经前均要咯血十余口，月经经量较生育前减少，平时咯血量不多，多数是痰中夹血丝。刻下咳嗽痰多，痰呈白色，质较黏稠，夜间盗汗，头痛，口渴喜饮，神疲乏力，胃纳欠佳，大便正常。舌苔薄白，舌质黯红，脉细弦。

诊治：咳嗽日久，导致肺肾阴亏，相火内炽，血随火升。治宜清热养阴，佐以止咳化痰。

处方：冬桑叶 12g，生石决明 30g（先煎），牡丹皮 12g，黛蛤散 18g（包），大麦冬 12g，桃杏仁各 9g，茜草根 12g，侧柏炭 15g，淡黄芩 24g，北细辛 10g，生蒲黄 15g（包），南百部 12g，生地黄 30g，细紫菀 12g，川贝母 9g，浙贝母 15g。7 帖。

效果：服药 1 周后，咳嗽、咳痰略有减轻，咯血未见，嘱继续服药。坚持服药 1 个月，口渴、盗汗已除，咳嗽消失。

简析：咳嗽、咯血日久系肺肾阴虚之象。女子以血为本，以血为用，经、产、乳都与血有关，而血的运行，全赖肝的疏泄条达，今肾阴不足，肝阳偏旺，血随火上逆而致咯血。《万氏妇人科》曰："盖妇女之身，内而肠胃开通，无所阻塞，外而经隧流利，无所凝滞，则血气和畅，经水应期……夹痰者，痰涎壅滞，血海之波不流，故有过期而经行者，或数月而经一行。"患者平素痰涎壅滞，阻碍血气运行，导致月经量少。故先生在处方用药时仔细斟酌，用生地黄、百部、麦冬补益肺肾之阴，以桑叶、石决明、黛蛤散、牡丹皮、黄芩平肝泻火，用桃仁、茜草、侧柏、蒲黄凉血行血，使血行循经而不外溢，再佐贝母、杏仁、紫菀化痰止咳。按此类病例，一般不敢用细辛，而先生则重用之，且与黄芩相配，细辛大辛，黄芩大苦，细辛性温，黄芩性寒，寒温结合，共奏开窍宣肺、清气化痰之功。故全方能起到咳嗽减、脓痰少、咯血止的作用，还能起到使经量转多的作用。裘先生常说："生地黄一药，近人只作为凉血药或滋阴药应用，实则该药并有活血行瘀之功，故治疗咯血或吐血，生地黄为一味较为理想之药物。"

第三节　哮　证

　　哮证以呼吸喘促、喉间哮鸣有声为临床特征。该病可因感冒、气候变化、疲劳、饮食不当、起居失宜等诱因而发作，病程常历时数年、数十年反复发作不愈。痰浊内伏是哮证的宿根，哮证的基本病机是伏痰遇新邪引动而触发，痰随气升，气因痰阻，相互搏结，壅塞气道，肺管狭窄，通畅不利，肺气宣降失常。病理性质以邪实为主，有寒痰、痰热之分。

❧❦❧　案例一　❧❦❧

　　谢君，男，59 岁。就诊日期：1970 年 2 月 23 日。

　　主诉： 哮喘反复发作 2 年，咳嗽气促 1 周。

　　现病史： 哮喘反复发作已有 2 年余，近 1 周来咳嗽气逆，哮吼痰鸣，咳甚则痰中带血，痰多呈稀薄，不能平卧，口稍渴，大便时见溏薄，服土霉素及氨茶碱疗效不显。今经友人介绍来裘老处诊治。苔薄腻，脉濡滑。

　　诊治： 脾肾阳虚，不运精微，水湿逗留，又感表邪，引动内饮，上迫于肺，肺气不降，发为哮喘。治当先予化痰止咳，肃肺平喘。

处方：淡黄芩 12g，葶苈子 9g，北细辛 3g，天竺子 12g，川贝粉 3g（分吞），净麻黄 9g，大生地 30g，炙百部 12g，炙紫菀 9g，生甘草 9g，嫩白前 9g。3 帖。

第二方：龙胆草 9g，诃子肉 12g，天竺子 12g，生百部 12g，淡黄芩 15g，大熟地 24g，净麻黄 9g，淡干姜 9g，炙兜铃 9g，生甘草 3g。3 帖。

效果：服初诊方 3 帖后，咳嗽大见轻减，痰中带血已止，哮喘减轻，仍服上方 10 帖，夜间已能平卧，但喉中仍可闻及痰鸣音，后改服第二方，服药 3 帖后，哮喘基本已平，咳嗽白天不显，夜间咳嗽稍见，仍服第二方 7 帖，咳消、痰去、喘平。

简析：支气管哮喘发作期痰阻气道，肺失肃降，治当豁痰宣肺，降气平喘。裘老用麻黄、细辛、甘草温肺平喘，研究证明，以葶苈子、白前止咳化痰，宣肺平喘，以天竺子、川贝粉、紫菀化痰止咳。因患者痰中带血，故裘老用生地、黄芩养阴凉血清热，因而痰血很快即止，咳嗽、咳痰、气喘也有明显改善。因患者年近六旬，肾气已亏，脾虚湿重，故咳、痰、喘减而未除，裘老用熟地、诃子肉补肾纳气以平喘；用麻黄、干姜、甘草温肺补脾以化痰平喘；用龙胆草、淡子芩、炙兜铃清肺降气以平喘止咳；同时加天竺子、百部化痰以止咳。药到病所，咳嗽、咳痰、气喘能得到很快的缓解。

案例二

邢童，男，9 岁。就诊日期：1990 年 2 月 14 日。

主诉：咳嗽、气促 3 天。

现病史：患者每于秋冬季节频发咳嗽、气促，迄今已有 7 年。前日因淋雨受凉，咳嗽又作，喉中痰声鸣叫，咳痰色白，质黏稠，呼吸张口抬肩，头部汗出，口渴欲饮，大便干结。舌苔薄黄稍腻，脉滑数。两肺布满哮鸣音。

诊治：外受寒邪，内有伏饮，饮邪化热，壅于气道，痰气相搏而致哮喘。治宜宣肺散寒清热，豁痰平喘。

处方：嫩射干 9g，净麻黄 15g，淡干姜 12g，制半夏 12g，北细辛 12g，五味子 10g，龙胆草 9g，淡子芩 30g，桑白皮 15g，银杏 10g，诃子肉 24g。7 帖。

效果：服药仅 2 帖，咳嗽、气喘即平，尽剂后咳痰已少，大便已畅。1 个月后天气变化，再度受凉，咳嗽又作，听诊两肺呼吸音粗糙，右肺底闻及干性啰音，再进上方加紫菀 15g，白前 9g，仍服 7 帖，药后气喘即平，咳嗽亦大减。

简析：哮喘系痼疾，常久治难愈，每因外邪引动伏饮而发，新感与伏邪交织，邪气与正气相搏，缠绵难解。本案外受寒邪，内有伏饮，内外搏结，郁而化热，形成寒热相杂、虚实并见之证，病机错综，故治疗不可偏颇。先生治哮，针对病情实际，不囿常法套法，常常辛温与苦寒并用，发散与敛降共投。如用麻黄、细辛发散外寒，止咳平喘；五味子、诃子肉敛肺止咳，以防久喘耗散肺气。淡子芩、龙胆草、桑白皮清肺热，苦泄肃降肺气，合干姜、半夏温化痰饮，苦降辛开。全方取意仲景青龙合定喘之法，集辛散、酸收、苦泄、温通、寒降于一方，因方证合拍，故应手取效。先生常说，学习古方最要紧的是圆机活法，诚属经验之谈。

案例三

王君，女，47 岁。就诊日期：1974 年 12 月 25 日。

主诉：哮喘频作 1 月余。

现病史： 自幼有哮喘史，近十余年来哮喘发作不分季节，稍动则咳嗽气促，因而病休在家已 13 年。近 1 个月来，哮喘又作，不能平卧，痰多泡沫，咳之欠畅，并伴面浮肢肿，腹胀不舒，夜寐欠酣，胃纳不佳。苔薄白，根浊腻，舌红，脉细。

诊治： 风寒夹痰阻于肺络，肺气不畅，水湿泛滥。治当疏风散寒，祛湿平喘。

处方： 川桂枝 9g，淡干姜 9g，北细辛 6g，淡子芩 18g，龙胆草 9g，川贝粉 6g（分吞），坎炁 1 条（研吞），炙兜铃 6g，南百部 9g，净麻黄 9g，补骨脂 15g，生甘草 9g。7 帖。

效果： 服药 7 帖，气急稍平，已能平卧，咳嗽已减，咳痰已畅，痰量也减，面浮腹胀已消，继服上方 7 帖，哮喘、咳嗽均平。

简析： 患者哮喘自幼而起，至今已有数十年之久，且发作频繁，导致肺阴肾亏，肾气虚备。肺阴肾亏则喘咳舌红；肾气虚惫则水湿泛滥而显痰多气促，面浮肢肿。风寒外邪是哮喘的诱因，痰浊是哮喘的伏邪，因此裘老在处方中应用辛温与苦寒药同用，以疏散风寒，祛湿平喘，同时加用百部甘平养阴，润燥生津，专治阴虚肺气上逆之久咳不愈之症，与川贝母相配加强化痰散结之功，加马兜铃以清热降气，使邪去而肺安，疏通壅塞，止嗽化痰，还可利水消肿，坎炁用于久咳喘嗽以扶肾元，补骨脂以补肾纳气而化痰平喘。该病病程较长，病情颇重，而裘老用药不多，但条理清晰，味味中的，故而使病情很快缓解。

裘老认为哮喘之病因多属于外感或内伤所致，病情属寒属热有别，随症施治，一般多能有效。若病根深痼，本元虚衰者，则疗效稍差。然此病虽非致命之疾，亦往往拖延难愈，长期缠绵每每影响其他脏器，致治疗更感棘手，病者倍感痛苦，医生终无良策。中医治疗如此顽疾，往往能有神奇疗效。

　　裴老之友王君亦通晓中西医学，其女年甫十岁，患此疾已历数年，服中西药物迄未见效，发则日渐加剧，常彻夜不能平卧，无咳嗽，咳痰清稀，喉间痰声辘辘，气息短促，胸脘窒闷难堪，已至形神俱疲，元气日馁，举家为之担忧。后乃求诊，察舌苔腻白，脉呈数。裴老为拟一方，用麻黄、桂枝、干姜、细辛以温通，黄芩、黄连、龙胆草以苦泄，诃子、乌梅以收敛，甘草、大枣以缓中，剂量较一般稍重，嘱服两剂。复诊时，其女告知，服该药时既甜又苦又酸又辣，甜酸苦辣俱备，实为难吃之至，然一剂甫下而哮喘顿平，累月之痛苦竟消于俄顷之间，嗣后再加调理而愈。

第四节　喘　证

案例一

孔君，男，38 岁。

主诉：喘咳 15 年，咳嗽气促近 1 个月。

现病史：患者自小有过敏性鼻炎史，经常鼻塞流涕，常因闻到异常气味或感受风寒而出现鼻塞、喷嚏、流涕。在 23 岁时，冬天感受风寒，鼻炎发作较甚，并引发咳喘，咳痰色白而黏稠，胸闷气促，经抗生素等多种中西药物治疗，病情得以缓解。嗣后患者每于春秋冬三季发病，缠绵难愈，往往历时 1 ～ 2 个月，严重时常需输液吸氧才能控制。近 3 年来，患者发作频繁，一年四季均作，轻时咳喘不停，重时则需住院治疗。1 个月前感受风寒，鼻塞流涕，咳嗽痰多，胸闷气促，动则汗出，口服抗生素疗效不显，并伴面色㿠白，畏寒肢冷，心悸神疲。大便尚正常。舌偏红，苔薄，脉细软。

诊治：营卫不和，肺失宣降。治当调和营卫，宣肺降气平喘止咳，佐以祛风通窍。

处方：陈辛夷 9g，淡黄芩 20g，北细辛 12g，净麻黄 15g，生甘草 18g，生地黄 30g，川雅连 9g，青防风 15g，桃杏仁各 15g，川桂枝 15g，赤白芍各 15g，香白芷 12g，诃子肉 15g。10 帖。

效果： 患者服药 5 帖后即咳喘大减，鼻窍也通，流涕明显减少，再服 5 帖后，咳嗽咳痰已除，胸闷气促亦消，鼻流清涕也无，汗出肢冷显减，胃纳增，精神佳，心悸也明显好转。复诊时因疗效颇佳，故嘱其再服 7 帖，以巩固疗效。半年后随访，病人情况一直良好，咳喘基本无发作，感冒现象明显减少，即使感受风寒，咳嗽、气喘、鼻塞、流涕均较轻，患者仅服上方数帖即能控制。

简析： 患者除有喘息性支气管炎外，还有过敏性鼻炎史，两者互为因果，近年来症情加重，发作频繁。裘老抓住营卫不和、肺失宣降的关键，因营卫不和，故时有汗出，常感风寒之邪，继之又鼻塞流涕，咳嗽咳痰，气急胸闷，亦即肺失宣降。方中桂枝、白芍调和营卫；麻黄、杏仁、细辛、甘草宣肺止咳，化痰平喘，尤其是细辛、甘草、麻黄用量颇大，乃裘老用药之独到经验，量大力专，以浊除痰饮之邪；黄芩清肺热，除咳痰；防风、白芷、辛夷祛风邪，通鼻窍；诃子敛肺止咳，与麻黄同用，一散一收，以取相反相成之功；川连、生地黄、赤芍、桃仁清心养阴活血，既除心悸、胸闷之苦，与麻、桂等药相配而反佐之。

案例二

王童，女，8 岁。

主诉： 咳喘 3 年，剧咳、气促 1 周。

现病史： 患者幼时有奶癣。近 3 年来，咳嗽频作，一年中仅七、八两月不咳，余时则时轻时剧，用抗生素能控制。最近 1 周，晨起及入夜咳嗽剧作，并伴痰鸣气急，咳痰色白，有时带黄，有时咳剧则吐，甚至连饭也吐出，应用青链霉素疗效不显，而转来求治中医。

苔薄白，脉滑。

诊治：痰浊恋肺，肺失肃降。治当化痰降气为先。

处方：芫花 3g，葶苈子 9g，玉蝴蝶 3g，冬瓜子 15g，龙胆草 6g，淡黄芩 30g，嫩白前 9g，北细辛 6g，炙兜铃 9g，制半夏 9g，生姜 6g。5 帖。

效果：服药期间曾呕吐 2 次，呕出痰涎较多，咳呛明显减轻，晨起咳嗽也较前减轻，气急虽亦减轻，但喉间仍有痰声，续服上方，再加小川连 4.5g，7 帖后晚上已不咳，仅晨起略有咳嗽，喉间痰鸣声已大减，吃药不妥时仍有呕吐，但较前减轻许多，仍宗上方，再进 7 帖，咳喘完全消失。半年后随访，患者仅感冒一次，而且较轻，只有鼻塞、流涕、咽痛，至于咳喘毫无出现，这是以前未有过的现象。

简析：患儿反复咳嗽已达 3 年之久，每年咳嗽时间长达 10 个月，符合慢性支气管炎的诊断，咳嗽剧烈时可听到喉中的痰鸣音，呼吸急促困难。该病的治疗宗旨是化痰止咳以平喘。裘老用药采用辛开苦降之法，用葶苈子、白前以止咳化痰；用玉蝴蝶、冬瓜子清肺润肺，定喘消痰；用龙胆草、黄芩、马兜铃清肺降气，平喘止咳；加细辛宣散郁热，使表邪解除；半夏、生姜止呕化痰。而其方以芫花为君，用以峻泻逐水。此药为历代名家治喘要药，近人多不了解，本方取其温经祛痰而止咳，宣肺逐饮而化痰。

案例三

姜君，男，62 岁。就诊日期：1976 年 7 月 10 日。

主诉：咳嗽、气喘近 3 个月。

现病史：今年春末，不慎感冒，出现咽痛、咳嗽，当时未予重视，继而咳痰不畅，出现气喘，不能平卧而求医，经中西药物治疗均无效，而转向裘老求治。诊时咳嗽阵作，咳痰质黏不畅，胸闷气促，夜间不能平卧，需枕三个枕头方能入睡，咽喉疼痛，口稍渴，心烦，大便尚畅。苔薄白而腻，质稍红，脉细带数。

诊治：久咳伤肺，肺气不足，肺阴亏损，气火上逆，又兼痰湿内盛。治宜补肺养阴，止咳化痰，泻火平喘。

处方：炙兜铃 12g，净麻黄 9g，制半夏 9g，淡子芩 18g，寸麦冬 9g，百部 12g，川贝粉 4.5g（冲），牛蒡子 9g，淡干姜 9g，北细辛 6g，京玄参 15g，炙紫菀 9g，龙胆草 9g，玉蝴蝶 4.5g。7 帖。

效果：服上药 7 帖后，气喘平，咳嗽止，咳痰消，咽痛亦极微，再服上方 5 帖，服后病痊愈。

简析：患者因感冒引起咽痛、咳嗽及气急，病程长达 3 月，系支气管炎。该患者外邪未清，痰浊恋肺，肺阴已虚，气火夹痰上逆，故裘老在治疗上用麻黄、细辛、干姜温肺散邪，化痰平喘；用黄芩、龙胆草、马兜铃清肺降气，平喘止咳；用半夏、紫菀、川贝粉化痰止咳；用百部润肺止咳，消痰定喘；百部与玉蝴蝶相配，则润肺止咳之功倍增；元参、麦冬均能滋阴，而元参入肾偏清，麦冬入肺偏滋，一清一滋，金水相生，养阴润肺之功增强；牛蒡子辛苦寒，辛能散邪，苦能泄火，入肺经，能宣肺解毒而利咽；牛蒡子与玄参相配，解毒利咽之功大大增加。裘老用药既考虑与证相符，同时更注重药物间的配伍，配伍合理，能提高疗效，取得较为满意的效果。

案例四

顾君，女，78 岁。就诊日期：1995 年 4 月 9 日。

主诉：咳嗽、气喘 5 年，加重 2 周。

现病史：患者有慢性支气管炎病史 5 年余，平时常有咳嗽、气急，咳痰不畅，秋冬季节症状加重，往往因感冒或劳累引发。近2年来，病情呈加剧趋势，常服抗生素、解痉平喘药、止咳化痰药等中西药物，严重时加用激素，才得暂时缓解。2周前患者因感受风寒，咳喘又作，咳嗽日夜不止，气急胸闷，不能平卧，夜间只能端坐而寐，咳痰白黏而不爽，服西药头孢拉定、博利康尼及中药小青龙汤口服液无效。患者形神俱疲，端坐呼吸，烦热不安，大便偏溏。舌苔白腻，舌质红，脉濡无力。

诊治：肺脾两虚，痰湿内盛，肺失宣肃。治宜止咳平喘，宣肃肺气，佐以补益肺脾。

处方：葶苈子12g，大枣5枚，光杏仁15g，生麻黄9g，淡黄芩24g，北细辛6g，生甘草12g，生黄芪30g，紫丹参18g，炙紫菀15g，炙苏子12g，降真香9g，川雅连6g，左牡蛎30g(先煎)。7帖。

效果：患者服上药3帖后即咳止喘平，咳痰较前畅快，哮鸣音亦明显减少，7帖服完后，咳喘全除，咳痰基本消失，两肺听诊仅呼吸音粗糙，未闻及干湿啰音，病人已能下床，外出短距离行走。1个月后再次感冒，咳喘及他症与前相同，再予上方，仍服7帖，诸症均除。

简析：《素问·咳论》云："五脏六腑皆令人咳，非独肺也。"清代医家陈修园深得经意，其云："咳不拘于肺，亦不离于肺。"肺主气，有宣发肃降之功，外邪袭肺，宣肃失常，或咳或喘。而久咳患者，可以波及他脏，或他脏有病，殃及肺金，其中最常见者是脾，脾虚失健，痰湿内蕴，痰湿浸淫于肺，外内相合，胶结难解，致咳喘迁延不愈。故临床多见本虚标实，肺脾合病。本案乃肺脾两虚，痰湿内盛，肺失肃降，治宜肺脾兼顾，标本同治。药用黄芪、甘草、大枣健脾补肺，葶苈、芩连苦寒泄肺，麻黄、细辛宣发肺气，兼能

止咳平喘，牡蛎一味咸寒，软坚以化顽痰。生甘草用至 12g，乃取和
中缓急止咳作用，此先生用药独到之处，易被常人忽视。

第五节　心　悸

心悸是由于气血阴阳亏虚，或水饮瘀血停滞，心脉不畅，心失所养，而引起的以心慌不安、心跳剧烈、不能自主为主要表现的病证。内外病因致心脏体用俱病，引起心脉失守，心神不宁，发为心悸。本病可见于任何年龄，但以老年者居多，四季均可发病，以冬春为多见。心悸的病位主要在心，由于心神失养，心神动摇，悸动不安。但其发病与脾、肾、肺、肝四脏功能失调相关。本证的证候特点是虚实相兼，以虚为主，故病证的转化主要是虚实的变化，其关键取决于脏腑气血阴阳亏损的程度。

一、高血压心脏病

高血压心脏病见于二期高血压，占高血压的 80% 以上，主要表现为左心功能不全的症状和体征，如劳力性呼吸困难、阵发性夜间呼吸困难、咳嗽，还可见到心房颤动、阵发性心动过速、心绞痛、心肌梗死、肺水肿等。心脏检查见左心肥厚扩张，心尖搏动呈抬举性并向下移位，心浊音界向左扩大，主动脉瓣第二心音亢进，心尖部常有收缩期杂音。中医辨证多与阴虚阳亢、阴阳两虚、痰湿阻逆及冲任失调有关。

案例

虞君，男，60 岁。就诊日期：1987 年 6 月 4 日。

主诉：胸闷、心悸反复发作 1 年。

现病史：患者有高血压病十余年。近 1 年来胸闷心悸时作，去岁 10 月不慎跌仆，造成右股骨颈骨折，卧床 3 个月，血压仍高，口服复方降压片，疗效不显，心悸胸闷频作，今腿病已愈，即来裘老处求诊。测血压 160/110mmHg，头晕不显，胸闷心悸较甚，两下肢浮肿时轻时重，口渴引饮，腰酸膝软，夜尿 3～4 次，夜寐尚安，大便通畅。舌苔薄腻，脉弦。X 线影像检查示主动脉弓增宽。

诊治：中气不足，痰湿内盛，更兼肝肾亏损，虚阳浮越。治宜温化痰饮，健脾化湿，佐以补益肝肾。

处方：生黄芪 30g，川桂枝 15g，白茯苓 12g，生白术 12g，生甘草 12g，福泽泻 12g，干地黄 24g，煅龙牡各 30g，仙灵脾 15g，巴戟肉 12g，大麦冬 12g，补骨脂 15g。7 帖。

效果：服药 7 帖之后，胸闷即消，心悸平，口渴除，浮肿有减，夜尿减少（每夜 1～2 次），腰酸减轻，苔腻已化，测血压 160/100mmHg，患者在服中药过程中，自行停服复方降压片等一切西药。嘱其继服上方以巩固。

简析：高血压一病，时医多用平肝潜阳之品治疗，几成通套之法，尤其对附、桂之类，畏之如虎。先生认为，中医治病有是证用是药，无须人为设立条条框框。如本案，先生抓住患者胸闷心悸、下肢浮肿、苔腻脉弦等主症，径投苓桂术甘汤化饮健脾利湿，佐以黄芪、泽泻益气利水消肿。其中桂枝一味，对高血压一般忌用，此取其温化痰湿、振奋胸阳之功，对本案治疗有一石二鸟之效。另，该患者年届六旬，肾气亏虚，半年前骨折，故加仙灵脾、巴戟肉、补骨脂等，以固其本。其中地黄一向被认为是滋阴养血药，其实古代文献多载其有通利血脉之功效，裘老常用于各种心脏病、高血压等，每能应手取效。补骨脂有增加冠状动脉及末梢血管的血流量、增加心肌收缩力等药理作用，可以改善胸闷、心悸等临床症状。

二、冠心病

冠心病是中老年人常见病，近年来发病率有上升趋势，男性多于女性，约为2∶1，从事脑力劳动及工作紧张者易发病，高血压、高血脂、吸烟、糖尿病、肥胖均是易患因素。中医认为，本病主要由于年老体衰，正气亏虚，脏腑功能损伤，阴阳气血失调，加上七情内伤、饮食不节、寒冷刺激、劳逸失度等因素的影响，导致气滞血瘀，胸阳不振，痰浊内生，使心脉痹阻。

案例一

邢某，女，45岁。就诊日期：1995年1月5日。

主诉：心悸、胸痛反复发作3个月余。

现病史：患者有神经衰弱史，平素经常失眠，夜梦纷扰，严重时彻夜难眠。近年来神倦心慌，记忆力下降，精力不集中。自去岁入冬以来，心悸不宁，胸闷时作，经常在下午或晚上有早搏发生，曾到某医院检查，心电图提示"心肌缺血，心律不齐"，诊断为"冠心病、心绞痛"。近3个月有三次严重的心绞痛发作，当时胸闷气短，心悸心慌加重，有昏昏欲倒之感，虽服各种中西药物，未见明显效果。刻下胸闷心悸，伴有乏力身软，胃纳不馨，面部黑色斑点，大便偏干。舌质暗红，苔根黄腻，脉细，时有结代。

诊治：心气心血俱虚，痰浊夹瘀内阻。治当益气养血滋阴，通阳化瘀除痰。

处方：炙甘草 30g，川桂枝 24g，石菖蒲 10g，降真香 10g，制香附 12g，寸麦冬 18g，干地黄 30g，紫丹参 20g，西红花 1g，麻仁泥 15g，白茯苓 15g，制半夏 15g，川雅连 9g，龙骨齿各 24g（先煎）。14 帖。

效果：上药服毕，患者自觉胸闷心悸明显减轻，精神好转，入夜早搏、心慌明显减少，睡眠亦有改善。二诊时嘱服原方 14 帖。1 个月后，患者相告，胸闷心慌均已消除，晚上偶有早搏，心电图检查已正常，胃纳大增，乏力神疲现象消失，睡眠也趋正常，特别是面部黑色斑点大为减退，舌苔根部黄腻减轻，脉细。乃以前方为主，略有增减，再服 14 帖，以善其后。

简析：此例为中年女性病人，由于工作繁忙，耗伤心血，阴血不足，心失所养，故夜不成寐。久之则心气虚弱，心悸胸闷。气虚伤脾，则痰浊生，胃纳差。气属阳，心气虚则心阳不足，气阳虚则心血瘀阻。裘老抓住心血、心阴、心气、心阳虚损根本，结合健脾化痰运中等法而使病人恢复健康。裘老以大剂量的炙甘草和桂枝相伍，辛甘化阳，有益心气、通心脉、振心阳之功，俾胸阳得振，心脉痹阻开通。干地黄也有通利血脉作用，用于心绞痛，颇为的对，与炙甘草、桂枝、麦冬、麻仁等配伍，乃取仲景炙甘草汤方意，兼顾心之气血阴阳俱虚。黄连苦寒，入心经，现代药理研究证明其主要成分小檗碱可使心脏兴奋，并能扩张冠状动脉，增加冠状动脉血流量。菖蒲、茯苓、半夏化痰辟浊，疏畅胸脘，斡旋气机。裘老用药，方中有方，往往师其法不泥其方，斟酌变化之妙，存乎一心。

案例二

徐君，男，50 岁。就诊日期：1989 年 12 月 6 日。

主诉：胸痛、心悸频作 3 天。

现病史：患者素有高脂血症，后因胸闷、心悸反复发作，赴外院就诊，心电图检查提示"右束支完全性传导阻滞"，运动试验阴性，诊断为"可疑冠心病"，病至今日已有十余载。继后心律长期失常，多数呈二联律、三联律，服西药心律平可减少心律失常的次数。今岁 10 月因每日出现心律不齐（三联律）5～6 次，每次短则数分钟，长则数小时，来裘老处要求中药治疗，裘先生给予炙甘草汤合丹参饮，并嘱其心律平剂量减半，连续服药 3 周，三联律基本消失，早搏偶见，后因出差外省，停服中药 1 个月余。3 日前因工作劳累，早搏频见，并伴有胸闷胸痛，心悸，汗出溱溱，短气乏力，面红口干。苔薄白腻，舌质暗红，脉弦细而结。

诊治：心气不足，心阴亏损，脉络瘀阻。治宜补心气，养心阴，佐以活血化瘀而通胸阳。

处方：炙甘草 30g，淮小麦 30g，大红枣 7 枚，川桂枝 20g，干地黄 30g，酸枣仁 30g，煅磁石 30g（先煎），合欢皮 15g，生白芍 30g，大蜈蚣 2 条，大丹参 20g，杜红花 9g，降真香 5g。7 帖。

效果：服药 7 帖，早搏明显减少，胸痛消失，胸闷、心悸、汗出也均有显著改善，仍以上方再进巩固。

简析：该患者有严重的心律失常，年龄在 40 岁以上，并伴有高脂血症，符合冠心病的诊断。裘老以甘麦大枣汤为主方，养心安神，加枣仁、磁石、合欢以增强养心安神的功效，加地黄以养心阴、通血脉，白芍以通阴结血痹。患者有传导阻滞及舌质暗红，提示体内脉络瘀阻，血行不畅，故加蜈蚣、丹参、红花、降香以活血祛瘀通络，其中丹参与降香合用，既能增强化瘀之力，同时降香有降气之功，专用于胸痹、胸痛，以防止冠心病心绞痛的发生。方中桂枝一味，最为重要，温通心脉，每奏奇功，近时医界多惧不用，即使应用亦剂量甚小，药不胜病，故难奏效，而裘老用量则经常在20～30g之间，最少也不低于15g，由于药证相当，故奏效特奇。惟长期以来，不少医者或囿于见闻，或习惯于清淡，以"平稳"为妥善之计，诚为叶天士所斥责的"假兼备以幸中，借和平以藏拙"的医界陋习，使中医药的临床疗效大为降低，裘老则力矫其弊。且不论其医术之高深，即从医德而论，其对病人极端负责的心情，亦值得吾辈学习。

案例三

徐君，男，75岁。就诊日期：1992年10月4日。

主诉：心悸频繁发作2年。

现病史：原有高血压、冠心病等病史。近2年来频发早搏，也曾住院治疗，长期服用西药，发作时服药虽能暂时缓解，但发作次数逐渐增多，并伴有胸闷汗出，口渴喜饮，烦躁不安，两手震颤，尤以右手为甚，神疲乏力，大便欠畅。苔薄白腻，舌质稍红，脉弦细而结。

诊治：气虚血瘀，痰湿停聚，凝阻经络，又兼肝肾阴亏，虚风内动。治宜益气养阴，活血通络，佐以补肾平肝潜阳。

处方：生黄芪30g，寸麦冬15g，干地黄30g，左牡蛎30g（先煎），龙骨齿各 24g（先煎），淡黄芩 15g，川雅连 6g，大川芎 10g，紫丹参 18g，白檀香片 9g，西红花 1g，藿苏梗各 15g，川厚朴 10g，炙甘草 15g。7 帖。

效果： 服药 7 帖后胸闷心悸明显改善，精神稍振，嘱其继服上药。患者连续服上方 2 个月，自述早搏大减，胸闷、汗出均除，天气遽变偶有胸闷、心悸出现，但程度很轻，手指震颤也告痊愈。

简析： 早搏是心律失常的一种表现，可发生在任何年龄，尤以老年人为多见。从中医学的发病机理看，外邪侵袭、七情刺激、饮食劳伤、脏腑虚损均可导致该病的发生。该患者长时间工于书画，心脾之气亏损，心气不足鼓动血液运行，瘀阻于经脉；脾气虚弱则痰湿内生，凝阻经络；又兼年届古稀，肝肾亏损，筋脉失养，虚风内动，因此心悸、胸闷、指抖并见。裘老以黄芪、甘草、川芎、丹参、西红花益气活血通络；地黄、麦冬、牡蛎补益肝肾之阴；龙骨、龙齿平肝息风；另加檀香、藿香、苏梗、川朴以宽胸理气，兼化痰湿；同时用黄连、黄芩清热除烦。药味紧扣病机，同时守方常服，自然水到渠成。

三、房室传导阻滞

房室传导阻滞多见于器质性心脏病，如心肌炎、风湿性心脏病、冠状动脉硬化性心脏病、克山病、先天性心脏病等。根据临床表现可分三度。中医辨证以心为主，证有虚实，虚证以心气虚、心阳虚、心阴虚为主，并涉及肾、脾、肺，实证以血瘀、痰浊、化火为多见。治疗以扶正祛邪，重视标本缓急。

案例一

吴君，男，44 岁。就诊日期：1993 年 10 月 21 日。

主诉：心悸、胸闷 2 年余，加重 1 个月。

现病史：两年半前，患者因胸闷、心悸、气短而去医院就诊，经查血和心电图检查，被诊断为"冠心病""房室传导阻滞"，经中西医治疗，疗效不显。去岁春季又出现腰酸乏力及全身浮肿，尿常规检查发现蛋白尿（+++），诊断为"慢性肾炎"，虽经治疗，但尿蛋白始终在 ++ ～ +++ 之间，尿红细胞 +，尿白细胞 6 ～ 7/HP。刻下面色㿠白，头晕耳鸣，心悸频作，胸闷气急明显，神疲乏力，动则汗出，腰酸腰痛，胃纳不佳，睡眠欠酣。苔薄腻，脉细而促急。

诊治：气阳不足，阴血亏耗，血行不畅，肾阳虚弱。治当益心气，通心阳，滋养阴血，活血益肾。

处方：红人参 6g，川桂枝 20g，炙甘草 24g，寸麦冬 15g，干地黄 30g，大丹参 24g，白茯苓 15g，西红花 1.5g，川雅连 9g，仙灵脾 18g，陈阿胶 9g（另烊，冲），潞党参 24g，生黄芪 30g，制半夏 15g，生姜片 3g，大红枣 5 枚。14 帖。

效果：患者服药 1 周后，心悸、胸闷、气急见减，精神振作，服药 2 周后，病人心悸早搏、胸闷气短已明显减轻，惟尿常规检查蛋白 ++，红、白细胞少量。苔薄，脉细带数。前方加川黄柏 18g，土茯苓 30g，再服 14 帖。三诊时，患者心悸、胸闷等均除，胃纳已佳，精神也振，心电图检查已正常，尿常规检查示蛋白微量，红、白细胞消失，病人恢复正常工作。四诊时，尿检已全部正常，前述诸症悉除，前方再服 2 周以巩固。半年后随访，未见复发。

简析：本例病人为冠心病引起的房室传导阻滞，并伴有慢性肾炎，长期出现蛋白尿和血尿，裘老以益气温阳、滋阴养血着手，佐以活血益肾。心气久虚则心阳必衰，心血久亏则心阴必损，而心血的流畅又离不开阳气的推动。方中红参、党参、黄芪、炙甘草大补心气，尤其炙甘草量大力专，与桂枝相配而相得益彰，此为裘老用药的独到之处；麦冬、地黄、阿胶滋养阴血；丹参、红花活血通脉；川连清心宁神以助眠；茯苓、半夏健脾渗湿和中；仙灵脾益肾温阳；生姜、大枣调和营卫，并以和中。二诊时加黄柏、土茯苓清热利湿解毒。共服药近两个月，数年顽疾竟全消除，恢复正常工作。

案例二

金君，男，42 岁。就诊日期：1989 年 2 月 5 日。

主诉：心悸、胸闷反复发作 2 年。

现病史：2 年前因劳累出现胸闷、胸痛、心悸，外院心电图检查提示"窦性心律不齐，左前束支传导阻滞"，口服丹参片等中西药，疗效不佳。近日胸闷、胸痛、心悸频发，并伴头晕耳鸣，胃纳不佳，夜寐不酣，乱梦纷扰，大便溏薄，日行 1 ～ 2 次。舌苔薄白，舌质淡红，脉弦细。

诊治：劳累损伤心脾，又兼心血瘀阻。治宜补益心脾为先，佐以利水安神。

处方：生黄芪 30g，潞党参 15g，生白术 12g，白茯苓 10g，生甘草 12g，川桂枝 15g，煅龙骨齿各 30g（先煎），焦楂曲各 10g，木茴香各 9g，制半夏 12g，酸枣仁 12g，软柴胡 12g。14 帖。

复诊方：失笑散 15g（包），木茴香各 9g，延胡索 15g，白檀香片 6g，酸枣仁 24g，大丹参 15g，天花粉 15g，川石斛 15g，朱茯苓 9g，降真香 9g，白蔻仁（后下）6g。7 帖。

效果：服初诊方14帖后，头晕、心悸、纳呆、便溏均有改善，但稍劳则左侧胸部闷胀不舒，胸痛也时有发作，再进服复诊方，仅服7帖，胸部闷痛全消，夜寐也安。

简析：在心脏的传导系统中，左束支传导阻滞，容易影响心肌的收缩而产生胸闷、心悸等。根据中医辨证，该患者的心悸、胸痛系属心脾气虚，心神不宁，故先生先用归脾汤加减，旨在补益心脾，加龙骨、龙齿以镇心安神，合半夏、茴香、焦楂曲以增强和中化湿之功，故服药14帖，头晕、心悸、纳呆、便溏等心脾气虚症状得以缓解，但患者心血瘀阻的症状又转为突出，胸闷、胸痛时有发作，故复诊方以失笑散合丹参饮加减，配延胡索、降真香增强理气止痛、活血化瘀的功效，配天花粉、川石斛以养阴生津，加枣仁、茯神宁心安神。本方妙在以白蔻仁代替砂仁。两药虽同为芳香化湿、行气宽中之品，但白蔻仁温燥之性较轻，兼可宣通肺气，专治胸闷胀满，而缩砂仁则香气浓烈，温燥之性较强，功专于肝、脾、肾。针对此患者，则白蔻仁之用更为贴切。故服药仅7帖，胸闷胸痛即除。

四、阵发性心动过速

阵发性心动过速，分成室上性阵发性心动过速及室性阵发性心动过速。前者多为功能性，多见于青年人，后者以严重的心肌损害为多见。临床表现为心悸、头晕、头部发涨、胸闷乏力、出汗、多尿、呕吐等症，中医辨证以气阴两虚、阴虚火旺为多见。

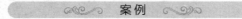

案例

孙君，男，40岁。就诊日期：1993年12月29日。

主诉：心悸频作 5 年。

现病史：5 年前因劳累出现胸闷、心慌，赴外院做 24 小时心电图跟踪检查，诊断为"阵发性心动过速""偶发房性早搏"，断续服用西药，疗效不显，并有逐年加重之趋势。刻下胸闷心悸，叹气则舒，心悸好发于午后，发作时手指及面部均感麻木，咳嗽较剧，咳痰不多，形体消瘦，面色黯黑，口唇青紫，夜寐多梦，胃纳一般，大便欠畅。苔薄黄腻，舌质暗，边有瘀斑，脉弦细。

诊治：阴虚之体，虚火本旺，神气偏浮于外，阴血偏亏于内，导致血虚瘀阻。治宜养阴潜阳为先，佐以活血通络。

处方：大生地 30g，寸麦冬 15g，炙甘草 20g，川桂枝 20g，陈阿胶 9g（另烊，冲），左牡蛎 30g（先煎），花龙骨 30g（先煎），西潞党 20g，生姜片 4.5g，大红枣 5 枚，白茯苓 15g，西红花 2g，大丹参 20g。7 帖。

效果：服药 7 帖，口唇青紫、胸闷心悸及咳嗽均有减轻，嘱其仍服上药，连续服用 1 个月，手指及面部麻木消除，胸闷大减，心悸偶见于夜间，舌边瘀斑转淡。

简析：心悸即是自觉心跳心慌，悸动不安，心率增快使心肌的耗氧量增多，因此可引起心肌缺血，从而使心脏的排血功能发生进一步的障碍，所以患者除出现心悸外，还有胸闷、手麻、口唇青紫等临床表现；叹息促使横膈活动幅度加大，以帮助心脏排血，故而患者叹息后有舒服的感觉。裘老选用炙甘草汤为主方，以益气养血，滋阴通阳。现代药理研究证实，炙甘草汤能提高小白鼠耐缺氧试验的存活率，对垂体后叶素引起的急性心肌缺血有保护作用。单味炙甘草能明显增加心肌收缩幅度。单味麦冬则能显著提高心肌收缩力，具有保护心肌缺血时的心泵功能。裘老应用本方治疗心悸也是屡试不爽。患者另一个主症是咳嗽，而且每每发作于午后，无痰，此乃阴虚内热灼盛之象，裘老也用炙甘草汤来治疗。《外台秘要》称炙甘草汤"可益肺气之虚，润肺金之燥"，故药后咳嗽也瘥。裘老另加丹参、西红花养血活血，祛瘀止痛。全方配伍合理，丝丝入扣，故用后能直达病所，患者欣喜万分，深感裘老医术之高超。

裘老认为，中医辨证论治，首在辨别阴阳和协调阴阳。阴阳这一名词包涵内容极为广泛，所谓数之可千，推之可万，万之大不可胜计。故循其阴阳之名而察其所指之实，学习中医者对此宜做过细之辨析，否则将导致毫厘千里之误。例如证之表里寒热、脉之浮沉迟数，皆有阴阳之别，知其偏盛，使之协调，为施治大法。故脉迟为寒用温剂，脉数为热用凉药，乃纠其所偏而使之平衡，为公认之施治常法。然亦有脉数而须用温，脉迟而宜用寒者。再如在"文革"时期，裘老与程门雪先生均下乡为农民治病服务，遇有一王姓患者远来就诊，患心动过速症，诊脉每分钟搏动 180 次，自诉心胸跳动不宁，神情恍惚，脉虽数疾而细软乏力，舌苔薄，舌质淡红，面色㿠白，时有升火之感，诊为心阳式微而浮火上亢，心气不敛以致逆乱，宜峻用温药治之，以炙甘草汤加附子，药用桂枝七钱（相当21g，下药同此折算），炙甘草五钱，干地黄八钱，党参八钱，麦冬五钱，阿胶五钱（溶化冲服），熟附子四钱，又加生姜二钱，大枣七枚，嘱服五剂。复诊时自诉脉搏已减至每分钟 130 次，心悸心慌之症亦大见轻减，效不更方，嘱其更服五剂。三诊时病人脉搏跳动已恢复正常，每分钟 80 次，诸症全除，乃为小制其剂，调理而愈。

炙甘草汤为仲景治伤寒脉结代、心动悸之方，见于《伤寒论》中。本案如根据脉数为热之说，则所谓"桂枝下咽，阳盛则毙"，安能奏此捷效！故辨别阴阳尤宜重视病情之虚实与真假，处方每不拘常规，有"法无常法，常法非法"之论，并以为晋皇甫谧称"仲景垂妙于定方"及后贤谓伤寒方可治百病之说诚具有精确不易之卓识。"桂枝下咽，阳盛则毙"之言，其语气似与仲景其他词句迥不相同，恐系叔和或后人掺入之语。

五、心肌炎

心肌炎是全身各种疾病在心肌的炎性表现，多由感染所致，尤其是以上呼吸道感染和肠道感染为多见，占 70% ～ 95%，临床表现以胸闷憋气、胸痛、心悸、乏力、气短、头晕等症状以及心电图异常改变为主要特征。本病可发生于任何年龄，但以青少年为多见，男性多于女性，夏秋季为高发季节。中医辨证以气虚、阴虚为主，兼有血瘀，重证者则见气血俱虚。主要为外感邪毒，内舍心包所致。病位以心为主，同时又与肺、脾、肾三脏功能失调有关，邪毒、痰湿、血瘀为标。

案例一

虞君，男，44 岁。就诊日期：1995 年 3 月 6 日。

主诉：心悸、胸痛 3 年。

现病史：3 年前，患者有过一次重感冒，重感冒后即出现胸闷胸痛，心悸不适，到某医院做心电图检查，提示"心律不齐"，诊断为"心肌炎后遗症"，以后患者常有胸脘痞闷、心前区疼痛、心悸不宁的感觉，每于午后或晚上则发作或加重，曾服各种中西药物，均无效果。近半年来，早搏发作次数明显增多，而且发作时间增长，烦躁不安，睡眠不宁，神疲乏力，气短口干，胃脘不适，时痛时胀，胃纳欠佳，容易出汗，舌质偏红，舌苔薄腻，脉象结代。

诊治：气血不足，阴阳两虚，心失所养，气血不畅。治以益气养血，滋阴通阳，理气活血，养心和胃。

处方：炙甘草 20g，寸麦冬 15g，川桂枝 18g，潞党参 20g，干地黄 30g，川雅连 10g，高良姜 15g，制香附 15g，左牡蛎 30g（先煎），花龙骨 30g（先煎），焦楂曲各 12g，广郁金 15g，大丹参 24g，白檀香片 10g。10 帖。

效果：患者服上药 10 帖后，胸口疼痛消除，心电图检查，心律正常，早搏消失，精神大为振作，胃脘胀痛亦明显减轻，心胸烦闷减轻而未全除，苔腻较前退化，脉象细弦。仍拟前方治疗，上方去龙骨，加石菖蒲 12g，降真香 10g，再予 10 帖。三诊时，病人诸恙悉见缓解，心胸痛闷均除，心律正常，睡眠安，心烦明显减轻，乃嘱前方再服 10 帖，以善其后。

简析：该患者得的是病毒性心肌炎后遗症，心律不齐，早搏频见，并伴有胸闷胸痛，病程已达三年之久，中西药遍治无效，且症情日益加重，裘老认为该病由虚所起，阴血不足，气阳不振，是其主要原因，气阳虚弱，推动无力，则气血流行不畅，如此则病愈久而证愈重。在遣方用药中，炙甘草、桂枝、潞党参、干地黄、丹参等药用量颇大，以此来调节心的气血阴阳，药专力宏，故取效快，效果好，仅服 20 多帖药，数年病痛终于消除。方中炙甘草、党参补心气；桂枝通心阳；干地黄、麦冬、丹参滋养阴血，通利血脉；其中丹参配白檀香、郁金又具理气活血宽胸作用；龙骨、牡蛎重镇安神定悸；川雅连清心除烦，与温中理气的高良姜、香附合用，以增强其作用；焦楂曲消食和中开胃。复诊时增添降真香以散瘀止痛，加入石菖蒲宣通心气，兼有涤痰之功。

案例二

杨君，女，41 岁。就诊日期：1994 年 5 月 8 日。

主诉：胸闷心悸加重 1 月余。

现病史：患者 1 年半前因感冒引起"病毒性心肌炎"，用西药控制了急性期，其后早搏频频发作，并伴有胸闷气短。近 1 个月来，因工作劳累，胸闷气短加甚，早搏每分钟有 5 ～ 8 次，活动后加剧，口干咽燥，腹部胀闷不适，大便干结不畅，胃纳不佳，神疲乏力。舌质淡红，舌苔微黄而薄，脉细带数。

诊治：脾土虚弱，气血生化不足，兼有瘀血内停，阻于络脉。治以健脾益气养血，佐以化瘀通络，清热通腑。

处方：生黄芪 35g，潞党参 20g，生白芍 30g，麻仁泥 15g，杜红花 9g，白茯苓 15g，芦荟 6g，炒蒲黄 12g（包），淡黄芩 18g，大丹参 18g，生甘草 20g，生地黄 30g，制半夏 15g。7 帖。

效果：上药服完后，大便即见通畅，早搏明显减少，继服上药，大便日行 1 次，白昼早搏已消失，只是夜间仅有数次，胸闷气短好转，于是仍以此方为主，略有增减，共服药约 5 个月，早搏基本消失，惟天时变化偶见。前述诸症均已消失，胃纳增，精神佳。

简析：病毒性心肌炎后遗症，是临床上较为常见的病证，该患者早搏日夜频频发作，又伴长期严重的便秘，常常靠泻药通便。裘老很重视后天之本，认为此例脾虚气血生化不足是发病之因，气虚则卫外不固，邪气乘虚而入，遂成病毒性心肌炎；血属阴，血虚日久乃见阴亏，气虚导致血行无力而成血瘀；阴虚和瘀血均可产生内热，而致津液枯燥，便秘益甚。裘老重用黄芪、党参、甘草以补心脾之气，气旺则血生，气畅则血行；白芍、生地一般认为可滋阴养血，裘老又用以治阴血痹阻；丹参、红花、蒲黄活血化瘀；配以芦荟、黄芩、麻仁泄热通便；茯苓、半夏健脾和中，助运化，以资气血化生之源。证情虽复杂，但组方缜密，配合有致，故能应手取效。

六、室性早搏

室性早搏可发生于任何年龄，尤以老年人为多见，功能性见于情绪激动、紧张过度、疲劳及饮酒、吸烟、饮茶过多，器质性心脏病如冠心病、风湿性心脏病、心肌炎、心肌病、心功能不全，各种感染、药物等均可引起。临床表现为心前区不适、心悸、胸闷等。中医辨证以气虚、气滞、血瘀为多见。

案例

李君，男，41岁。就诊日期：1991年3月9日。

主诉： 胸闷、心悸半年。

现病史： 半年前因出差劳累而出现胸闷不畅，心悸不安，在外院检查心电图示"室性心律不齐，室性早搏"，口服西药疗效不显，而求治于中医。诊时见患者面色苍白无华，胸闷短气，心悸怔忡，神疲乏力，纳食尚可，便调寐安。舌苔薄白，脉细而结。

诊治： 痰浊、瘀血凝结胸部，胸阳失宣，气机闭阻，脉络不通，心神失宁。治拟温通心阳，化痰理气，活血通络。

处方： 川桂枝9g，苦参片12g，大丹参15g，生甘草9g，薤白头9g，白茯苓10g，全瓜蒌30g（打），煅龙骨30g（先煎），左牡蛎30g（先煎），广郁金9g，杜红花4.5g。7帖。

效果： 服药7帖，胸闷、心悸大有好转，患者自己连续服用上药 1 个月，来院复诊时胸闷、心悸基本消失，偶尔清晨起身有轻度胸闷出现，但瞬间可除。切脉察之，脉律亦齐。

简析：心悸、怔忡是以患者自感心跳剧烈，胸中不适，惊慌不安，不能自主为主要临床表现。证候特点为虚实相兼，以虚为主。所谓虚乃指五脏气血阴阳的亏损，实则多指痰饮、血瘀夹杂。本例患者以心阳虚损为主，夹杂痰浊、瘀血，故裘老以桂枝甘草龙骨牡蛎汤合瓜蒌薤白汤加减主之。桂枝、甘草辛甘化阳；配龙骨、牡蛎，不仅有固摄镇惊作用，并用以蠲除痰浊；瓜蒌性寒而豁痰理气，薤白性温而通阳，一寒一温，相得益彰，增强化痰通痹之功；配丹参、红花、郁金以增通脉之力；茯苓甘淡，入心、肾两经，甘能补，淡能渗，有利湿和土与宁神之功；苦参一般认为是清热燥湿、利尿止血之品，但唐·孙思邈《千金方》中早已用治心痛，现代药理研究也证明苦参有纠正心律的作用。总之，裘老用药与时俗处方颇有不同，一般多以为怪，其用量亦往往偏重，人或惊讶。其实，他的用药或剂量轻重均有所本，且屡经临床实践，有卓效而无流弊，我等侍医既久，学习所得，并经多次试用，均有良好效果。因自晚清以来，医者多已习用轻淡，对古代名家的用方要妙所知甚少，故往往因少见而多怪。

七、心房颤动

心房颤动多由器质性心脏病如风湿性心脏病、冠心病、高血压心脏病、甲状腺功能亢进性心脏病、心包炎等引起，其他如洋地黄中毒、急性感染、胸腔手术、纵隔肿瘤也可诱发。发病时心律绝对不规则，心率在 100～160 次／分，临床并伴有心悸、胸闷、头晕、乏力、气促，严重者有恶心、呕吐、晕厥，甚至可诱发心绞痛及心衰。中医辨证以心肾虚衰及气虚、血瘀为多见。房颤的中医治疗主要是结合整体情况来考虑，望闻问诊四诊合参。一般来讲，可从脾胃气虚，损及脾阳，运化失司，宗气衰弱，心气不足，心脉不畅，循环失常，以致心悸、怔忡来考虑。

案例

吴君，男，50岁。就诊日期：1991年3月14日。

主诉： 心悸发作1天。

现病史： 昨晚十时突发胸闷、心悸、气促、头晕，赴外院急诊，心电图检查提示为"心房颤动"，给予静脉注射"西地兰"、口服"异搏定""复方丹参片""麝香保心丸"等药，心律频数稍得缓解而回家。刻下自觉胸闷较甚，时时欲叹息，心悸不安，怔忡不宁，精神萎顿，面色㿠白。舌质淡，舌苔薄腻，脉沉细而软。

诊治： 心阳不振，心气不足，无以鼓动血液正常运行所致。治宜振心阳，补心气，行心血。

处方： 熟附块12g，川桂枝18g，煅龙骨30g（先煎），左牡蛎30g（先煎），潞党参15g，大丹参30g，真珠母30g（先煎），煅磁石30g（先煎），大生地30g，生蒲黄15g（包），延胡索24g，寸麦冬15g，陈阿胶9g（另烊，冲）。7帖。

效果： 服上药过程中胸闷、心悸逐步改善，尽剂后，胸闷叹息已除，心悸、怔忡消失，面色转华。

简析： 心房颤动即是心房丧失了有效的机械性收缩，影响了心脏的排血功能，降低了心脏的搏出量。临床以心悸、胸闷、惊慌为主症。此病大都见于器质性心脏病患者，例如冠状动脉粥样硬化性心脏病、高血压心脏病、风湿性心脏病，也可见于急性感染、洋地黄中毒、纵隔肿瘤等，极少数无器质性心脏病而发生者称为特发性心房颤动。该病例即属于特发性心房颤动。患者发病后虽经西医急诊处理，脉象较前有所改善，但自觉胸闷不舒、心悸不安、惊慌不宁的症状并未缓解，故来裘老处诊治。裘老给予附块、桂枝温振心阳，龙骨、牡蛎、磁石、真珠母镇惊安神，党参补养心气，生地、麦冬、阿胶滋养心阴，丹参、蒲黄、延胡索活血通经行滞，以达心阳振、心气足、心阴充、血行和畅之功，故自觉症状得以明显改善。

八、心血管神经衰弱症

心血管神经衰弱症是一种由于神经功能失常而引起的循环系统功能紊乱的疾病。精神神经因素在本病的发病中占重要地位，女性患者约为男性的两倍，尤其青年女性经期前后更为多见，而且家属中可有类似发病者。临床常见有心悸、呼吸困难或憋气、疲乏无力、胸痛的症状，其次还有头痛、头昏、失眠、记忆力下降等症状，个别还可有多汗、口干、面红、潮热等自主神经失调表现，但缺乏阳性体征，可排除器质性心脏病。多数患者伴有心理障碍，如明显的焦虑、抑郁、疑病，或神经衰弱患者心血管症状的产生和变化与心理因素密切相关。主要病因为外感、情志、饮食不节、劳欲过度或他病传变或失治误治。主要病机可见正虚——阳虚致悸，阴血不足，邪实——火热、水饮及痰饮、瘀血内扰。

❦❦❦❧❧❧ **案例一** ❦❦❦❧❧❧

胡某，女，35 岁。就诊日期：1988 年 6 月 1 日。

主诉：胸闷、心悸半月余。

现病史：素来体弱，稍不慎则感冒、腹泻。近因劳累过度，出现胸闷、心悸，迄今已有二旬，并伴有头晕头痛，目眩耳鸣，嗜睡乏力，夜寐多梦，口淡乏味，胃纳不佳，大便偏溏，日行 1～2 次。舌苔薄白，舌质淡，脉细濡。

诊治：脾气虚弱，运化失司，水湿停聚，饮邪上冒。治宜健脾利湿，温化痰饮，以安心神。

处方：川桂枝 15g，生甘草 15g，煅磁石 30g（先煎），生黄芪 30g，白茯苓 12g，苍白术各 15g，陈广皮 10g，潞党参 18g，制半夏 12g，香白芷 12g，江枳壳 12g，川黄连 6g。7 帖。

效果：服药 7 帖，胸闷、心悸大减，头晕、头痛亦瘥，精神稍振，再嘱服上药 7 帖，诸恙均瘥。

简析：患者口淡、纳呆、便溏均系脾阳不运之象；脾气虚弱则运化失司，故致水饮停聚，影响经气输注，故症见胸闷、心悸；饮邪上冒，则头晕头痛，目眩耳鸣，夜寐梦多。裘老选用苓桂术甘汤通阳以行水。方中茯苓健脾利湿与桂枝温阳化饮同用，一利一温，以温化水气，再与六君子汤相合，以增强健脾化湿之功；加用黄芪益气行水；黄芪与枳壳相合，一补一通，有加强补益脾气的作用；加磁石镇惊安神宁心；白芷辛散香通，温燥上升力强，以治头痛；黄连守而不走，厚肠胃，安心悸，裘老用黄连治泄泻而平惊悸。患者服药后脾气得健，水湿得化，饮邪得散，心神得宁，故诸恙均除。

案例二

翁君，男，37 岁。就诊日期：1974 年 5 月 22 日。

主诉：心悸 2 月，身体瘫废不用 7 天。

现病史：据述今年 3 月 2 日感觉心前区有搏动，四肢乏力，继则头部发热。1 周前突然语不出声，血压升高，收缩压高达 200mmHg，舒张压也达 140mmHg。即至无锡某医院急诊，当时感胸闷气窒，四肢厥逆，心前区痛，腹部有一股气鸣响，身体瘫废不用，左半身麻木，心率缓慢，每分钟仅 30 次，该院诊断为"心脏神经官能症""窦性心动过缓，冠心可能"，收入病房住院治疗，经西药治疗血压降低，收缩压 160mmHg，舒张压 110mmHg，心率每分钟 42 次，他症未改善，而求治于裘老。苔薄白，根稍腻，脉细缓。

诊治：心脾气虚，痰湿内盛，气机逆乱，阳不下潜。治宜养心气，调气机，潜浮阳，化痰湿。

处方：淮小麦 30g，白茯苓 12g，生甘草 12g，生白术 12g，川桂枝 12g，大红枣 7 枚，煅磁石 30g（先煎），潞党参 12g，煅代赭 24g（先煎），旋覆花 9g（包），煅牡蛎 24g（先煎），玫瑰花 4.5g，合欢皮 9g。7 帖。

复诊：熟附块 9g，川桂枝 12g，生黄芪 30g，淮小麦 30g，生甘草 9g，生蒲黄 9g（包），五灵脂 9g，桃仁泥 9g，真珠母 30g（先煎），煅牡蛎 30g（先煎），福泽泻 18g，降真香 9g，制首乌 9g，煅磁石 30g（先煎）。7 帖。

效果：服初诊方 7 帖后，自感心悸、头热、腹部气流鸣叫现象改善，再服原方 7 帖，在服药过程中，语能出声，发音也逐步转扬，四肢逆冷渐温，已能扶持下地行走，收缩压降至 130mmHg，舒张压 94mmHg，心率转为每分钟 56～60 次，但仍感四肢乏力，胸闷胸痛，手指发麻，夜不安卧。后改服复诊方，连续进服 14 帖，血压已正常，心率达每分钟 72 次，四肢厥冷及身体瘫废现象均未再现，手麻、胸痛也消，惟登楼感胸闷，有轻度的窒塞感，再嘱服复诊方，患者断续服药，3个月后恢复工作。

简析：该病例是较为典型的心血管神经衰弱症，患者系因长期夫妻分居，工作环境不如意，造成气机不畅，虚阳浮越，又兼心脾气虚，痰湿内盛，因此裘老在初诊方中采用苓桂术甘汤、甘麦大枣汤、四君子汤、旋覆代赭汤四方加减出入。以苓桂术甘汤温化痰饮，健脾利湿，主治胸胁满闷，目眩心悸，配大枣还可治脐下动悸，欲作奔豚；以甘麦大枣汤养心安神，治心中烦乱，夜寐不安，言行失常；以四君子汤益气健脾；以旋覆代赭汤降逆气，化痰湿；另加磁石、牡蛎，潜浮阳而降血压；至于玫瑰花、合欢花二味药，裘老每每在神经衰弱病例中用之而奏显效，取其疏肝理气、调畅气机的作用。服药仅两周，临床神经症状明显改善，但胸痛、胸闷、手麻、不痛现象仍见，故裘老在初诊方的基础上，加用了温通胸阳的附子，活血通络的五灵脂、蒲黄、桃仁，以及潜阳降压的真珠母、泽泻、降香、首乌；继服药两周，症状即明显好转，并能很快恢复工作。

第六节　胸痹心痛

　　胸痛是指胸部正中或偏侧疼痛的自觉症状，以膻中或左胸部发作性憋闷、疼痛为主要临床表现。轻者偶发短暂轻微的胸部沉闷或隐痛，或为发作性膻中或左胸含糊不清的不适感；重者疼痛剧烈，或呈压榨样绞痛。常伴有心悸、气短、呼吸不畅，甚至喘促、惊恐不安、面色苍白、冷汗自出等。多由劳累、饱餐、寒冷及情绪激动而诱发，亦可无明显诱因或在安静时发病。胸痛有外感、内伤之别，外感胸痛多为温热犯肺，内伤胸痛多为寒痰壅塞、水饮留积胸胁、心阳不振、心脉痹阻或肝火上犯所致。临床可见于肺炎、胸膜炎、肋间神经痛、冠心病、风湿性心脏病等多种疾患。

一、肋间神经痛

　　肋间神经痛是指沿肋间神经走行分布区发生的疼痛。一般表现为一个或数个肋间分布区疼痛，呈钝痛、刺痛、烧灼样痛甚至刀割样痛，常因咳嗽、喷嚏或深呼吸或负重屏气时诱发加重，疼痛可向肩背部放射，相应皮肤区可有感觉过敏，病变肋缘有压痛，活动受影响。本病属于中医学"痹证"范畴。多因肝气郁结，横逆而攻窜作痛，引起肝经走行部位（胸胁）症状，或因痰饮内停及外伤局部瘀血停滞，络脉不通，气血不畅，不通而作痛。

案例

徐君，男，45 岁。就诊日期：1975 年 4 月 6 日。

主诉：胸痛时作半年余。

现病史：前年 8 月起，因情绪紧张发作胸痛。在去年 8 月突发高热之后，两侧胸痛对称交替，隐痛不休，偶有刺痛，服中西药物均无效。现疼痛时作，伴有胸闷气短，口不渴，大便正常。舌苔薄腻，脉弦细。

诊治：气滞与湿浊交阻络脉。治宜理气化痰，通络止痛。

处方：控涎丹 3g（分 3 次吞），枳壳 9g，广郁金 9g，白芥子 4.5g，莱菔子 9g，炙苏子 9g，延胡索 15g，金铃子 9g，制半夏 9g，新会皮 6g，细紫菀 9g，红藤 30g。3 帖。

效果：患者每于服药之后，腹泻 1 ～ 2 次，大便呈稀水状，欲吐未吐，但胸痛大有改善，继服上方改控涎丹 1.5g（分 3 次吞），3 帖后胸痛除。

简析：肋间神经痛的主要症状即是胸痛。"不通则痛"，该患者因情绪紧张发作胸痛，可见肝气不畅是导致胸痛的原因之一。患者舌苔薄腻，印证为湿浊内停。裘老在用药配伍上着重理气止痛及化痰。主药取控涎丹分吞。控涎丹主治痰涎停伏胸胁，因该丸药对胃有刺激反应，故用量较轻，3g 分三次服，后因有欲吐之反应，故复诊时再减为 1.5g，每次仅服 0.5g。另配三子养亲汤（白芥子、苏子、莱菔子）温化痰饮，三子并用，集化痰、顺气于一方，现代研究证明，该方有祛痰及消炎作用。再加半夏、紫菀增强祛痰作用。在理气止痛方面，裘老选用金铃子散（金铃子、延胡索）疏肝泄热，行气活血，同时加用枳壳、郁金理气郁而散结气，活血瘀而除血滞。裘老加用了红藤，而且剂量较重，达30g。红藤系清热解毒药，实验证明其具有广谱抑菌作用，并对机体免疫功能起双向调整作用。患者胸痛原仅在情绪紧张时出现，而高热之后胸痛持续不休，说明高热时炎症反应也侵袭肋间神经，后高热虽退，但肋间神经的受损并未恢复，因此裘老加用红藤，以消除肋间神经的损伤。

二、风湿性心脏病

风湿性心脏病又称风湿性心瓣膜病。该病是急性风湿热心脏炎后遗留下来的以瓣膜病变为主的心脏病，主要侵犯主动脉瓣和二尖瓣。由于风湿热具有反复发作的特征，所以在风湿热心瓣膜病形成后，活动性心脏炎仍可继续存在和发作，并进一步加重瓣膜的损害和心脏负担，出现心功能不全、心律失常等。此病之病理特点是外邪入体，累及心脏，湿阻血瘀，心肺受损。故治法突出利湿与化瘀并举，即"利湿兼活血，活血必利湿"。

案例

于君，女，35岁。就诊日期：1975年2月19日。

主诉：左侧胸痛3年。

现病史：7年前患风湿性关节炎，半年后发热、心悸，被诊断为"风湿性心脏病"。3年前生育一子，产后体质明显下降，心前区疼痛，上楼则疼痛加甚，并伴有气短，肘膝关节酸痛，后脑及手指麻木疼痛，腰部酸楚，去年第二次生育，产前突然感冒发热，并伴咯血，不能左侧卧，住院治疗后缓解，出院诊断为"风湿性心脏病伴二尖瓣狭窄及闭锁不全""心功能Ⅱ～Ⅲ级"，目前仍在服地塞米松。刻下头昏目眩，右耳鸣叫，心悸气短，左侧颈部一直到心尖区有火辣辣样痛感，后脑发麻，手指麻木疼痛，腰部酸胀，大便偏溏，神疲乏力。舌苔薄腻，舌质淡，舌体胖，脉弦细而结。

诊治：风湿乘虚而入，久留不去，致使气血运行不畅，气滞血瘀。治当祛风化湿，理气活血。

处方：熟附块 9g，大生地 24g，生蒲黄 12g（包），淡黄芩 12g，羌独活各 9g，威灵仙 5g，鬼箭羽 15g，降真香 9g，生香附 9g，延胡索 15g，煅磁石 30g（先煎），汉防己 12g，大丹参 12g，川桂枝 9g。7 帖。

效果：服上药 7 帖后，心尖区疼痛缓解，但心前区疼痛仍作，患者自行停服激素，继服上药半月，自觉后脑发麻及手指麻木均有明显减轻，手指基本不痛，腰痛不显。连续服药 1 个月后，复查抗"O" 800 单位，血沉 10mm/h（原 40mm/h），心前区疼痛消失，后脑及手指麻木已除，惟耳鸣气短仍见，患者已能自己步行来院就诊。

简析：患者胸痛主要有两个原因造成，一是风湿，即风、寒、湿邪留滞经络；一是风湿引起心脏瓣膜的病变，而致使血脉瘀阻。因此，在治疗上既要祛风散寒化湿以止胸痛，又要活血化瘀以强心止痛。裘老选用附子为君药，因附子温补阳气，散风寒湿邪，为通痹圣药，同时又有强心作用；配生地加强强心功能；配蒲黄、丹参活血祛瘀；威灵仙走而不守，通经止痛；配羌活祛风除湿之力增强，尤以治上身痛为主；配降真香祛风散瘀止痛；独活祛风胜湿，与羌活一治上，一治下，相须相助，用于表里上下一身尽痛，周身骨节酸痛，腰脊背痛；香附、延胡活血行气，散瘀止痛；鬼箭羽活血通络，擅治胸痹心痛；配桂枝温通活血，既治胸痹心痛，又可通脉调经；加防己祛风止痛；加磁石镇浮阳而益肾阴，镇静安神。方中另加黄芩一味，既取其消炎止痛之功，又因苦寒与辛温药相配，起相反相助之功，以提高疗效，这也是裘老用药处方的特点之一。

三、冠心病

冠心病即冠状动脉粥样硬化性心脏病，主要病理变化为冠状动脉粥样硬化。典型症状可见左侧胸膺或膻中处突发憋闷而痛，疼痛性质为灼痛、绞痛、刺痛、隐痛或含糊不清的不适感等，疼痛常可窜及肩背、前臂、咽喉、胃脘部等，甚者可窜及手少阴、手厥阴经循行部位，延至中指或小指，常兼心悸。起病突然，时作时止，反复发作。持续时间短暂，一般几秒至数十分钟，经休息或服药后可迅速缓解。多见于中年以上之人，常因情志波动、气候变化、多饮暴食、劳累过度等而诱发。亦有无明显诱因或在安静时发病者。辨证时要注意鉴别阴寒、痰浊、气滞、血瘀的不同，本虚又应区别阴阳气血之虚。治疗原则应先治其标，后治其本，或标本同治，虚实兼顾。治标常以散寒、化痰、行气、活血为主，扶正固本包括温阳、补气、益气、养阴等法。活血通脉是其基本治法。

案例

邵君，男，71 岁。就诊日期：2000 年 10 月 13 日。

主诉：胸闷、胸痛反复发作 4 年，加重 7 个月。

现病史：胸闷、胸痛反复发作 4 年，今年春季开始，胸闷、胸痛发作次数明显增多，诊断为冠心病、心绞痛，心电图显示：T 波改变，ST 段压低。刻下胸闷，有紧压憋闷、透不过气的感觉，偶有胸痛，伴有气急心慌，神疲倦怠，乏力气短，两腿酸软，夜寐尚安，纳食较旺，大便正常。素有糖尿病、慢性支气管炎、前列腺增生病史。舌红偏暗，苔薄腻，脉细软。

诊治：气虚血亏，血不养心，瘀血阻滞心脉。治宜益气养心，通阳宽胸，活血止痛。

处方：紫丹参 18g，白檀香 12g，降真香 12g，川桂枝 18g，炙甘草 18g，麦冬 15g，生地黄 30g，川雅连 6g，花龙骨 24g（先煎），潞党参 18g，西红花 1g（后下），焦楂曲各 12g。14 帖。

效果：服药 7 帖后，患者胸闷、胸痛之症即有明显减轻，自觉气顺，胸部紧压憋闷感明显改善，精神随之好转，走路亦略感轻松。上药加减续服 14 帖，以图缓治。

简析：胸痹之证多以气阴两虚为本，瘀血痹阻为标。本案患者还伴有老年人较多见的慢性支气管炎、前列腺增生以及糖尿病等疾病。因年老体虚，阴血不足，血不养心，心气衰弱；心气虚则心阳不振，心阳不足，则气血易于痹阻心脉，而有胸闷、胸痛之症状，导致虚实夹杂之证。方中用丹参饮活血化瘀，理气宽胸。丹参为活血化瘀养心之要药，再加檀香理气宽胸而止痛，因患者胃纳佳而不用砂仁等味。为增强理气宽胸之效，再加降真香，降香、檀香两药合用，其效更佳，裘老临证投药，用量较大，常为一般用量之 2 倍。由于檀香、降香药性芳香燥烈，为防其伤阴，故在配伍中用麦冬、生地黄等阴柔滋润之品，既防燥烈之过，又能补养心血，此刚柔相济之配，颇为实用。本方还选用张仲景之炙甘草汤配伍相济，方中炙甘草、潞党参益气以养心，并助丹参饮活血化瘀之力；方中用西红花，使全方活血化瘀通阳之力更著，较之杜红花，西红花药力更强；方中桂枝用量达 18g 之多，亦为常量之数倍，使全方通阳宽胸之效更明显；方中黄连一味，性苦寒，为入心经之药，其苦寒之性与桂枝、白檀香、降真香温热之性相配，可起到寒温平衡之效。黄连此药，经现代药理研究证实，有增加冠状动脉血流量以及降血糖之作用，对冠心病伴糖尿病者最为适用。方中化龙骨有宁心安神之效，对心悸心慌有较好疗效。全方配伍精妙，药味简练，虚实兼顾，颇切合老年人胸痹之病机及衰弱之体质。

四、其他

本类胸痛或胸痹病例，皆西医诊断不明且治疗无效者，而中医疗效确凿，故不敢私藏，录以备考。若以案中临床表现来看，大半疑似心脏病。

案例一

张君，男，58 岁。就诊日期：1982 年 3 月 15 日。

主诉：胸闷、胸痛 5 年，近两周加重。

现病史：胸部痞闷，隐隐作痛，时止时发，病已 5 年。近两周，胸痛发作较甚，胸痛彻背，全身恶寒，面色苍白，口不渴，神志清楚。舌淡红，苔薄白，脉沉细而微。

诊治：年届花甲，心气不足，心阳不振，病久心气耗散。体弱而邪盛，阴寒盛而痹阻心胸，心脉不畅，不通则痛；阳微而阴寒盛，则全身恶寒，面色苍白，脉沉微。治拟祛除阴寒，温通心脉。急则治标，投乌头赤石脂丸合丹参饮治之。

处方：制乌头 10g，蜀椒 9g，熟附子 9g，淡干姜 9g，赤石脂 15g，大丹参 20g，白檀香片 6g，砂仁 4.5g（后下）。2 帖。

复诊方：制乌头 10g，蜀椒 9g，熟附子 9g，淡干姜 9g，潞党参 20g，大川芎 12g，大丹参 20g，白檀香 6g，砂仁 4.5g（后下）。3 帖。

效果：服药二剂后胸痛明显减轻，心胸部位仍有隐隐疼痛，全身倦怠乏力，面色仍较苍白。寒邪渐渐消退，心阳有所振足，气机仍欠通畅，加党参、川芎后精神振作，脸色红润。

简析：患者胸闷胸痛长达 5 年，疲劳则症情加重，反复发作，心气耗损，心阳不振，阳微阴盛；心阳极度衰微，则阴寒之邪嚣张，弥漫全身，则恶寒，脉沉细而微弱，凝阻心脉则胸痛彻背。依据"急则治标"的原则，投辛热峻剂之乌头赤石脂丸以消阴寒之邪，救欲绝之阳气。方中附子、干姜温阳散寒；乌头直祛阴寒之邪；蜀椒理气开郁，以助温通；合丹参饮组方，取丹参活血化瘀，檀香、砂仁温通气机，"气为血之帅"，气行则血脉通畅，而使胸痛得以缓解；方中合用干姜之温守阳气，赤石脂之固摄心气，旨在协力温通阳气，祛散阴寒，加此二味，以散中有守，以防阳气耗散外泄，祛散阴寒而兼固摄。复诊方加用党参、川芎，意在补气活血，补而兼通。全方配伍缜密，药精而力专，经调理巩固而痊愈。

案例二

王君，男，66 岁。就诊日期：1986 年 10 月 5 日。

主诉：胸痛 5 年，发作时口唇青紫。

现病史：胸痛每月发作数次，发作时疼痛剧烈，胸有憋闷窒息之感，伴口唇青紫，手足逆冷，面色苍白，出冷汗，四肢略有拘急。舌质紫，苔薄白腻，脉沉微细欲绝。

诊治：阳气衰微，不能温煦四肢全身；气虚阳微，不能固摄敛汗；心阳不足，血行受阻，瘀痹心脉。病情重笃，气虚阳微欲脱，急投温阳益气之剂，症情危急，以大剂救之。

处方：熟附块 15g，薏苡仁 30g，炙甘草 15g，吉林人参 15g，干姜 12g，生白术 15g。2 帖。

复诊方：熟附块 12g，薏苡仁 30g，炙甘草 15g，吉林人参 15g，干姜 12g，生白术 15g，枳实 12g，薤白 12g，桂枝 9g。5 帖。

效果：一剂后胸痛即减轻，手足转温。二剂后四肢拘急消失，冷汗止，口唇转红润，胸痛减轻，但仍有窒塞感，脉搏较前有力。加用枳实薤白桂枝汤后，胸痛全部消失，窒塞感、憋闷感亦消除，四肢回暖，脉搏恢复正常。

半年后又发作一次，仍投上法而治愈。

简析：患者胸痛剧烈，伴口唇青紫，手足逆冷，汗出，脉微欲绝。正如《灵枢·厥病》"真心痛，手足清至节，心痛甚，旦发夕死，夕发旦死"之论，此属心阳衰微，阴寒内盛，寒凝心脉，不通则痛之证。故急用薏苡仁、附子配伍，再合人参汤投之。此证阳气衰微之极，故症见胸痛剧烈，口唇青紫，手足逆冷，冷汗出，脉微欲绝。急投附子、干姜以回阳救逆，附子药性刚雄，走而不守，干姜守而不走，两药相合，以防阳气之耗散。因阳气衰弱，水湿阴邪凝滞筋脉，则四肢拘急，以附子配伍薏苡仁，温阳逐水，利湿舒筋，使四肢拘挛得以缓解。本证病情危笃，阳气虚脱，脉微欲绝，急投大剂吉林人参以益气救阳，合附子以回阳，使阳气虚脱之证得以回转，其中人参"能回阳气于衰绝，却虚邪于俄顷"（《本草经疏》）。若单用附子温阳，虽一时阳回，恐难持久，若单用人参，元气虽复，元阳未振，阴寒难以消散，两者配合，才能挽救危重病人垂绝之阳气。待胸痛减轻，手足转温，拘急消失，冷汗已止，脉气回复之后，将附子用量适当减少，增入桂枝、薤白以通阳降逆，加枳实以消痞化痰。整个治疗过程体现以救欲脱阳气为先，用大剂附子、人参回阳救逆，使阳气回复，继则消痞化痰，即"先扶其正，再祛其邪"之治法。

案例三

王君，女，38 岁。就诊日期：1985 年 6 月 13 日。

主诉：胸前刺痛两年，时轻时重。

现病史：胸前区针刺样疼痛已两年，时轻时重，稍有痞闷之感，口渴欲饮，夜寐欠酣，梦多纷扰，时有眩晕，面部潮红。舌红中剥，脉弦数。

诊治：心阴亏损，血虚气滞之证，治宜益气养心，理气活血。

处方：红花 9g（酒煎，分冲），生晒参 9g，大麦冬 15g，五味子 9g，生地黄 30g，丹参 20g，延胡索 15g，川芎 10g。3 帖。

复诊方：生晒参 9g，大麦冬 15g，五味子 9g，酸枣仁 15g，茯苓 15g，川芎 9g，知母 9g，生甘草 9g，生地黄 30g，延胡索 12g，珍珠母 30g，石决明 30g。10 帖。

效果：服药 3 帖后胸前刺痛明显减轻，痞闷之感亦觉改善，自有轻快之感。继服中药后，胸前区刺痛渐渐消失，虚烦不寐、眩晕及面部潮红等症状亦多好转。服 10 帖后眩晕亦消，面部潮红已退，心前区刺痛未发，痞闷感得以消除，夜寐好转，乱梦减少，食欲渐增，脉搏平和。

简析：胸前区针刺样疼痛两年，久痛入络，为瘀血痹阻络脉。口渴引饮，舌红中剥，为心阴亏虚之象。阴虚则阳无所制，虚火上冲颜面，则现潮红，并时觉眩晕；又心阴不足，神明失养，虚火燎扰，则心烦难眠，或乱梦纷纭。故采用《金匮要略》红花酒之意，取红花活血润燥止痛，并借助酒性而温通，以通行血气，使疼痛缓解；并合生脉散，益气养阴，方中生晒参益气，麦冬养阴益血，五味子收敛生津；加用丹参，"功同四物"，养血活血，加生地黄清心养阴补血，加川芎行血中之气，加延胡索活血止痛，以通心气。丹参、川芎、延胡索三味，以助红花活血化瘀，务使瘀血痹阻得以消除。标本同治，使刺痛顿减。后加用石决明、珍珠母以振摄浮阳，潜降虚火；加酸枣仁以养心安神。连服 10 剂后诸症消失。药证相符，故得速效。

案例四

张君，男，44 岁。就诊日期：1986 年 3 月 5 日。

主诉：心中烦热，心痛，伴抑郁二十余天。

现病史：心中灼热而疼痛、情绪抑郁二十多天，夜不能眠，手足心热，大便秘结，小便黄赤，舌质红，苔薄，舌心剥苔，脉细数。

诊治：此心阴亏虚，心火内炽。心火旺盛，则心痛即现。治宜清心、养阴、清火。清火除热，阴血安宁，心气自和。

处方：黄连 9g，黄芩 12g，阿胶 9g（另烊，冲），白芍药 15g，金铃子 12g，延胡索 12g，生甘草 9g，大生地 20g。3 帖。

效果：服药后心中烦热已平，手足心热亦愈，心痛大为减轻，脉转和缓，舌质红有好转，夜寐改善。将上方黄连减量为 6g，黄芩改为 9g，加夜交藤 15g，酸枣仁 15g。服 8 帖后夜能熟睡，未见心痛发作，诸症皆消。

简析：《辨证录·心痛门》谓："真心痛原因有二类，一为寒邪犯心，一为火邪犯心。"本证为气郁化火，气火上冲，热困心胸。发生心中灼热疼痛的原因是热灼阴液。心阴亏耗，心不守神，五心烦热而急躁，夜不得眠；"舌为心苗"，心火上炎则舌红；阴液亏损则舌中苔剥；热移下焦则便秘溲赤。方取黄连阿胶汤合金铃子散治之。方中黄连、黄芩苦寒直折心火，白芍药、阿胶甘酸化阴，苦寒酸甘相合，具有滋阴清火之效。《本草逢源》谓金铃子散"治心包火郁作痛"，可清火疏肝解郁。心火下降，精神安定，抑郁消除，则心痛缓和。因阴亏之人不能久服苦寒之剂，故将黄连、黄芩改小剂量，加夜交藤、酸枣仁以养心安神而疗效更佳，经调理后症状消失。黄连阿胶汤本为"少阴病，心烦不得卧"而设，今加减应用于心阴虚之心痛证，同样取得很好的疗效。方中不用鸡子黄，是根据《本草求真》所言"多食则滞"之理，同时鸡子黄还有使心痛加重之嫌。

案例五

张君，女，40 岁。就诊日期：1986 年 10 月 9 日。

主诉：胸部刺痛 5 年。

现病史：胸部刺痛之症已有 5 年之久，遇寒或劳累则加重，胸中痞闷，有窒息感，面色灰暗，皮肤有黑斑。舌质紫暗，苔白腻，脉沉涩。

诊治：寒凝心脉，气滞不通。治宜温通心脉，活血行瘀。温经汤合桃核承气汤加减。

处方：吴茱萸 15g，桃仁 5g，党参 9g，麦冬 12g，川芎 12g，赤芍药 12g，当归 12g，制半夏 12g，丹皮 9g，生甘草 12g，阿胶 9g（另烊，冲），生川军 12g，桂枝 12g，生姜 9g。4 帖。

二诊方：上方去生川军、生姜，吴茱萸改为 6g，加丹参 15g，红花 6g。10 帖。

三诊方：生地黄 30g，川芎 12g，当归 12g，赤芍药 12g，桃仁 12g，红花 6g，桂枝 9g。14 帖。

效果：服 4 帖后心胸刺痛大为减轻，胸闷窒息感也有改善，面色仍为灰暗，皮肤黑斑，舌质紫暗。药后血瘀之症渐渐消解，但不可能一时尽除，仍须坚持服药，加丹参和红花，以增强活血化瘀之力。服药 14 帖后心痛止，胸中痞闷消失，皮肤黑斑、舌质紫暗亦渐消除。最后以桃红四物汤加桂枝而收功。1 年半后随访未见复发。

简析：患者心痛，遇寒而发，其病因为寒凝心脉，气血瘀阻。《素问·举痛论》谓："寒气入经而稽迟，泣而不行……故卒然而痛。"面色灰暗，皮肤黑斑，舌色紫暗，皆为瘀阻血脉之征。方中吴茱萸、生姜、桂枝温经散寒，通阳宣痹，使血得温而行；半夏辛温，消痞散结，以辅助之；大黄入血化瘀；赤芍药、桃仁、红花、丹皮等通行血痹，使瘀血去而新血生，邪去而正气复；党参、甘草、当归、麦冬补气养血，使正气复而邪自去。温经汤为治妇人少腹留有瘀血方剂，桃核承气汤亦为下焦蓄血主治之方，二方合用，一为温经，一为化瘀，同样适用于上焦寒凝瘀阻血脉之证，仅 4 帖，心痛即大为减轻，可见，仲景之方只要应用得当，切中病机，同样可以达到疗效。后用桃红四物汤以养血活血，桂枝温通心阳，散寒除痹，使气血阴阳调和，心络通畅，治疗半月余诸症悉除。

案例六

赵君，男，55 岁。就诊日期：1985 年 8 月 5 日。

主诉：心痛 6 年，频发痛剧两周。

现病史：患心痛已 6 年，治疗无效，近两周发作较频而痛剧。

前医用瓜蒌薤白白酒汤、乌头赤石脂汤、手拈散、失笑散治疗亦未见效。刻下心胸绞痛，胸中窒塞，有压迫感，面色暗黑，肌肤甲错，疼痛剧烈时伴有出冷汗。舌质紫，脉沉弦有力。

诊治：病属瘀血凝阻心脉。前医用活血化瘀之剂而未见效，乃因病邪较深，胶着顽固，一般活血化瘀轻剂药力不足，难以胜任，必须峻剂攻逐，希冀能获良效。

处方：炙水蛭6g，炙虻虫6g，桃仁15g，酒大黄12g，桂枝15g，茯苓12g，丹皮12g，赤芍药15g。2帖。

二诊方：炙水蛭改为4.5g，炙虻虫4.5g，加吉林人参10g。3帖。

三诊方：生黄芪30g，当归10g，赤芍药10g，川芎10g，生地黄15g，干地龙9g，桃仁10g，红花6g，大蜈蚣1条。10帖。

四诊方：上方加党参15g，炙甘草9g。14帖。

效果：2帖药服后，剧烈心绞痛大为减轻，面色暗黑稍带红润。后加人参以益气，推动活血化瘀之力。药后心绞痛已消失，胸部痞闷窒塞感亦得消解，面色转为红润，舌质紫色亦好转。再用补阳还五汤合桃红四物汤之意续进，并加大蜈蚣搜剔经脉，活血散瘀。后又加投党参、炙甘草，使元气旺盛，气血通畅，瘀血渐消，心绞痛、肌肤甲错、舌质紫暗等症皆获痊愈，1年后随访未见复发。

简析：患者心绞痛较剧，又见面黑紫舌、肌肤甲错之症，为瘀阻心络使然。前医用活血化瘀药投之无效，正如清代大医家徐大椿《医学源流论》所云："天下有治方不误，而始终无效者，此乃病气深瘤，非寻常之方药所能愈也。"患者心痛历经6年，病势逐渐加重，直至出现肌肤甲错之症，此乃瘀血胶结根深。仲景抵当汤用水蛭、虻虫以逐恶血，虫类之药药力强，能深入经脉之中将瘀血消除；方中桃仁破气行瘀，能化解凝聚肌肤之瘀血；大黄善破积气留血，而疏通血脉。与桂枝茯苓丸合用，旨在温通血脉，《内经》有言："血者喜温而恶寒，寒则涩而不流，温则消而去之。"赤芍药除血中之滞，丹皮消瘀，茯苓淡渗利窍，使心脉开通，宿瘀渐除。由于瘀血凝聚，短时间内难以尽除，而峻利之药用之过久或量大，有耗损正气之虑。养血活血，通络除痹，再加蜈蚣以搜风通络，数年痼疾得以治愈。

案例七

陆君，男，65岁。就诊日期：1987年2月12日。

主诉： 胸闷气逆，胸痛时轻时重半年。

现病史： 患者胸闷气逆，胸痛时轻时重，动则心悸，头目眩晕，气喘时吐稀薄之痰，大便艰涩，舌苔白腻而厚，脉弦滑有力。半年来经过很多医师治疗，治以行气止痛，或活血化瘀，服用后均为见效。

诊治： 痰浊阻滞心络，气血不得运行，治宜化痰消瘀，泻肺利气。

处方： 桂枝15g，生姜6g，枳实12g，茯苓12g，制半夏12g，陈橘皮9g，葶苈子12g，大枣10枚。3帖。

效果： 服药3帖后，大便转通畅，喘逆渐平息，心痛、动悸亦显著减轻，症状大为好转，苔腻渐化，脉转缓和。葶苈子减量至9g，继服5帖后，心痛已止，眩晕减轻，咳逆稀薄之痰已除，痰浊得以消除。调畅饮食而善后，以巩固疗效。

简析： 患者心痛、胸闷气逆、心悸，并有眩晕之症，为上焦阳气虚衰，浊饮弥漫所致，由津液不运，化为痰饮，郁结心胸，痹阻血脉，导致诸多病候。采用张仲景桂枝生姜枳实汤法，方中桂枝为君，用量宜大，达 15g，以振奋心阳；配伍生姜以散阴寒之邪，并助温通；枳实有"破气化痰"（《本草日新》）之效，冀其开痞降逆；葶苈子一味，《开宝本草》谓能"除胸中痰饮"，枳实、葶苈子相合，为治标之要药；又因葶苈子等药力峻猛，故加大枣以调和；另有半夏、陈皮、茯苓三味，实乃二陈汤之意，以化痰浊而平逆气。通阳为治本之法，化痰散结乃助通阳，标本兼施，相互协同，阳气宣通，浊饮下降，心痛随之得以缓解。

案例八

李君，女，48 岁。就诊日期：1986 年 7 月 1 日。

主诉：胸闷伴胸痛放射到背部两年。

现病史：胸闷气塞，心痛常作，痛向背部放射已两年之久，喘逆短气，咳吐稀薄之痰，时有泛酸，夜寐不安。舌苔白腻，脉弦。

诊治：痰饮上犯心胸，心脉不通，则胸痛及背。治宜宣通气机，涤痰化饮，使心气调和，胸痹心痛自止。

处方：全瓜蒌 30g，薤白头 12g，制半夏 15g，北沙参 15g，丹参 15g，川贝母 6g，郁金 6g，砂仁 4.5g（后下），茯苓 12g。4 帖。

二诊方：上方加杏仁 12g，细辛 9g。3 帖。

效果：服药 4 帖后心痛放射至背部明显缓解，胸痹气塞得以舒畅，咳逆短气亦减轻。心脉气机有通畅之兆，加用杏仁、细辛服，3 帖后咳嗽气逆已止，胸中窒息感消失，心痛之症消除。

简析：痰为阴邪，其性黏腻，胶著停滞于心胸，则气机痹塞，阻遏胸中；气与痰交结于心脉，则胸痛至背。患者并见喘逆气短、咳痰泛恶、不能安卧等症，皆为痰浊作祟使然。仲景有"胸痹不得卧，心痛彻背者，栝蒌薤白半夏汤主之"之言，本方即遵其法而治之，并合用《医学心悟》启膈散。方中瓜蒌开胸中之痰结，"导痰浊下降"（《本草思辨录》）；薤白辛温，通调壅滞之气；半夏、川贝一燥一润，以化痰浊，以降气逆，以散气结；郁金、砂仁理气以解郁结；北沙参甘凉润燥，化痰止咳；茯苓利湿化痰；丹参活血止痛。两方合用加减，有通痹散结、化痰降浊、理气宽胸之效。后在原方基础上加杏仁以降气止咳，细辛治咳逆痰饮，以开胸中积滞之气，数剂即使痰去咳止，胸痹宣通而心痛消失，效果显著。

第七节　胁　痛

胁痛是指以一侧或两侧胁肋部疼痛为主要表现的病证，是临床上比较多见的自觉症状。胁，指侧胸部，为腋以下至第十二肋骨部的总称。胁痛可见于急慢性肝炎、肝硬化、肝寄生虫病、肝脓肿、肝癌、急性胆囊炎、慢性胆囊炎、胆道蛔虫症、肋间神经痛等。胁痛的病位在肝胆，又与脾胃及肾相关。基本病机为肝络失和，其病理变化可归结为"不通则痛"与"不荣则痛"两类。治疗当以疏肝和络止痛为基本治则。肝气郁结、瘀血停着、肝阴不足、外邪侵袭，均是导致本病发生的主要病机。

一、胆囊炎

胆囊炎是腹部外科的多发病、常见病。女性发病率高于男性，且 40 岁以上、身体肥胖者发病率较高。临床以上腹部疼痛为特点，或伴有消化不良症状，一般归属于"胁痛""胃脘痛"范畴。胆附于肝，与肝相表里，胆是中清之腑，以下行为顺。寒温不节、饮食不节、过食油腻及虫积等，均可导致肝胆气滞，湿热壅阻，出现感染。

过食辛辣、肥甘、油腻等导致肝气不舒，脾失健运，湿热内生，热煎胆汁，遂生诸症。

案例

周君，女，38 岁。就诊日期：1987 年 4 月 5 日。

主诉： 胃脘饱胀不舒反复出现 6 年。

现病史： 中上腹饱胀不舒时时出现，并有逐日加剧之势，自行口服胃药，疗效不显，胃部钡剂造影正常。5 天前在外院做 B 型超声波检查，提示为"胆囊炎"，经他人介绍来裘老处求诊。就诊时中上腹饱胀较甚，并牵及背脊部，伴有泛酸、嗳气，胃纳不佳，大便数日一行。舌苔薄白，脉濡软。

诊治： 湿浊阻滞中焦，胆胃之气失于和降，脾失运化，气机逆乱，治宜化湿和中，降逆通便。

处方： 生甘草 24g，潞党参 24g，制半夏 12g，淡干姜 6g，大红枣 5 枚，淡子芩 20g，小川连 9g，旋覆花 9g（包），煅代赭石 20g（先煎），江枳壳 9g，清宁丸 9g（包）。7 帖。

效果： 服上药 7 帖后，上述诸症大减，后续服 7 帖，胃脘饱胀、泛酸、嗳气均除，胃纳亦增，每餐能进食一碗半米饭，大便日行，嘱其再服上方 5 帖以巩固，服完如无不适，可停药观察。平时忌食生冷、油腻、烧烤等食品，同时应保持大便通畅。

简析： 胆囊炎是临床上较为常见的病证。临床以上腹部饱胀不适，持续性钝痛，右肩胛区疼痛，胃中灼热、嗳气、泛酸等消化不良的表现为主。该病多由饮食膏粱厚味，劳倦过度，损伤脾胃之气，或忧思郁怒，肝木横逆所致。裘老对此患者采用甘草泻心汤合旋覆代赭汤加味治疗。甘草泻心汤在《伤寒论》中主治"心下痞硬而满，干呕，心烦，不得安"。此"心下"即指胃脘部，"痞硬而满"近似饱胀不舒，此饱胀非结热，也非结寒，乃胃气虚弱，客邪上逆，阳陷阴凝之故。裘老重用甘草、党参、红枣缓急止痛，除腹胀满，还能补益胃气；半夏、黄芩、干姜、黄连辛开苦降，降逆消痞。旋覆代赭汤专治"心下痞硬，噫气不除"，旋覆花之辛，用以宣气涤饮，更以代赭石沉浮镇逆，枳壳下气，清宁丸通便。裘老善用经方，方证相合，药到病除。古人有"甘能令人满"之说，故每遇胀满病人，均忌用甘草，而裘老不仅不忌，有时还加大用量，此例患者即是重用甘草、党参、大枣，而取得较为满意的效果，以实例证明仲景定方之妙，而后人所谓中满者忌用甘草乃属偏见。

1985 年夏季，裘老诊治一 35 岁张姓男病人，患胆囊炎，缠绵已逾半年，历经各大医院诊治，服用中药多月，均无寸效。患者发热长期不退，胸脘痞满，胁腹胀痛，不思饮食，形神极度憔悴。裘老检视前医处方，大都为清热化湿、利胆消积之药，而病情迄今未好转，观其舌苔白腻，厚如积粉，舌质稍红，脉濡细无力，神气消索。本元已败，乃为勉处一方，用补中益气汤加熟地黄、山萸肉、黄芩、黄连，方中熟地黄、甘草、党参均用大剂量，熟地黄用一两（30g），党参、甘草各八钱（24g）。甫投 5 帖，患者复诊时厚腻之苔已化其半，胃思纳谷，痞满胀痛亦已减轻，患者喜形于色，谓半年来备受苦痛，服此方仅五日而身心顿觉轻快。前方合拍，嘱原方续服 7 帖。三诊时：发热已全退，厚腻之苔已化净，痞满胀痛之症悉除，食欲有增，精神清爽，累计服药不到半月，而中西药物备尝之顽疾竟得痊愈。乃嘱其停药休息十日，即恢复工作。

裘老认为，胆囊炎中医辨证当属少阳、阳明疾患。前医用大柴胡汤、藿朴夏苓汤、枳实导滞汤等加减出入，根据中医证治常规，其处方原合法度，但治疗数月总未见效。如按照目前医界惯例，凡胸脘痞闷，舌苔厚腻，胃纳呆滞者，熟地黄、甘草、党参等均在禁用之例，裘老乃反其道而收捷效，此诚非常理可以解释者。昔王好古论医道有"此事难知"之说，今以此案论之，岂不信乎！明代张景岳因在外感发热及泄泻疾患倡用熟地黄，而备受不少医家抨击。故凡临床见到湿困、中满、纳呆等脾运失常之证都忌用熟地黄、甘草，至今犹为中医界同仁所遵守，而裘老大量应用，似较张景岳更为孟浪，然从本治案观之，则不仅于病无碍，且能起顽疾于旬日之间。

由此展开，裘老临证多年常用熟地黄治胃纳呆滞或泄泻，亦每多见效，可见景岳倡用熟地黄确有独到之处，洵非一般浅涉者所能知。医学高深至极，人体秘奥无穷，虽今日凭借现代科学仪器有所测知，但迄今所知仍恐不多。即以中药而论，历代本草所述，不仅各家载述不尽相同，有的是实践记录，也有不少是臆说推论，只有敢于实践，始能辨其精粗。至于用现代方法研究，须知每味中药常含有多种治疗成分，今日之药物提炼或药理研究，其所得仅是某一药中单一成分，未免以偏概全，更遑论中药方剂配伍之微妙作用，故要深明一草一木之功用，谈何容易！

二、肝炎

病毒性肝炎是由各型肝炎病毒所致的以肝脏损害为主的全身性传染病。好发于儿童及青壮年。病毒性肝炎根据临床表现及肝功能化验情况，分成急性肝炎（急性无黄疸型肝炎、急性黄疸型肝炎）、慢性肝炎（慢性迁延型肝炎、慢性活动型肝炎）、重症肝炎（暴发性肝炎、亚急性肝坏死）、淤胆型肝炎等。对病毒性肝炎，西医采用抗病毒药物、免疫抑制剂、免疫调节剂、促进肝细胞修复等药物治疗。病毒性肝炎是我国常见的传染病，属中医黄疸、胁痛、积聚、疫毒等范畴。肝炎的病因，中医学认为有湿、热、瘀、疫毒诸因素。

临床论治慢性乙型肝炎，多从湿热郁结、肝郁脾虚、气滞血瘀、肝肾阴虚等分型治疗。但本病病机复杂，正虚邪实同时存在，鲜有单纯属某一证型者。只是在病程不同阶段，邪正有主次之分，轻重缓急之异。

急性肝炎的病程超过半年，症状持续或肝功能检查仍有异常者，即为慢性肝炎。根据病程的长短及病情轻重，可分为慢性迁延型肝炎和慢性活动型肝炎两类。迁延型肝炎的病情发展属良性，预后较好，慢性活动型肝炎的发展多数渐进至肝硬化，预后较差。

案例一

汤君，男，22 岁。就诊日期：1989 年 9 月 27 日。

主诉： 右胁胀痛，时作时止已 1 年。

现病史： 去岁"甲肝"流行之际，进食毛蚶，感染发病，住院隔离治疗 1 个月，肝功能恢复正常，出院休养，并口服维生素。继后稍有劳累则右胁胀痛，腹胀不舒，口苦黏腻，口渴喜饮，口臭较甚，大便干燥，三日一行，精神不振，肝功能多次复查均正常。舌苔薄腻，脉弦细。

诊治： 肝经郁热未清，气机未畅，肝胃失和，脾运失健。治当清肝热，理气机，调肝胃，健脾运。

处方： 软柴胡 18g，制半夏 15g，淡子芩 20g，潞党参 20g，生姜片 4.5g，大红枣 7 枚，生甘草 15g，干藿香 15g，川厚朴 6g，焦楂曲各 10g。7 帖。

效果：患者服上药 7 帖，胁痛即消，腹胀亦除，口臭有减，精神已佳，大便二日一行。为巩固疗效，嘱其继服上药 2 周。1 年后患者因咳嗽持续 2 个月，来裘老处诊治，追问病史，自述胁痛服中药后未再出现。

简析：肝病多出现胁痛，《素问·藏气法时论》说："肝病者，两胁下痛引少腹，令人善怒。"《灵枢·五邪》云："邪在肝，则两胁中痛。"本案乃甲型肝炎感染后，余邪未净，经气不畅使然。先生师法仲景，投小柴胡汤加减，取效满意。先生常教导我们："'仲景垂妙于定方'（皇甫谧语），用柴胡汤有'有柴胡证，但见一证便是，不必悉具'之明训。"小柴胡汤证有往来寒热、胸胁善满、默默不欲食、心烦善呕等主症，只要抓住某一主症，即可投之，此实使用经方之垂范，小柴胡汤如此，其他经方亦复如此。本案惟以胁痛为主要表现，径用原方，少佐藿香、厚朴等化湿辟浊之品，即应手取效。

案例二

史君，男，31 岁。就诊日期：1989 年 2 月 22 日。

主诉：两胁胀痛反复发作 10 年余。

现病史：10 年前因两胁胀痛检查发现肝脾肿大，追查病史有苯接触史，实验室检查肝功能多次，均正常。10 年来两胁胀痛频见，劳累后疼痛加重。刻下面色萎黄无华，齿龈渗血，口渴喜饮，食后胃脘饱胀，嗳气频作，两胁胀痛，按之加甚，大便溏薄，日行 1 次。舌质红，舌苔薄白腻，脉细弦。B 超检查提示：慢性肝脏损害，脾肿大。

诊治：肝失疏泄，气机不畅，日久气滞血瘀。又兼劳累过度，气阴两伤，肝阴亏损。治宜疏肝气，化血瘀，养肝阴，健脾气。

处方：生地黄 30g，炙鳖甲 18g，炙䗪虫 9g，蓬莪术 15g，小青皮 10g，川郁金 12g，生白术 15g，杭白芍 18g，枸杞子 15g，金铃子 10g，延胡索 18g，木茴香各 2g，左牡蛎 30g（先煎），焦楂曲各 12g。7 帖。

效果：患者因居住外省，就诊极不方便，故自行服上药 28 帖，再次就诊时两胁作胀疼痛大减，嗳气已消，齿龈渗血不显，大便成形。嘱其继服上方，以巩固。

简析：患者居住县城，加上文化程度较低，缺乏劳动防护知识，以致在工作中，吸入苯毒，损伤肝脏，肝之疏泄功能受挫，久而影响血液运行及肝的藏血功能，胁为肝之分野，肝失疏泄，血液瘀阻，则两胁胀痛。裘老采用行气活血的金铃子散为主方，配合青皮、郁金、木茴香等疏肝理气以止痛。现代药理研究证明，延胡索有较为显著的镇痛及镇静作用；金铃子除有健胃作用外，还可兴奋肠道平滑肌，促进积气排出，从而可改善肝的疏泄功能；青皮可增加胆汁分泌量，并能舒张胆道平滑肌。配䗪虫、芍药、莪术活血祛瘀，通络止痛；配生地、鳖甲、枸杞滋养肝阴；加白术以健脾。全方有机组合，故奏效迅速。

案例三

裘君，女，56 岁。就诊日期：1991 年 12 月 7 日。

主诉：右胁疼痛 1 年余。

现病史：以往有眩晕史，严重时只得卧床休息，曾做脑 CT 断层摄片检查，诊断为"小脑萎缩"。近 1 年多来，患者自感右胁急痛不适，时见胸脘胀痛，胃纳欠佳，甚则泛恶，伴耳鸣，记忆力减退。

实验室检查乙肝表面抗原阳性，e 抗原阳性，c 抗体阳性。诊断为"慢性乙型肝炎"。舌苔薄腻，舌边暗红，略有瘀斑，脉细弦。

诊治：肝阴不足，气机郁滞，脾失健运，气不生血，血络瘀阻。治宜养肝阴而和血络，培脾气以资生化。

处方：紫丹参 24g，大川芎 15g，全当归 20g，生黄芪 30g，制首乌 24g，制半夏 15g，焦楂曲各 2g，左牡蛎 30g（先煎），炒白术 18g，生莪术 20g，广陈皮 12g，仙灵脾 20g，决明子 15g，杜红花 9g，生姜 1.5g。14 帖。

效果：患者服上药后，胸闷已除，胃纳如常，胁痛消失，头晕亦见减轻，行走较为稳健。继服原方 30 帖后，复查"二对半"、乙肝表面抗原转阴，e 抗原也转阴。肝病竟告痊愈。

简析：乙肝标志物阳性者如何进行辨证施治，这是一个值得研究的问题。时下经常听到有人说，这几味中药可以降转氨酸，那几味中药能阴转乙肝标志物，于是临证处方不用辨证察体，信手拈来，对号入座。倘若效不应手，便束手无策。裘老并不反对辨病用药，临床若真能找到一些针对理化指标效果显著的方药，当然是一桩好事，但事实上是比较困难的。裘老常说：中西医学对人类生命现象审视的角度有差异，即使名称相同而内涵也有区别。因此，我们在临床处理具体问题时，不能用西医的理论指导中药的处方，更不能围着理化检查的指标转，以致束缚了辨证的思路。本案根据临床辨证，采用育阴柔肝、疏肝理气活血法治疗，不仅改善了临床症状，而且还纠正了乙肝标志物的阳性指标，实是"无心插柳柳成荫"，并再次证明了掌握中医辨证的重要性。

案例四

王君，男，27 岁。就诊日期：1993 年 4 月。

主诉：右胁胀痛反复发作 3 年。

现病史：患者于 3 年前因乏力、纳呆、胁痛、肝功能异常，被诊断为"乙型肝炎"，对症处理后纳呆及胁痛均有改善，但肝功能复查时好时差，外院诊断为"慢性肝炎"。近 1 年来，肝功能正常，血清乙型肝炎表面抗原（HBsAg）阳性，血清乙型肝炎核心抗体（抗HBcAg）阳性。临床表现为肝区胀痛不舒，口干欲饮，口苦黏腻，大便不爽，口有秽味，精神欠佳。舌苔薄腻，脉弦细。

诊治：病已三载，肝肾已亏，肝胃失和，湿浊内盛，脾运失司。治宜补益肝肾，行气和胃，健脾化湿。

处方：生黄芪 30g，潞党参 24g，枸杞子 15g，巴戟肉 18g，仙茅 15g，左牡蛎 30g（先煎），高良姜 10g，制香附 10g，川厚朴 9g，木茴香各 10g，川雅连 9g，延胡索 18g，炒白术 15g。7 帖。

效果：患者服上药 7 帖后，右胁胀痛明显减轻，口渴、口苦及口中秽味均有改善，惟大便仍觉不畅，裘老在原方的基础上仅加枳壳 12g，连服 2 周，上述诸症均除，嘱其停药，注意劳逸结合、情绪畅快、合理营养，以保证肝气疏畅和肝血滋养。

简析：患者肝功能反复异常数次，临床见右胁胀痛频作，精神疲惫，说明患者免疫力低下，故裘老重用黄芪为君药，补益中气，养血活血，以增强机体抗病能力。黄芪合党参益气生津，合枸杞生津止渴，补益肝肾。巴戟肉温而不热，既益元阳，复填阴水。仙茅入肝、脾、肾三经，有补益肝肾的作用，现代药理研究证实，仙茅除增强免疫功能外，还有显著的解热镇痛作用。牡蛎化痰软坚，清热除湿，王好古称牡蛎可"去胁下坚满"。上述药物在慢性肝病的治疗中，裘老每每与之，疗效均佳。厚朴为燥湿除满之要药，药理研究证实厚朴有改善肝脏实质病变的作用，和高良姜、制香附相配，增强祛寒行气、温中止痛的功效。另以木香配黄连，辛苦通降，寒温并用；木香配白术，补消并施；加茴香理气和胃止痛；加延胡索活血行气散瘀。全方配伍适当，故能取得较为理想的效果。

案例五

施君，男，39岁。就诊日期：1975年5月4日。

主诉：胁痛半年。

现病史：去岁10月起自感神疲乏力，行走15分钟左右右胁即感疼痛，大便溏薄，日行1～2次，并伴纳呆。化验肝功能：谷丙转氨酶（SGPT）65单位（正常＜40单位）。A型超声波检查：较密小波。屡服西药疗效不显，欲求中医治疗。舌苔薄白腻，脉弦。

诊治：肝经湿热未清，郁久气机不畅，横逆侮脾，脾运失司。治当清理肝经湿热，佐以理气止痛。

处方：牛黄醒消丸3g（分吞），全当归12g，竹节三七12g，生白芍9g，生香附9g，川石斛12g，沉香曲9g，青皮9g，红藤30g，延胡索12g，垂盆草15g，生牡蛎30g（先煎）。7帖。

效果：患者初服效果不显，嘱其继续服用，至30帖后精神明显好转，胃纳增，大便基本成形，胁痛消失，肝功能复查，谷丙转氨酶（SGPT）小于40单位。仅在气候变化时，肝区略有隐痛。继服上药1个月，症状完全消失，行走长路已无疲劳及胁痛。

简析：患者以胁痛、纳呆、乏力为主症，时间长达半年之久，而SGPT略有升高，病情虽属轻浅，但非旦夕可愈，故裘老在治疗上抓住两个环节：一是用药上照顾全面，即用牛黄醒消丸、红藤、垂盆草清理肝经湿热；以香附、青皮、延胡索理气止痛；以当归、竹节三七、白芍养血柔肝，活血通络；以沉香曲理脾胃气，止痛止泻，消除胀满；石斛可"补五脏虚劳羸瘦，强阴"（《神农本草经》语）。二是坚持守方以缓图功效。

三、肝硬化

肝硬化在中医学中属"鼓胀""癥瘕""积聚"等范畴，西医认为肝硬化是一种以弥漫性肝损害为主的慢性全身性疾病。该病多由慢性肝炎、慢性营养不良、慢性酒精中毒、血吸虫病等演变而来，可兼见多种并发症，是一种严重的不可逆性疾病。病变主要为肝细胞变性、坏死、再生，纤维组织增生及假小叶形成等。临床上分为肝功能代偿期和失代偿期。临床以面色暗滞、消瘦乏力、口渴齿衄、胁痛腹胀、纳呆、大便不调、舌紫暗或有瘀点等为主要临床表现。中医认为，本病病位在肝脏，其形成与肝、脾、肾等三脏关系密切，病性为本虚标实，虚实夹杂，本虚在肝、脾、肾三脏，标实为气滞、血瘀、水聚。其属疑难病证，临床治疗颇感棘手，中西医皆有同感。

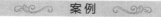

案例

俞君，女，52 岁。

主诉：右胁胀痛 2 年。

现病史：10 年前曾患"甲型肝炎"，对症处理后痊愈。近 2 年来稍劳或情绪不佳则右胁胀痛，并有加甚趋势，外院 B 超检查结果为"肝硬化、肝内囊肿、慢性胆囊炎、脾肿大"。近来右胁胀满疼痛，稍劳则加甚，头胀齿衄，口渴喜饮，脘腹饱胀，胃纳不佳，大便偏溏，下肢时见抽搐，夜寐不酣，乱梦纷扰，精神疲惫。舌苔薄黄腻，舌质红，脉弦细而数。

诊治：脾气虚弱，湿浊瘀阻，运化失司，又兼肝阴不足，筋脉失养，虚火炽盛。治拟健脾化湿，柔肝养阴。

处方：潞党参 20g，生白术 18g，白茯苓 15g，生甘草 15g，制半夏 15g，新会皮 10g，北沙参 15g，寸麦冬 15g，全当归 15g，川楝子 12g，大熟地 24g，延胡索 20g，广木香 12g，缩砂仁 4.5g（后下），枸杞子 15g。14 帖。

复诊方：生黄芪 30g，炙鳖甲 20g，生莪术 15g，左牡蛎 30g（先煎），潞党参 18g，生白术 15g，白茯苓 12g，生甘草 15g，广木香 12g，青陈皮各 10g，延胡索 20g，寸麦冬 15g，枸杞子 15g，粉丹皮 10g，炒蒲黄 15g（包）。7 帖。

效果：患者服初诊方半月，衄血减少，胃纳渐增，下肢抽搐改善，但胁痛、头晕、脘腹饱胀仍作，大便日行 1～2 次，后改服复诊方 7 帖，药服完后，胁痛及脘腹饱胀均减，嘱其续服复诊方 1 个月，患者胁痛全除，脘腹饱胀也消，齿衄亦止，大便日行 1 次，夜寐安，精神亦振，舌红不显，脉数除。嘱其可间歇服药（隔日 1 帖，或一周 2 帖），同时避免过度劳累及情绪波动，少食生冷、油煎、炒炸、烧烤等食品。

简析：裘老认为，肝硬化的基本病机是正虚邪恋，具体有以下特点：①阴虚与湿热并存：肝阴虚，疏泄失职，易致脾胃壅滞生湿，湿郁化热又能伤阴。但阴虚为本，湿热为标。②血热与血瘀互兼：湿热阻滞络脉，久则生瘀。血瘀又可加重病情，甚至是黄疸加深的主要病机。另一方面邪毒深传，血分有热，瘀热互结，出现鼻衄、齿衄、皮肤瘀斑等出血症状。③肝与脾同病：肝炎早期多湿困脾胃或肝胆，土壅也可令木郁失于条达；肝硬化后，肝旺乘脾，或脾虚气血生化不足，肝木失荣，或肝虚不能藏血，脾土失养，两者互相影响。近贤秦伯未先生曾云："治内伤于虚处求实，治外感于实处求虚，乃用药之矩矱。"对于肝硬化来说，外邪与内伤杂合为病，病机属本虚标实，故治疗宜虚中求实，补泻结合。本案裘老在初诊方中抓住患者脾虚湿重的临床表现，如脘腹饱胀、纳呆、便溏、苔腻等，给予香砂六君子汤以健脾化湿，同时应用一贯煎以治疗肝阴不足所出现的胁痛、齿衄、下肢抽搐等症。初诊方服后，湿浊虽化，但脾气未足，肝胆气机欠畅，血行受阻，故复诊方用五味异功散合延胡索、木香，既补气虚，又理气滞，重用黄芪意在补气生血，鳖甲、莪术、牡蛎软坚散结，祛痰通络，以缓解肝硬化，合麦冬、枸杞养阴清热，合丹皮、蒲黄凉血止血。治疗上统筹兼顾，丝丝入扣，故而取得甚为满意的效果。

裘老回忆，在 1972 年秋季，有一王姓男患者，年逾五十，在华东电业局工作。先患慢性肝炎，经本市某大医院久治未愈，拖延数年，发展至肝硬化。患者来就诊时，其神情疲惫，面色已见黄染，腹部胀大，并有腹水，出现肝掌、蜘蛛痣等，脉细弦，舌苔腻舌质红。病属癥疾，勉拟化瘀泄毒通络及疏肝扶脾法，选用黄芪鳖甲散、大黄䗪虫丸及香砂六君汤加减出入，每日吞服犀黄醒消丸。经治疗10 个月，兼用培补脾肾、调益气血之剂，如归脾汤、逍遥散、大补阴丸等方增减酌用，患者症状消失，精神日振，胃纳亦增，乃不甘家居寂寞，径至单位主持全天工作，竟安然无恙，直至届龄退休，在家颐养天年，饮啖起居，一应如常。后闻其在 70 岁时突发心肌梗死而殁。

　　裘老思考此病之康复，或属幸中。回忆当时治法，虽复诊多次，屡为更药，但犀黄醒消丸连服7个月，一日未间断，其他如参、芪、术、草、莪术、红花、䗪虫、蜈蚣、三七粉等，亦在所必用，余药则随症加减，而竟奏功。认以为犀黄醒消丸一药，恐对治疗本病起主要作用。惜目前因犀牛为被保护动物，药铺早无犀角供应。且其中的牛黄或麝香亦用化学合成品，其功效相差悬殊。中草药绝大多数为天然动植物，而今不少动物已在市上绝迹，植物亦多系人工栽培，非属道地药材，这种情况今后恐将不断增多，既影响中药疗效，同时对救治重症危疾亦极为不利。这一矛盾如何善为解决，深望中医药同道与社会人士加以重视，共商两全之策。

第八节　脾心痛

　　脾心痛相当于胰腺炎，又有急性与慢性之分。

　　急性脾心痛多因暴食诱发，以腹痛、恶心、呕吐、发热、黄疸等为主要临床表现。本病始见于《灵枢·厥病》篇。脾心痛的发生多因饮食不节、情志失调、蛔虫内扰等造成气滞湿阻，毒结火盛，火毒内迫营血，逆陷胰腺，火毒壅滞，甚则热盛肉腐。可参照本病救治。

　　慢性脾心痛是一种胰腺实质的慢性炎症性疾病。临床上包括慢性复发性胰腺炎和慢性无痛性胰腺炎。前者较多见，临床上虽反复发作，但组织病变永久性损害较少。临床表现以腹痛、腹泻为主，常被误诊为慢性胃炎。

案例

　　陈君，女，67岁。就诊日期：1992年11月4日。

　　主诉： 脘腹胀痛反复出现7年。

　　现病史： 近7年来脘腹部胀痛时见，尤以腹部胀痛为主，自述病起于郁怒之后，继后每于情绪不佳则脘部胀痛不舒。近半月来因情绪抑郁而腹痛又作，并伴有饱胀，口渴喜饮，口唇热干，精神疲惫，大便干结，须服泻药后才能通便，外院 B 型超声波检查结果示"慢性胰腺炎"。舌燥质红，脉弦细。

诊治：情志不遂，郁怒伤肝，肝失疏泄，气机逆乱，迁延日久，有化热伤阴之象。治宜疏肝解郁，理气消胀，佐以养阴通便。

处方：软柴胡 12g，江枳壳 12g，苦桔梗 6g，全当归 20g，乌药 12g，麻仁泥 18g，广木香 12g，花槟榔 15g，大生地 30g，京玄参 15g，合欢皮 15g，青陈皮各 10g，龙荟丸 6g（分 2 次吞服）。7 帖。

效果：连续服药 2 周，脘腹胀满、隐痛均除，口干大减，大便自行能解，日行一次，精神已振。半年后曾陪他人前来裘老处诊治，告知半年来脘腹胀痛未曾出现，外院 B 型超声波复查示：肝、脾、胆、胰均未见异常。

简析：饮食不节，饮酒过量，蛔虫内扰，七情过激，均可导致胰腺炎的发生。本例患者系由肝郁气滞，湿热蕴结，中焦宣泄不利，腑气升降失常所致。裘老选用四逆散合天台乌药散加减治疗。方中以柴胡为君药，旨在疏肝解郁，枳壳为破气消积之药，两药配伍，加强解郁行气之功；青皮味辛气烈，味苦降泄，能破气结，善疏达下焦之郁，与柴胡配伍，气郁可疏，气滞可行，气结可散；桔梗辛苦性平，辛散苦泄，与枳壳配伍，专治脘腹胀痛；当归为血中气药，得乌药则行气温通作用增强。大便干结，加用润肠通便之麻仁、槟榔、龙荟丸；因舌红、口渴，加生地、元参之类以养阴清热。全方组合丝丝入扣，故疗效甚佳。

第九节　胃脘痛

胃脘痛又称胃痛，是临床上常见的一种病证。多由外感寒邪、饮食所伤、情志不畅和脾胃素虚等病因而引起。胃是主要病变脏腑，常与肝脾等脏有密切关系。胃气郁滞、失于和降是胃脘痛的主要病机。治疗以理气和胃为大法，根据不同证候，采取相应治法。本病以中上腹疼痛为主症，其疼痛的性质可为胀痛、刺痛、隐痛、剧痛等，并可伴有脘腹胀痛、嗳腐吞酸、恶心呕吐、不思饮食、大便或结或溏等。西医的急慢性胃炎、胃及十二指肠溃疡、胃癌、胃神经官能症均属胃脘痛范畴。

一、慢性胃炎

慢性胃炎是一种常见病、多发病，其发病率为各种胃病之首。慢性胃炎是胃黏膜上皮遭到各种致病因子的反复侵袭，发生持续性慢性炎症病变，根据黏膜的变化，临床上可分三种：一为浅表性胃炎，即胃黏膜充血、水肿，可伴有渗出、糜烂或出血；二为萎缩性胃炎，即胃黏膜呈暗灰色，黏膜变薄，黏膜下静脉清晰可见；三为肥厚性胃炎，即胃黏膜粗糙、肥厚、充血、水肿及渗出者。临床以无规律的阵发性或持续性上腹部疼痛为特征，并可伴有纳呆、恶心、腹胀、嗳气、消瘦、贫血、腹泻等。西医主要用抗酸药、解痉药及健胃药治疗。

～～ 案例 ～～

周君，女，18 岁。就诊时期：1969 年 11 月 12 日。

主诉：胸脘胀满疼痛 2 个月余。

现病史：2 个月前因饮食不慎引起胸脘胀满疼痛，并伴有嘈杂呕酸，服西药"普鲁本辛"等后，疗效不显，转来裘老处诊治。就诊时患者面色暗滞，晨起口苦，口渴不甚，脘腹痞满，嘈杂呕酸，自觉胸中气塞，凝滞不舒，时有中脘疼痛，大便有时色黑，目前大便隐血试验阴性。苔薄白根腻，脉弦细。

诊治：寒湿食积阻于中焦，久有化热之势，气机逆乱，胃失和降。治宜散寒化湿，消滞清热，佐以理气和胃。

处方：轻马勃 3g，降真香 4.5g，柿饼霜 9g，吴茱萸 4.5g，煅乌贼骨 12g（研粉冲），生甘草 6g，九香虫 9g，玫瑰花 4.5g，潞党参 9g，生白术 9g，沉香曲 6g，川雅连 1g。10 帖。

效果：服上药后胃脘胀痛明显减轻，嘈杂泛酸已消，面色也清。惟觉胸脘滞塞不舒，气有上冲之感，脉舌无异常。再宗上法，去白术、吴茱萸、黄连，加仙半夏 9g，枳壳 4.5g，左金丸 6g（分吞），嘱其再服药 7 帖，药后若胸闷气逆改善，则可停药观察，后患者未再复诊。

简析：患者因饮食不慎引起脘腹胀满疼痛，并伴嘈杂泛酸，当属胃炎，迄今 2 个月症状未消，已转为慢性。所谓炎症即表面充血水肿，西医用抗菌消炎药，中药一般用清热解毒药，裘老选用马勃这味清热解毒药来治疗。马勃善治喉痹咽痛，裘老认为咽喉部系食道的开口处，其黏膜相连，该药既可消除喉部的疼痛，也可治疗胃黏膜的炎性疼痛，故每每用之，均能取得较为满意的疗效。慢性胃炎从中医学角度看，还有积滞未消的因素存在，故裘老用降真香、沉香曲来理气化滞，调中和胃，芳香止痛；玫瑰花理气解郁，化浊调中，可治肝胃气痛。方中裘老还选用了一味目前临床较为罕用的中药——柿饼霜，该药以清肺热、润肺燥、利肺痰、益肺气为长，但据《滇南本草》称，该药可"治气膈不通"，《本草经疏》云其"清肃上焦火邪，兼能益脾开胃"，裘老用此药来治疗胸脘痞塞胀满效果满意。

二、十二指肠球部溃疡并发胃炎

十二指肠溃疡是临床常见病、多发病，以青壮年为多，男女之比约为 3：1。本病病理机制主要为胃酸分泌过多或胃蛋白酶分泌增多。精神因素及胆汁反流、饮食、药物、地理环境、遗传、吸烟等因素均可造成。本病防治不当，可引起大出血、胃穿孔及幽门梗阻等并发症。

案例

朱君，女，53 岁。就诊日期：1984 年 5 月 29 日。

主诉：胃脘胀痛 8 年，加剧半年。

现病史：胃脘不适、疼痛、饱胀反复发作已达 8 年，在浙江当地医院曾做过胃镜等检查，诊断为"十二指肠球部溃疡，胃窦炎"，服用各种中西药物均无效，乃特来上海就诊。诊时见患者面色苍白无华，精神萎靡，身热乏力，胃脘部经常满闷不适，作胀疼痛，嗳气泛恶，泛清水或泛酸水，胃纳不佳，近半年来脘腹腹胀与纳差神疲进行性加重，大便偏软。舌苔薄白，舌质嫩，脉濡软。

诊治：脾胃虚寒，中气不足。气虚中满，寒盛则痛。治当温中散寒，益气健脾。

处方：生黄芪 30g，潞党参 24g，左牡蛎 30g，吴茱萸 9g，川雅连 12g，高良姜 12g，生甘草 20g，淡干姜 18g，淡黄芩 18g，荜茇 15g，荜澄茄 12g，延胡索 24g，海螵蛸 15g，轻马勃 4.5g。嘱服 1 个月。

效果：患者遵嘱服上方 1 个月后来沪复诊，脘腹胀痛已消除，精神明显好转，胃纳已增，昔日嗳气泛酸、呕吐清水等现象均消失。惟偶有心悸不适，伴有口干，乃以前方去黄芪、荜澄茄、吴茱萸，加紫丹参 20g，川厚朴 6g，焦山楂各 12g，再服 14 帖，以善其后。

简析：西医对胃炎分类有多种，但总属中医"胃脘痛"范畴，病机涉及胃、脾、肝、胆等。胃以和降为顺，脾以健运为常。胃有病，必令脾无以输化，脾失健，每致胃不能纳谷。一般胃炎初期，多表现为胃失和降，症见痛胀并作，以后波及于脾，症见神疲、纳呆及气血生化不足的虚象，脾虚反过来又影响胃的通降功能，形成脾胃皆病，虚实互见。肝胆之疏泄条达，亦关系到脾胃的升降功能，《内经》有"邪在胆，逆在胃"之说。另外，胃炎的发作或症情的进退，常与情志变化有关，其病机离不开气机郁结，肝胆失于疏泄，进而殃及脾胃的升降使然。

裘老治胃炎崇尚辛开苦泄、甘缓和中或酸收之法。《内经》云："辛以散之，苦以泄之。"本法以苦辛合用，寒热兼施，一阴一阳，一开一降，有开泄痞满、解散寒热、调节升降、疏泄气机的作用。裘老选用的辛药有半夏、干姜、高良姜、桂枝、厚朴等。气得寒则凝滞，得热则散行，故辛药有开结散痞、通畅运滞之功。苦药常选用黄连、黄芩、龙胆草等。俗有"苦寒败胃"之说，裘老不囿陈说，苦寒药不仅可降上逆之胃气，清泄胃中蓄热，并有健胃之功，即以龙胆草为例，《医学衷中参西录》言其"为胃家正药。其苦也，能降胃气，坚胃质；其酸也，能补胃中酸汁，消化饮食。凡胃热气逆，胃汁短少，不能食者，服之可开胃进食"。再者，苦寒与辛热相伍，既可治其寒，又有相反相成作用。若再佐以柴胡、木香、香附等疏理肝胆、调畅气机之品，其功益彰。

至于甘缓酸收法，针对胃炎久病，脾胃虚弱而设。其中脾胃气虚者，用甘缓以建中，药用参、芪、术、苓、草、枣等；胃阴不足者，用甘酸以化阴，药用乌梅、诃子与党参、玉竹、麦冬、甘草等。尤其要说明的是，对慢性胃炎出现心下痞胀一症，一般受"甘令人中满"之说的束缚，而不敢采用甘药治疗。裘老则一破后世的偏见，辄用甘草、党参、大枣等甘药，甘草一般用量为15～30g，与辛开苦泄的半夏、干姜、黄芩、黄连并用，使痞消结散，胃脘畅然。

三、胃神经官能症

胃神经官能症是高级神经功能紊乱所引起的胃功能障碍的全身性疾病。临床上以中上腹不适、嗳气泛恶、纳呆、心悸、不寐等为主要症状。

案例

姚君，女，39岁。就诊日期：1986年11月12日。

主诉：中上腹饱胀疼痛10天。

现病史：10天前因情绪不佳引起胃脘疼痛不舒，以往有类似发作史，服西药疗效不佳，本次也曾服"雷尼替丁"，但疼痛缓解不明显，而来裘老处诊治。诊见胃脘部饱胀隐痛，泛泛欲呕，嗳气频作，不思饮食，大便量少，通而不畅，并伴心神不宁，夜寐不酣。舌苔花剥而腻，脉弦细。

诊治：肝气郁结，横逆犯胃，又兼心脾素亏，气血不足。治宜疏肝理气和胃为先，佐以益气补血，健脾养血。

处方：软柴胡 9g，全当归 12g，杭白芍 12g，生白术 10g，嫩薄荷 3g（后下），白茯苓 9g，生甘草 6g，潞党参 9g，生黄芪 15g，广木香 9g，酸枣仁 12g，远志肉 4.5g，龙眼肉 9g，生姜片 4.5g，大红枣 5 枚。7 帖。

效果：服药期间胃脘饱胀隐痛逐日改善，待 7 帖服完后，胃脘饱胀隐痛亦消，纳谷已馨，神情安定，夜寐已酣，苔腻也化，惟嗳气减而未消，再予上方加海螵蛸 12g，以善后巩固。

简析：患者虽以胃脘疼痛前来求治，但裘老究其病因，探其病机，认为胃脘疼痛乃属表象，其本不在胃，而在心、肝、脾三脏。心脾不足，则阴血不易化生；阴血不生，则肝失滋养而疏泄失司。又兼情绪不佳，气机失畅，郁积于内，横逆犯胃，而发胃脘饱胀疼痛。故裘老取逍遥散疏肝解郁，健脾和胃，配合归脾汤益气补血，健脾养心，证治合拍，故收效甚佳。现代药理研究证实，逍遥散有明显保护肝脏作用，亦有显著的镇静与解痉的作用，并有促进消化、调节子宫功能，以及补血、健胃等多重作用。

四、胃癌

胃癌在消化道恶性肿瘤中居首位，好发于幽门前区及胃窦部，以 40～60 岁男性多见，其发病与各种致癌物质的侵袭、胃的慢性炎症刺激及遗传有关。早期一般无症状，偶有上腹不适、嗳气、隐痛等，晚期可有剧痛、进行性消瘦、贫血等。

案例

柳君，男，76 岁。就诊日期：1984 年 5 月 15 日。

主诉：中上腹胀痛半年余。

现病史：去岁中秋之后，自觉胃纳不馨，中上腹隐隐作痛，自服治胃药未缓解，后赴外院检查，做胃钡剂造影及胃镜窥视，诊断为"胃癌"，建议手术治疗，患者认为年已古稀，何必再尝开刀之苦，转而求治于裘老。来诊时形体消瘦，面色暗滞，精神委顿，胸闷嗳气，中上腹时有隐痛，嗳气频作，口渴喜饮，腹部胀满，胃纳不佳，大便量少而软。舌苔薄腻，舌质略暗，脉弦细。

诊治：脾虚失运，湿浊内停，又兼本元亏损。治宜健脾化湿为先，佐以补益。

处方：生黄芪 30g，延胡索 15g，潞党参 15g，生薏仁 30g，生白术 15g，左牡蛎 30g（先煎），白茯苓 9g，木茴香各 9g，炙甘草 9g，枸杞子 12g，蛇舌草 10g，大生地 20g，缩砂仁 3g（后下），半枝莲 24g。7 帖。

效果：服上药 7 帖后，自觉胃脘隐痛明显改善，嗳气亦少，胃纳有增，精神亦振，患者自感中药能解决他的病痛，愿意继续服用中药，裘老嘱其继服上药 3 个月，3 个月后复诊，面色暗滞已退，脸有光泽，精神颇佳，言语响亮，中上腹隐痛消除已近 2 个月，胃纳颇佳，自言病已痊愈，可以停药。裘老认为，临床症状虽已缓解，但胃癌恶病不能轻视，当以提高自身免疫力为佳，建议在上药的基础上加巴戟肉、淡苁蓉、大麦冬。此方可长期服用，但无需天天服用，可每周2帖或每周1帖。患者遵照医嘱，坚持服药，现已10年，仍健康，安度晚年。

简析： 癌症恶疾，人人知之，已到谈癌色变之程度。现代医学对于癌症的治疗不外乎手术、化疗和放射治疗。中药对癌症特别是晚期者，在治疗上从来主张扶正为主，佐以祛邪。裘老遵循这一原则，重在扶正，以四君子为主方健脾益气，重用黄芪以增强补气之功，现代药理研究证实，黄芪除强壮及抗老延寿作用外，在恶性肿瘤的治疗中，有提高巨噬细胞吞噬率及 T 淋巴细胞转化率的作用。方中选用生地黄、枸杞子以补益肾阴，加牡蛎软坚散结化痰。至于半枝莲、蛇舌草，既可清热解毒，化湿散瘀，又有抗肿瘤作用。裘老既遵循古人所言，也尊重现代科学，故合而用之，效果颇佳。在此病例诊治中有两个要点：一为裘老辨证精当，方药配伍合拍；二为患者有坚强的信心，因此能坚持服药达数年之久，故能水到渠成，病除体健。裘老曾发表论文，名为《疑难病证中医治法研究》，该论文在中医界影响较大，其中所举治疗八法中有一种"医患相得法"，就是说明病家与医生均须充满信心，密切配合，对危症痼疾的缓解和痊愈是一个重要条件，如本病能奏显效，就是一个很好的例证。

五、胃下垂

胃下垂是指胃小弯弧线最低点降至髂嵴连线以下，主要由于胃周韧带及腹壁肌肉松弛无力而致。X 线检查可以确诊。临床多见于瘦长体型。常有慢性胃痛、腹胀、消化不良以及神疲乏力等症状，轻者可无症状，中医辨证多为脾虚气弱、中气下陷。

案例

王君，男，63 岁。就诊日期：1993 年 7 月 15 日。

主诉：脐下胀痛，胃纳不佳，大便稀溏 5 年。

现病史：胃下垂病史 5 年之久。长期以来，感觉食后脐下胀痛，多食胀痛更明显，纳食欠馨，大便溏薄，日行两三次。时感头昏头胀，倦怠困惫，晨起口干咽燥，形体消瘦。身体抵抗力较弱，平素易罹患感冒、咽痛等病证。夜寐早醒，难以再入眠，血压90/60mmHg。舌淡红，苔薄腻，脉细软。

诊治：气虚脾弱，升提乏力，脾失健运。治宜益气健脾，助运止泻。

处方：潞党参 18g，生黄芪 35g，全当归 15g，炒白术 18g，炒枳壳 15g，香白芷 12g，广木香 12g，怀山药 24g，煨肉果 12g，车前子 12g（包），枸杞子 15g，补骨脂 15g，生甘草 15g，焦楂曲各 12g。7 帖。

二诊方：潞党参 18g，生黄芪 35g，大熟地 24g，炒枳壳 12g，青防风 15g，苍白术各 15g，补骨脂 18g，木茴香各 12g，肉豆蔻15g，五味子 9g，广陈皮 10g，大砂仁 4.5g（后下），焦楂曲各 12g。10 帖。

三诊方：潞党参 18g，生黄芪 35g，青防风 15g，苍白术各 18g，炒枳壳 15g，川厚朴 6g，补骨脂 18g，肉豆蔻 15g，延胡索 18g，大熟地 24g，益智仁 15g，木茴香各 12g，车前子 12g（包），胡芦巴15g。14 帖。

四诊方：潞党参 18g，生黄芪 35g，炒白术 18g，大熟地 24g，炒枳壳 15g，川石斛 15g，麦门冬 15g，益智仁 15g，煨肉果 12g，乌梅肉 12g，淡干姜 15g，云茯苓 12g，广木香 12g，焦楂曲各 12g。
14 帖。

效果： 共服药四十余帖，脐周隐痛胀闷明显好转，胃纳有增，食欲渐旺，疲劳倦怠之感明显减轻，大便亦逐渐转为成形，日行一二次，寐安，咽喉干燥较前明显改善，精神亦随之好转，薄腻苔已净，细软之脉转为较有力，体重增加 1.5kg。

简析： 对于胃下垂以及消化不良之症，中医辨证总属气虚脾弱，益气升阳、健脾助运为常规治法。然本患者还见有易于感冒以及咽干咽痛之症，故在辨证、组方、投药时均宜兼顾而治。纵观四张处方，均不离益气健脾之宗旨，故以补中益气汤、香砂六君子汤、四神丸以及玉屏风散等方剂配合。细析四方，用补中益气汤之意，但不用升麻、柴胡等所谓有助升提之药。裘老认为：升麻与柴胡并无升提阳气之功，所谓"升者，升也"而用升麻，是望"升"字而生义之误也。升麻一药主要功能是清热解毒，并有透表之效，绝无升提阳气的作用，必须纠正历史遗留之误！方中还加用麦门冬、川石斛之滋阴润燥之品，为咽干咽痛而设，仅为权宜之计，四诊方才用之。方中不忘补肾之法，用大熟地、补骨脂、益智仁、胡芦巴等，皆为针对病之根本而设，所谓"补脾不若补肾""补肾不若补脾"，此之意明矣。脾虚明显，气虚较甚者，一定不可忘记补肾，其效必佳。方中有玉屏风散之意，亦是根据患者易于感冒而设，与补脾补肾之方相合应用，预防患者感冒，实践证明，比单纯用玉屏风散其效大有提高。全方脾肾兼顾，对胃下垂等症疗效显著。

第十节　泄　泻

　　泄泻是指由感受外邪，或被饮食所伤，或情志失调，或脾胃虚弱，或脾肾阳虚等原因引起的以排便次数增多，粪便稀溏，甚至泄如水样为主症的病证。一般根据病因病机运用淡渗、升提、清凉、疏利、甘缓、酸收、燥脾、温肾、固涩的方法治疗。其主要致病因素为湿，即《难经》所谓"湿多成五泄"。西医的急慢性肠炎、溃疡性结肠炎、肠易激综合征、肠结核等疾病可参照本病论治。

一、肠炎

　　肠炎可分为急性肠炎和慢性肠炎。急性肠炎多由暴饮暴食、食物过敏、药物刺激及腹部受凉等引起，起病急，病程短。临床表现主要有突然发作脐周不适或阵发性疼痛，腹鸣，稀便或水样便，大便次数增多，严重者可引起脱水或代谢性酸中毒。

　　慢性肠炎主要表现为大便次数增多，粪便不成形，或稀软，或溏薄，或稀水样，或带黏液脓血，同时腹泻持续或频频反复超过 2 个月以上。其病位在脾胃肠道，其病机是脾胃肠道的升降、运化、受纳、化物、泌浊和开合作用失常。

案例一

陈君，男，61 岁。就诊日期：1976 年 5 月 22 日。

主诉：腹痛、便溏 3 天。

现病史：3 天前外出受寒，回家即感周身骨节酸楚疼痛，恶寒肢冷，腰部酸沉胀痛，活动欠利，入夜则腹痛便溏，泻后痛减，日行3～5 次，目前只进流质饮食，面色苍白。未服西药。苔薄润，脉沉细。

诊治：寒邪直中少阴，阳气失于输布所致。治当温阳散寒。

处方：熟附块 15g，白茯苓 12g，潞党参 9g，生白术 12g，生白芍 15g。2 帖。

效果：服上方 2 帖，腹痛、便溏即除，骨节酸楚也瘥，恶寒大减，脉沉细转为有力。惟腰部酸重未减，再予上方，改生白术为15g，继服 2 帖而病愈。

简析：寒为阴邪，伤人阳气，表阳被束，则恶寒肢冷。少阴属肾，腰为肾之府，肾主骨与二便，况患者年过花甲，肾气已衰，寒邪直入少阴，肾阳被困，不能输布，以致腰酸骨痛，腹痛便溏。裘老选用《伤寒论》附子汤原方，取附子温经散寒；党参、白术、茯苓以补益元气而化水湿；用白芍开下焦阴寒之凝结，使阳气入于阴气，且能止腹痛，行水气。白术有化湿除痹之功，善治寒湿腰痛，故加大剂量以治腰痛。

案例二

吴君，女，32 岁。就诊日期：1994 年 4 月 5 日。

主诉：腹痛、腹泻频作 10 年余。

现病史： 患者腹痛、腹泻缠绵不愈已有 10 年余，每次发作大便次数不等，稀便，泻前常有腹痛，阵阵而作。近年来腹痛，腹泻有加重趋势，且痛甚常会引起昏厥，每周发作 2～3 次，并伴有乏力身软，胃纳欠佳，脘腹闷胀，嗳气不舒，曾去各大医院检查，病因尚未明确，曾服各种中西药物，未见好转，而前来就诊。诊时苔薄白腻，脉小弦。

诊治： 肝气郁滞，横逆犯脾，则见腹痛而泻；气机逆乱，上扰神明，乃有昏厥。治当疏肝理气，健脾和中。

处方： 青防风 30g，生白芍 30g，生白术 24g，生甘草 24g，左牡蛎 30g（先煎），川雅连 12g，木茴香各 15g，延胡索 30g，荜茇 15g，西潞党 24g。7 帖。

效果： 上药服后 3 天，患者腹痛大为减轻，昏厥未作，腹泻也有好转，精神较佳，胃纳见增，脘腹闷胀感已不明显。7 帖服完后，患者舌质较红，苔少，以原方荜茇 15g 改为 12g，川雅连 12g 改为 10g，再服 7 帖。

简析：《景岳全书·泄泻》云："泄泻之本，无不由于脾胃。"久泻之人，脾气受伐而虚惫，且情怀不舒，肝郁气结，横逆犯脾，每见痛泻交作，其痛泻常随情绪波动而消息。吴鹤皋云："泻责之脾，痛责之肝，肝责之实，脾责之虚，脾虚肝实，故令痛泻。"裘老用补土泻木之痛泻要方化裁，药证熨帖。惟方中防风一味之立意，传统均以散肝舒脾解释，裘老则另有新解。《素问·阴阳应象大论》云："阳之气，以天地之疾风名之。"自然界中空气的流动形成风。根据取象比类的方法，裘老认为，凡祛风药均有疏理气机之功。经又云："风气通于肝。"故风药又有疏肝理气作用。是以防风既可疏肝，又能燮理气机，对肝脾失和之痛泻，独具功效。本案佐以木茴香、延胡索等，有相须之功。至于黄连与荜茇相伍，前者苦寒坚阴厚肠胃，后者温中散寒暖胃肠，寒温并用，相激相成，为裘老惯用配伍法，临床辄应手取效。

案例三

吴君，女，59岁。就诊日期：1992年10月23日。

主诉：腹痛、腹泻反复发作4年余。

现病史：患者腹泻已有4年余，稀便，日行3～4次，时伴腹痛，乏力身软，时时畏寒。近2年又感胃脘疼痛，阵阵而作，胀闷不适，胃纳不佳，口干口苦，时有嗳气不舒，甚则泛恶。肠镜和胃镜检查诊为"慢性结肠炎""慢性萎缩性胃炎"。舌偏红，边有齿痕，舌体胖大，苔根黄腻，脉细弦滑。

诊治：中焦虚寒，则为泄泻；脾虚湿生，气机不畅，则为脘痛作胀；郁久化热，则口干口苦，苔根黄腻。治当温中补土，化湿泄热。

处方：淡干姜15g，生白芍24g，潞党参20g，生甘草18g，乌梅肉15g，川厚朴6g，车前子15g（包），延胡索20g，川雅连12g，大麦冬15g，制半夏15g，北细辛10g，木茴香各12g，补骨脂15g，玫瑰花3g，炒冬术18g。14帖。

效果：服上药后胃脘胀痛消失，嗳气不适已消，大便溏泻亦止，胃纳转佳，口干苦现象也已缓解。因服药效果甚佳，患者大为欣慰，裘老嘱其服药1个月。6个月后随访，胃痛、腹泻未复发，精神颇佳。

简析：此例为慢性消化道疾病，临床较为多见，但治疗效果常不够满意。裘老从中焦虚寒这一病因着手，用药温凉并用，攻补兼施，以致多年宿疾，竟告痊愈。方中淡干姜、补骨脂、北细辛温肠补肾；党参、冬术、甘草益气健脾；其中白芍配甘草，缓急而止痛；

延胡索、木香、茴香、玫瑰花理气止痛和胃；川雅连、川朴、半夏清热化湿和胃；车前子利水而除湿；大麦冬扶阴而和胃；配以乌梅涩肠止泻，兼以生津止渴。

二、溃疡性结肠炎

溃疡性结肠炎病因不明，是以结肠的溃疡性炎症为特征的慢性疾病。临床表现主要有腹泻、黏液或脓血便、里急后重及腹痛等。多因脾失健运，湿浊内生，郁而化热；或感受外邪，损伤脾胃，久生湿热，湿热蕴结大肠，气血凝滞；或久病不愈，脾病及肾，脾肾双虚而致。

案例一

侯君，男，58 岁。就诊日期：1987 年 2 月 25 日。

主诉：大便黏冻带血 7 年。

现病史：7 年前因饮食不洁，导致细菌性痢疾，对症处理后，大便培养阴性，但仍腹痛，大便有脓血及黏冻，乙状结肠镜检查，发现肠黏膜充血水肿，结肠痉挛，离肛门10cm 见肠黏膜上有杨梅样颗粒及血性分泌物，多处溃疡，诊断为"浅表性肠炎"。刻下大便日行 2 ～ 3 次，成形，带黏冻及脓血，腹部不适，大便前腹痛较甚，便后腹痛缓解，胃纳不佳，夜寐不酣，神疲乏力，口渴喜饮。苔腻舌红，脉弦数。

诊治：饮食不洁，积滞肠中，传导失司，日久伤阴所致。先拟清热导滞，调气行血，继再考虑养阴。

处方：青防风 9g，生白术 9g，杭白芍 30g，生甘草 9g，全当归 30g，车前子 15g（包），飞滑石 9g（包），江枳壳 9g，花槟榔 9g，莱菔子 9g。7 帖。

二诊方：淡干姜 9g，川黄连 6g，潞党参 15g，炒白术 10g，诃子肉 30g，五味子 12g，炒生地 24g，侧柏炭 15g，山楂炭 15g，木茴香各 9g，花槟榔 9g。7 帖。

三诊方：灶心土 30g（包），干地黄 30g，川黄连 9g，淡黄芩 24g，陈阿胶 9g（另烊，冲），补骨脂 15g，肉豆蔻 9g（后下），川黄柏 12g，熟附块 12g，生甘草 10g，白茯苓 10g，广木香 9g。7 帖。

效果：服初诊方 7 帖后，腹痛有减，胃纳有增，大便变粗，但黏冻及果酱样脓血较前明显增多，苔薄腻，舌质红，脉弦细而数。改服二诊方，腹部平和，腹痛亦消，大便日行 2 次，黏冻已少，鲜血仍多，肠鸣辘辘，口渴不甚，苔薄黄腻，舌质红，脉弦细而数。再服三诊方 14 帖后，大便鲜血明显减少，精神已振，胃纳亦佳，惟觉大便稍干，日行 1 次，继服初诊方 2 周，7 年宿疾竟告痊愈。

简析：该患者先患细菌性痢疾，经对症处理后，大便培养虽为阴性，但大便次数仍多，并伴有腹痛及脓血便。病程达 7 年之久，脾胃已虚，但便前腹痛较甚，便后腹痛缓解，说明积滞肠中未除。裘老在治疗中先祛邪，后补虚，先以痛泻要方合芍药散加减，其配方的特点是重用白芍和当归，用量均为 30g，既可行血和营以治脓血，又可化积通便，以通为补。重用当归、白芍乃采自陈自责法。裘老根据古代本草及张仲景《伤寒论》所载，认为芍药有通血痹及疏理腑气之功能，而后人乃作为收敛药应用，这是对药物功效的一种错误认识。药后腹痛有减，但大便黏冻及果酱样脓血较前增多，说明患者肠中积滞得以排泄，惟湿热未清，气血亏损较甚。故二诊方用驻车丸加减治之，方中用黄连清热治痢，佐干姜温中止血；重用诃子肉、五倍子收敛固涩以止泻；炒生地、侧柏炭凉血止血；党参、白术健脾益气；山楂炭、木香、茴香、槟榔行气消食导滞。药后积滞消，腹痛除，大便次数减为每日2次，但大便鲜血仍多。此系久泻脾虚，不能摄血所致，裘老再用三诊方，即以黄土汤为主方，取温阳药与苦寒药同用，结合养血止血，加补骨脂、肉豆蔻收涩固脱，黄连、黄柏、茯苓清热利湿，加木香以行气。在该病例的治疗中，裘老投药紧扣病机，即"随机用巧法"。在医学上若无极高造诣及精明的思考，是不能活法圆机的。长达7年之久的难证，能在短暂的时间内获得痊愈，再一次证实了裘老医学造诣的高深。

案例二

吴君，男，43岁。就诊日期：1977年1月17日。

主诉：腹痛、腹泻反复发作16年。

现病史：1961年因腹痛、腹泻伴红白黏冻，外院诊断为"慢性菌痢"，对症处理后好转。1968年再次复发，先后在本市六院、三院治疗，应用多种抗生素及复方苯乙哌啶等药物，仍时发时止，泄泻时伴有剧烈疼痛，甚则需注射吗啡方能缓解。经朋友介绍来裘老处诊治。就诊时患者面色萎黄，口稍渴，胃纳不佳，腹部非胀即痛，大便呈水样，日行4～5次，伴里急后重，偶有大便失禁。苔薄根稍腻，脉濡软而细。

诊治：脾虚运化失司，湿热留滞下焦，日久伤肾，肾气摄纳无权。治当清化湿热，佐以补益脾肾。

处方：淡干姜9g，川雅连3g，龙胆草9g，诃子肉15g，木茴香各9g，全当归12g，潞党参12g，生白术12g，生甘草9g，煨肉果6g，补骨脂15g。7帖。

二诊方：伏龙肝30g（包），熟附子9g，川黄连3g，补骨脂

15g，蛇含石 6g，肉豆蔻 9g，赤石脂 30g（先煎），生白术 12g，淡黄芩 9g，西潞党 12g，淡干姜 9g，淡吴萸 4.5g，怀山药 30g。7 帖。

三诊方： 生白术 15g，生白芍 30g，青防风 15g，生甘草 9g，陈广皮 6g，补骨脂 15g，煨肉果 9g，木茴香各 9g，小川连 3g，乌梅丸 9g（分吞），半硫丸 6g（分吞）。7 帖。

效果： 服初诊方 7 帖后，大便呈黏腻状，但大便次数增多，日行 7～8 次，再服二诊方，服完 7 帖后，腹胀较甚，腹痛消失，大便成形，日行 2～3 次，便后有少量黏液。再予三诊方，改川黄连 6g，连服 14 帖后，病告痊愈。

简析： 《素问·太阴阳明论》云："饮食不节，起居不时，则阴受之，阴受之则入五脏，入五脏则䐜满闭塞，下为飧泄，久为肠澼。"该患者病已十余年，致病因素较复杂，故裘老在初诊方中以干姜、黄连、龙胆草等寒温并用，燥湿清热，以党参、白术、甘草、木香健脾益气，因大便时有滑脱，故加诃子、肉果、补骨脂以补肾固涩。药后大便虽较前增稠，但大便次数增多，故去掉大苦大寒的龙胆草及有润肠作用的当归，加用健脾的山药、温脾涩肠的伏龙肝以及善治肠风下血的蛇含石，药后大便基本正常，但腹胀较甚，改用三诊方，以痛泻要方为主方，疏肝和脾，以消腹胀。配补骨脂、肉果固涩止泻，加健脾和胃的木茴香、黄连，以及止泻的乌梅丸、半硫丸。药后腹胀虽减，但大便次数较前明显增加。裘老认为此病十载，肾阳虚备，摄纳失司，故四诊仍用二诊方，取黄土汤、四神丸、桃花汤为主方加减出入，以温补脾肾之阳，起到固涩止泻的作用。从这病例中可以看到裘老治疗慢性病的特点。慢性病往往属于正虚邪实的一类病证，在治疗时裘老是先祛邪后扶正，同时祛邪不能伤正，只有这样才能从根本上治愈疾病。

第十一节　水　肿

水肿指组织间隙或体腔内过量的体液潴留，然而通常所称的水肿乃指组织间隙内的体液增多，体腔内体液增多则称积液。水肿可表现为局部性或全身性，全身性水肿时往往同时有浆膜腔积液，如腹水、胸腔积液和心包腔积液。以头面、眼睑、四肢、腹背甚至全身浮肿等为临床特征。中医认为，本病因感受外邪、饮食失调、劳倦过度等，使肺失宣降通调，脾失健运，肾失开合，膀胱气化失常，导致体内水液潴留，泛滥肌肤而致病。辨证时要注意辨阳水和阴水。急慢性肾炎、肾病综合征、充血性心力衰竭、内分泌失调以及营养障碍等疾病均属水肿范围。

一、肾病综合征

肾病综合征以大量蛋白尿、低蛋白血症、水肿及高脂血症为特点。本病的发生多因外邪（风、寒、湿）侵袭，内伤脾肾，导致肺、脾、肾、三焦功能紊乱。

案例

王童，男，7 岁。就诊日期：1987 年 1 月 30 日。

主诉：全身肿胀 3 个月余。

现病史：3 个月前因感冒后出现水肿、蛋白尿，由宁波来沪求医，诊断为"肾病综合征"，虽然用激素、环磷酰胺、安体舒通、先锋霉素等治疗 2 个月余，但浮肿日趋加重，蛋白尿（+++），尿量每日仅百余毫升，院方已发病危通知。家长焦急万分，特将病孩抱至裘老处诊治。来诊时患儿面色㿠白无华，眼睑浮肿，气促身疲，胸腹部膨大如鼓，肿胀上达胸膺，阴囊肿大如球，下肢浮肿，按之没指，小便不畅，口不渴，纳食不香，恶心。舌苔薄白，舌体胖大，舌质淡白，脉沉细。

诊治：三焦气化不利，无以制水，以致水湿泛滥。治宜补益三焦之气以增气化之力，佐以利水湿之品。

处方：生黄芪 40g，牡蛎 40g（先煎），泽泻 15g，黑大豆 30g，大枣 7 枚。7 帖。

效果：7 帖服完，家长来院就诊，言患儿浮肿逐渐减轻，尿量明显增多，精神也较前明显好转。嘱其再服上方 7 帖，药服完后，患儿来院复诊，竟能自行步入诊室，胸腹及面目浮肿明显改善，阴囊水肿全部消退，下肢稍有肿胀，胃纳已增，精神转佳，尿蛋白（++）。遂守原方继续服用，2 周后，病情缓解，随即出院返回宁波，继服上方。半年后家长登门道谢，述患儿自出院后服前方 2 个月余，病情完全康复，蛋白尿消失。电话随访迄今未复发。

简析：患儿之病西医称之为免疫性疾患，认为由抗原抗体复合物引起，原属中医"水肿"范畴。朱丹溪将水肿分为阳水、阴水两大类；张仲景则着重于肺、脾、肾三脏立论。其临床治疗关键在于审证和选药。本证既非阳水之明显表现，亦非阴水之典型证候，乃系三焦气虚，水湿泛滥所致，肺虚不能制其上源，脾虚不能运化水湿，肾虚则气化无权，而水邪停阻，遂致满溢。本病非攻、下、汗、利所能取效，亦非温阳、腻补所能奏功。此患儿肿胀程度极为严重，溲少便闭，如用十枣汤或舟车丸峻下，则水邪未尽而元气先亡；若用桂、附、参、术，则又阻滞气机，有助阳劫阴之弊；至于用一般利水渗湿之品，如薏苡仁、车前子等，则又药不胜病。故裘老拟予上述 5 味药，黄芪既有补肺、健脾、益肾之功，又有协调三焦、祛除水湿之效，一药而具多种功能，故重用以为君。裘老认为黄芪一味，功盖人参，此用黄芪盖取仲景"大气一转，水气乃行"之意；牡蛎既泄水气，又涩精气；泽泻益肾而能治水，利尿而不伤阴，有除旧水、养新水之独特功效；黑大豆益肾利水，消肿下气；大枣滋助脾土，以平肾气，起益土制水之功。本方宗仲景防己黄芪汤、牡蛎泽泻散及张景岳玄武豆三方化裁而成，尽去原方中腻补及攻下之品，寓补于通，祛邪而兼扶正，渗利与收涩交相为用，使肺气得调，水道得畅，脾气得健，水湿得运，肾气得养，水湿得化。裘老常言："历代名家之处方，其药物配伍常寓深意，往往用一药而能兼治数症，或合数方而熔于一炉，我们对此应加以注意。"今观本例之施治，其应用之妙亦复如此。药虽寥寥，而选择精妙，对正虚而致邪盛者，治邪不伤正，扶正能除邪，此即裘老平素治疗疑难杂症八法中的"养正徐图法"。如何养正到恰到好处，其中大有讲究。细观本方配伍，极为严谨，看似平淡，却实具功力。说明养正虽徐图，有时亦奏捷效。

二、弥漫性系膜增生性肾小球肾炎

弥漫性系膜增生性肾小球肾炎常表现为急性肾炎综合征，如蛋白尿、血尿、管型尿、水肿和高血压，亦可出现少尿，严重者可出现氮质血症。预后与年龄有关，儿童患者大都能恢复。成人预后差。

案例

顾某，女，25岁。就诊时间：2004年8月26日。

主诉：浮肿、腰痛4个月。

现病史：患者4个月前出现腰痛，面色晦暗，浮肿，神疲乏力，偶有眩晕，时时耳鸣，小便泡沫量多。化验检查：24小时尿蛋白4.8g。诊断为"弥漫性系膜增生性肾小球肾炎"。

诊治：该患者病程较长，病机错综复杂，肾阴亏虚，下焦不固。治宜补肾益气健脾，淡渗利湿。

处方：生黄芪30g，当归18g，生熟地各24g，黄连9g，黄芩18g，黄柏15g，牡蛎30g，泽泻15g，龟板18g，补骨脂18g，白薇15g，漏芦15g。14帖。

复诊方：黄芪45g，羌活20g，白术20g，牡蛎40g，泽泻15g，黑大豆20g，龟板20g，黄柏18g，淫羊藿18g。14帖。

效果：初诊方加减调治月余，症情渐有好转。2004年10月3日复诊，面色转华，眩晕耳鸣消失，24小时尿蛋白1.9g，再服复诊方。两方加减调治半年余，诸症平稳，精神较佳，面色红润，24小时尿蛋白1.2g。

简析：该患者发现症状及明确诊断时正读大学，急求救于裘老，裘老拟当归六黄汤加淡渗利水药治之，效果较好，24小时蛋白尿由最初的4.8g下降到1.2g，尿蛋白由（+++）降到（+），其间虽有反复，但经裘老诊治病情稳定。该患者病情初期较重，病机错综复杂，给治疗增加了难度。裘老用药灵活变通，药随证变，以金樱子、芡实、山药、淫羊藿、女贞子等补肾健脾利湿药出入，而主方牢牢抓住肾阴亏虚，阴不制阳之病机，补泻并用，疗效满意。

三、肝硬化腹水

肝硬化是一种以弥漫性肝损害为主的慢性全身性疾病，本病属本虚标实，正虚邪实。治疗当以疏肝健脾、利水消胀、软坚活血为基本方法。

案例

王君，男，48岁。就诊日期：1994年7月23日。

主诉：全身水肿1年。

现病史：患者素有乙肝史，3年前因右胁疼痛、神疲乏力赴医院检查，发现肝功能严重受损，白蛋白/球蛋白比率倒置，B超提示"肝硬化"，被诊断为乙肝引起的肝硬化。1年半前因呕血、贫血、脾肿大，诊为脾功能亢进而行"脾切除"手术。近1年来全身水肿，腹部膨胀不适，下肢浮肿更为显著，并伴食欲不振，心烦失眠，时有肝区疼痛不适，虽经中西医支持疗法及对症治疗，效果却不尽如人意，经友人介绍来裘老处诊治。观其舌，质暗红，体偏胖，苔薄而润，察其脉，细滑带数。

诊治：脾虚气弱，瘀水交结。治宜健脾益气扶正，活血利水散结。

处方：生白术20g，生黄芪50g，炙䗪虫15g，生晒参9g，左牡蛎 30g（先煎），土茯苓 30g，西红花 1g，炙鳖甲 20g，川牛膝 15g，潞党参 20g，猪茯苓各 15g，焦楂曲各 12g，酸枣仁 15g，车前子 15g（包），蝼蛄 6g，川雅连 4.5g，牛黄醒消丸 1 盒（分吞）。7 帖。

效果： 服上药 7 帖后，患者尿量增多，浮肿略退，精神好转，肝区疼痛也有缓解，再服前方 14 帖。三诊时，患者下肢水肿较前明显减退，腹部膨胀减轻，食欲增加，肝区也无明显胀痛，夜晚能安然入睡。于是以前方为主，稍微加减，服药 3 个月余，患者腹水退，下肢水肿消，食欲如常，肝区痛除，特别是白 / 球蛋白比例倒置已纠正，从原来 1：1.2 转为 1.3：1，血清蛋白电泳的 γ - 球蛋白也从 31% 降为 22%，头昏烦躁均已消除。

简析： 中医将风、痨、臌、膈列为四大顽证。本案肝硬化腹水属于鼓胀范畴。病情有进行性加剧之趋势，治疗颇为棘手。裘老立方重用益气健脾药，参、芪、苓、术之类，取意仲师"见肝之病，知肝传脾，当先实脾"之旨，水邪盘踞，必借正气流行，所谓气行则水行，气停则水停，大剂健脾益气，既可扶土以抑木，又能益气以运水。肝硬化腹水的病机，除水邪潴留外，往往水瘀交结为患，故应利水与消瘀散结同用，如车前子、猪苓、蝼蛄和䗪虫、鳖甲、红花、牛膝之属，佐以牛黄醒消丸，有解毒活血散结之功。全方标本兼顾，消补同施，使病情得以缓解。然此病当恒心调治，不可浅尝辄止，恐死灰复燃。

四、肺源性心脏病

慢性支气管炎迁延，经过肺气肿而变生肺源性心脏病，可见气急、喘促、心悸、唇甲发绀、颈静脉怒张、足跗肿胀等临床表现。

肺心病引起的水肿一般是由于右心衰进而导致体循环静脉回流不畅，过多的液体在组织间隙淤积而引起水肿，多见于身体的下垂部位。此时病机具有以下特点：病变由实转虚，或以虚为主，虚实夹杂，其中以阳虚水泛为主要特征；病变由气分波及血分，出现唇甲发绀的瘀血症状。此时肺气虚而气不帅血，心阳虚不能温运血脉，寒邪凝滞，阻遏营血，血脉瘀滞。病位由肺累及脾、肾、肝、心、三焦等。肝肾不足，谷不化精，精反化水，水饮泛滥，凌心射肺；肾虚不能纳气，加剧喘促；心阳不振，神疲乏力，精神萎靡，心脉痹阻，则心悸不宁，发绀时现；三焦气化失司，则饮邪泛滥，致肿胀、腹满。肺心病基本病机是肺、心、脾、肾阳气虚乏，饮停血瘀，部分患者可出现风动之证。也有一些患者因寒痰留滞，郁而化热，或风热引动痰饮，痰热相搏，伤及阴分。

案例

姚君，男，72岁。就诊日期：2001年11月15日。

主诉： 咳痰气促，胸闷心悸，下肢浮肿2年余，加重1月余。

现病史： 患者有慢性支气管炎病史20多年，经常咳嗽咳痰，吐泡沫样的白色黏痰，偶尔痰中带小血块，反复缠绵未愈。季节变化时多诱发。有吸烟史40多年。近2年来咳嗽气促加重，痰多色白稠黏，上楼气短更明显，口唇晦暗，伴胸闷心慌，严重时难以平卧。最近2年来下肢逐渐出现浮肿，服用利尿剂能消退，药停水肿又起，偶有肝区隐隐发胀。症见面色虚浮晦暗，纳呆，小便量少，下肢水肿，按之凹陷。舌淡胖略黯，苔薄腻，脉沉带数。X线光片示两下肺轻度积水。诊断为肺源性心脏病。

诊治： 阳虚水泛，痰瘀交结。治宜温阳利水，化痰消瘀。

处方：熟附块 12g，干姜 15g，猪茯苓各 15g，生白术 18g，葶苈子 18g，细辛 12g，五味子 9g，净麻黄 15g，生甘草 15g，生黄芪 35g，桃仁 12g，杏仁 7 枚，大枣 7 枚。14 帖。

效果：患者服药后咳嗽咳痰好转，痰量较前减少，胸闷气喘缓解，尿量增多，水肿有所消退，食欲增加，继续服药巩固治疗，水肿消退明显，夜寐安和，利尿剂减量，用小剂量维持治疗。

简析：本例治疗方剂由真武汤、葶苈大枣泻肺汤、麻黄附子细辛汤三方相合而成。真武汤主治"有水气，中外皆虚寒之病"（《医宗金鉴》），为"镇水"良方。方中生姜易干姜，意在配合附子振奋脾肾心阳，并促进气化水饮；且干姜与细辛、五味子相配寓有深意，《金匮要略·痰饮咳嗽病脉证治》有治疗痰饮的苓甘五味姜辛汤等四方，其组方核心就是干姜、细辛、五味子三味。陈修园认为此三味是小青龙汤的重要组成，《医学三字经·咳嗽》说："《金匮》治痰饮咳嗽，不外小青龙汤加减，方中诸味皆可去取，惟细辛、干姜、五味不肯轻去……学者不可不深思其故也。"裘老认为此三味相伍，有蠲饮、敛肺、止咳之功。葶苈大枣泻肺汤，泻肺气壅闭，以消痰饮。麻黄附子细辛汤，外散表寒，内温少阴虚寒；且此三味均属辛药，"辛走气"，有"开腠理，致津液，通气"之功，有助于水液气化。其中麻黄合葶苈子，平喘之功益彰。黄芪用量宜大，可在 30～60g 之间，大补肺气，令"大气一转，其气乃散"。《本经疏证》亦言其能"浚三焦之根，利营卫之气，故凡营卫间阻滞，无不尽通，所谓源清流自洁也。"桃仁，既可活血行瘀，又合杏仁共化痰浊。全方补气温阳，化饮利水，降逆平喘，对肺源性心脏病出现慢性心衰者，有一定疗效。若气虚甚，加人参；瘀阻明显，加丹参、红花；寒痰留滞，郁而化热，加黄芩、生石膏、桑白皮；肾虚纳气不足，加补骨脂、沉香；心阳不振，加桂枝等。

第十二节 淋 证

淋证以小便频急、淋沥涩痛、小腹拘急、痛引腰腹为主要特征。淋证多由肾虚、膀胱湿热、气滞血瘀等因素引起，病位在肾与膀胱。初病多实，久病由实转虚，多为虚实夹杂。根据病因和症状特点不同，可分为热淋、血淋、石淋、气淋、膏淋、劳淋六证。基本病机为湿热蕴结下焦，肾与膀胱气化不利。

一、泌尿系感染

泌尿系感染亦称尿路感染，多见于女性，10% ～ 20% 的成年女性患过此病。泌尿系感染后，有的患者无症状，但尿培养有致病菌生长，大多数患者有症状。泌尿系感染可分为上尿路感染和下尿路感染。上尿路感染主要指急慢性肾盂肾炎；下尿路感染包括膀胱炎、尿道炎。感染途径以上行感染最为常见，也可血行感染、淋巴感染和直接蔓延。中医学认为，其发病与湿热毒邪侵袭及脏腑功能失调有关。本病初起邪实正不虚，迁延日久或反复发作则以脾肾两虚为主要表现。

  案例

汤君，女，35 岁。就诊日期：1970 年 1 月 4 日。

主诉：小便混赤酸痛反复发作 5 年。

现病史：1965 年 10 月患"阿米巴痢疾"，痢疾初愈即患尿路感染，服"呋喃妥因"后能缓解，但稍劳小便即感酸痛不适，溲色黄赤，有时暗红，同时伴有腰酸腰痛，头晕乏力，经后头痛，经临腹痛，经行不畅，经量逐渐减少，大便正常。苔腻，脉濡软。

诊治：下焦湿热未清，瘀血内停，日久肾气亏损，肾精不足，经脉运行欠畅。治当清利下焦湿热，活血通经，佐以益肾通络。

处方：龙胆草 9g，上官桂 3g，川黄柏 12g，肥知母 9g，仙灵脾 12g，胡芦巴 9g，大青叶 15g，车前子 9g（包），大生地 30g，香白芷 9g，大川芎 9g，全当归 12g，炙乳没各 9g，淡吴萸 4.5g。7 帖。

二诊方：大熟地 24g，炙龟板 18g，鹿角粉 1g（吞服），生黄芪 15g，杜狗脊 9g，河车粉 1g（吞服），干枸杞 9g，川黄柏 12g，淡附片 9g，胡芦巴 12g，黄药子 12g，漏芦 12g。14 帖。

效果：服初诊方后，小便暗红已减，腰痛亦轻，经临腹痛较前改善。服二诊方后，腰酸大减，腰部活动自如，头痛不显，头晕已减，溲频溲痛均已蠲除。

简析：该患者尿路感染之病起于阿米巴痢疾之后，可见属下焦湿热未清，但患者尿色暗红，经临腹痛，经后头痛，均系瘀血内停表现，故裘老在初诊方中重用龙胆草、车前子、川柏、知母、大青叶等清利下焦湿热，用当归、生地、川芎、乳没活血祛瘀，加吴萸既利湿，又可配白芷治疗头痛，同时考虑疾病反复 5 年，肾气已亏，再加用了补益肾气的仙灵脾和胡芦巴，服药 7 帖，症状即大有改善，小溲赤涩疼痛消除，可见湿热已清。况病已五载，清利之品不宜久用，故二诊方以补益肾精为主，选用熟地、龟板、狗脊、枸杞、附片、胡芦巴、川柏、河车粉，其中龟板、鹿角均是补肾健腰的良药，而河车粉又是专治妇女血气不足的良药，另外还加用了清热解毒、凉血止血的漏芦、黄药子，同时黄药子还可治疗腰部酸痛。因用药中的，故 5 年之顽疾能迅速痊愈。

二、乳糜尿

乳糜尿是指小便混浊不清，呈乳糜色，置之沉淀如絮状，上有浮油如脂。此病由于胸导管、乳糜池及其所联系的淋巴发生病变，引起淋巴液回流障碍，致使乳糜液通过淋巴管、尿路进入尿液中。病因多由丝虫病引起，极少数可因肿瘤或结核性淋巴肉芽肿等压迫，以及手术损伤胸导管、乳糜池所致，病机多属湿热下注，或肾气亏损。

～～ 案例 ～～

韩君，女，38 岁。就诊日期：1989 年 7 月 2 日。

主诉： 小溲混浊不清十余年，加重半年。

现病史： 患者于十余年前发现小便混浊，每当进食动物蛋白较多时则更为明显，尿液混浊不清，呈乳白色，曾到各大医院诊治，诊断为"乳糜尿"，给予抗生素、维生素、激素等药治疗，终不见效，又经中医药调治，也未好转。患者体态丰满，面色㿠白，常感乏力身软，腰膝酸软，时有头晕目眩，耳鸣善忘，口干口苦，胃纳欠佳，特别是近半年来，症情加重。舌质红，苔淡黄腻，脉濡软无力。

诊治： 肾虚下元不固，封藏失司，脾虚湿热内生，清浊不分。

治宜益肾补虚固摄，健脾渗湿清热。

处方：金樱子 15g，覆盆子 12g，川黄柏 15g，肥知母 12g，生黄芪 30g，大熟地 30g，生白术 18g，生蒲黄 15g（包），淡黄芩 24g，白茯苓 12g，补骨脂 15g，川杜仲 12g。10 帖。

效果：复诊时，患者自诉服药 5 帖之后，小便已较清，试食猪肉后，尿液未见混浊，10 帖药服完，腰膝酸软、神疲乏力等明显好转，头晕耳鸣减轻，口干口苦渐减，胃纳逐日增加，尤其是患者精神大振。为巩固疗效，前方加入萆薢 30g，莲须 20g，黄精 20g，再服 10 帖。三诊时，前述诸症悉瘥，仍以前法巩固疗效，再加决明子 30g，制首乌 20g，嘱服 14 帖。1993 年秋，患者前来告知，自服药治疗后，诸症均瘥。虽然于两年前又复发一次，但服前药 10 帖后，小便即清，至今无再次发作。

简析：乳糜尿，中医称为膏淋，临床上比较多见，该患者则历经十余年，屡经中西药物治疗无效。裘老认为本例为一个虚实夹杂的病案，既有肾虚不能固摄，又有脾气虚弱，湿热内阻，治当标本兼顾。方中用大量熟地滋阴补肾疗虚损；生黄芪、生白术、白茯苓益气补中利湿；补骨脂、杜仲补肾温阳；知母、黄柏滋阴泻火，亦清下焦湿热；金樱子、覆盆子益肾固摄；黄芩清热燥湿；至于生蒲黄，则取其活血利水之用。复诊时，加萆薢分清别浊以利湿，莲须、黄精益肾健脾收涩。三诊时因患者平时有血压偏高，头晕不适，故加入清肝补血的决明子、制首乌。药随证变，十载膏淋，乃得康复。

三、前列腺炎

前列腺炎是男性生殖系统常见的炎症性疾病。多由细菌感染引起，亦可经血液、淋巴侵入前列腺。慢性前列腺炎临床常见，尿道口时有乳白色黏液分泌，可伴有尿频、尿急、尿痛等尿路刺激症状。中医辨证对病程较长者多责之于肾虚气滞，湿热瘀积。

案例一

尤君，男，30 岁，就诊日期：2003 年 5 月 22 日。

主诉：小溲频数 6 年。

现病史：曾因小溲频数伴尿道瘙痒、疼痛而就医，诊断为"前列腺炎"，对症治疗效果欠佳。今年 2 月结婚，房事后精液余沥，腰酸颇甚，尿频尿急，尿量较少，夜尿二次，夜寐欠酣，精神疲乏，思想负担沉重，怕该病影响生育。苔薄白，质稍红，中有裂纹，脉弦。

诊治：肾虚湿热瘀滞，气化不及州都。治宜补肾气，助气化，佐以祛湿热瘀滞。

处方：大熟地 24g，川桂枝 18g，炒白术 18g，生莪术 18g，生黄芪 18g，白茯苓 12g，炙甘草 15g，川黄柏 12g，肥知母 15g，萹蓄 15g，土牛膝 12g，车前子 12g（包），海金沙 12g（包）。14 帖。

效果：药后尿道瘙痒、疼痛明显改善，房事后精液余沥也减少，夜尿一次，夜寐已酣，精神亦振，喜形于色，对治疗充满信心。

简析：小便频数 6 年之久，婚后又见精液余沥之症，为真阴不足，肾气不固。以熟地黄为君药，以补真阴；用生黄芪、炙甘草益气健脾，脾肾双补，使元气足则气化功能增强，固精缩尿，是为治本。还采用了滋肾通关丸合五苓散之意，以滋肾清热，化气开窍，而达通利小便之目的。并加用了萹蓄、土牛膝、车前子、海金沙以利水通淋，可谓标本兼顾。本方更妙在重用莪术，是针对患病六载，当有瘀邪结聚，而莪术入厥阴肝经，可祛瘀积而止痛，使药能直达病所而奏显效。

案例二

朱君，男，42 岁，就诊日期：2005 年 9 月 22 日。

主诉：尿频、淋沥不尽 3 个月余。

现病史：患者今年 6 月因工作劳累，出现尿频、尿急之感，经查前列腺液有细菌，在外院多次就诊，给予抗生素治疗，症情缓解而未愈。腹部仍有不适，腰酸腿痛，尿后小腹有下坠感。前列腺液检查提示：红细胞未见，白细胞 8 ～ 12/HP，卵磷脂（+++）。舌质红，苔薄，脉细。

诊治：此为肾阴亏虚，湿热瘀滞所致。治宜滋阴清热，利湿祛瘀。

处方：黄柏 18g，知母 15g，生地黄 30g，山萸肉 15g，怀山药 18g，泽泻 15g，茯苓 12g，牡丹皮 12g，黄芪 30g，川桂枝 18g，莪术 18g，苦参 12g。14 帖。

复诊时调整方案，上方去山萸肉、怀山药，加覆盆子 15g，淫羊藿 15g，龙胆草 12g，服 14 帖。

效果：首诊过后，患者腰酸好转明显，尿后小腹下坠感改善，时欲小便，如厕则无。复诊给予调整加减后，陆续调理 4 个月，诸症皆平稳。

简析：患者劳则气耗，日久伤肾，故有腰痛、少腹坠胀、尿急、尿频、尿痛等症。此为肾阴亏虚，湿热瘀积所致。裘老以滋肾通关丸、知柏地黄汤合五苓散，三方融为一体，地黄补真阴，黄芪、甘草、白术健脾气，增强气化功能，用知母、黄柏滋肾清热，化气开窍，而通利小便；重用莪术入厥阴肝经，祛瘀积而止痛，并能使药直达病所。该患者服药 4 个月，症状明显改善。

第十三节　头　痛

头痛是临床常见的自觉症状，凡风寒湿热之邪外袭，或痰浊瘀血阻滞、肝阳上扰、气虚清阳不升、血虚脑髓失荣等均可引起头痛。本病可单独出现，亦可出现于多种急慢性疾病之中，如高血压、颈椎病、血管性头痛、脑炎后遗症、脑震荡后遗症等。

一、原发性高血压

原发性高血压是一种主要由于高级中枢功能失调引起的全身性疾病，大多数起病缓慢，一般缺乏特殊的临床表现，多数症状可自行缓解，因而也容易被疏忽。而头痛是最早见，也是最多见的症状之一，其他症状有心悸、眩晕、耳鸣、失眠、健忘、易怒、乏力、注意力不集中等。

～∽◇ 案例一 ◇∽～

江君，女，58 岁。就诊日期：1976 年 8 月 3 日。

主诉：头痛、头胀 1 周。

现病史：有高血压病及动脉硬化、心绞痛、左眼眼底出血等病史，近 1 周来舒张压持续在 115～135mmHg 之间，服复方降压片疗效不显，自觉上午头昏，下午头胀头痛，胸部窒塞满闷，两目干涩而酸，颈项僵硬疼痛，中脘发冷疼痛，痛剧似休克，右足踝酸痛，常觉发热。素有痔疮出血。苔薄白，舌体胖，脉有歇止。

诊治：肝经有火，肾阴亏损，虚火上扰清空，又兼血分热甚。治当清肝火，补肾阴，凉血清热。

处方：粉葛根 30g，龙胆草 9g，大小蓟各 9g，淡黄芩 12g，大生地 24g，冬桑叶 15g，生蒲黄 12g（包），决明子 12g，嫩白薇 9g，生石膏 24g（先煎），干地龙 9g，煅磁石 30g（先煎），生甘草 9g。7 帖。

效果：药后中脘剧痛已减，头昏项强不显，胸部窒塞不甚，血压仍高，收缩压 160mmHg，舒张压 115mmHg，继服上方 2 周，上述症状基本消失，收缩压 140mmHg，舒张压 90mmHg，这是近 2 年来没有的好现象，继服 2 周，血压无升高现象。

简析：患者因高血压服西药无效而求治于中医，因此在治疗上除了解除临床症状外，必须降低血压，因此裘老治疗上选用了既要消除临床症状，又能降低血压的中药。裘老虽为老中医，但绝不墨守成规，而是积极主动地学习中药的药理作用而应用于临床。如本病例处方以葛根为君药，因葛根入胃、肺、脾、膀胱经，辛甘而平，能解肌发表，治头痛项强，除烦，凉血止血，还能扩张脑血管与冠状血管，降低血压；龙胆草、黄芩、桑叶泻火以降压；蒲黄既能凉血止血，活血宽胸，并有较为显著的降压作用；磁石镇浮阳，清肝火，使火不上逆，同时还能降低血压；决明子补益肝肾之阴，清肝明目，兼有降压作用；地龙清热息风，并能降压。本例患者的另一病证即中脘剧痛，身觉发热，裘老选用石膏、白薇。石膏，《名医别录》称其"除时气，头痛，身热，三焦大热"，《药性论》谓其"主通胃中结，烦闷"，既能除头痛，又治胃痛；白薇不仅能清血分之热，并兼有使热邪清而阴血生之护养阴血之效，以清虚热为其长，可解决患者身常发热之症。服药 7 帖后症状虽有改善，但血压并未改变，裘老嘱其继服原方，2 周后降压显效，这也是坚持守方的好处。

案例二

陈君，女，47 岁。就诊日期：1995 年 4 月 6 日。

主诉：头痛剧作 10 天。

现病史：患者有头痛史近 10 年，时发时止，缠绵不愈，常与用脑过度或疲劳有关，8 年前曾到医院检查，发现血压较高，以后经常维持在收缩压 150mmHg，舒张压 105mmHg 左右，西医诊断为"原发性高血压"，服降压药后症状略见缓解。近年来头痛日见加重，虽服中西药物，症状未见明显减轻，且发作趋于频繁，并伴有头晕眼花，神疲乏力，心悸胸闷，口干烦躁。10 天前因伏案熬夜，头痛骤发，测血压，收缩压 150mmHg，舒张压 100mmHg，头晕心烦，时有盗汗，睡眠欠安。舌质红，舌苔根腻，脉细弦数。

诊治：肝肾阴亏，肝阳上亢。治宜滋阴养肝益肾，平肝潜阳安神。

处方：生石决明 30g（先煎），淡黄芩 24g，左牡蛎 30g（先煎），福泽泻 15g，大生地 30g，大丹参 24g，仙灵脾 18g，川黄柏 15g，车前子 15g（包），生蒲黄 15g（包），粉丹皮 12g，藁本 15g，冬桑叶 15g。7 帖。

效果：服上药 7 帖后，患者头痛消失，精神明显转好，头晕眼花、心悸烦躁均见明显减轻，睡眠亦见改善，其间仅有一次小发作的头痛，历时短暂即停止，血压降至收缩压 130mmHg，舒张压 85mmHg，乃守前法为治，改冬桑叶 12g，加生黄芪 30g，继服 10 帖，以巩固疗效。

　　简析：高血压一病大多出现眩晕症状，本案则以头痛为主要表现。发病多因疲劳或劳心过度而诱发，现代认为其属心身疾病。中医认为，用心过度，营血暗耗，阴分亏虚，虚火浮动，故头痛心烦，神明受扰，故眠难安寝。《素问·生气通天论》云："阳气者，静则神藏，躁则消亡。"神不安藏则阳气浮动，治当滋阴潜阳，安神定志。方中生地、丹皮、黄柏滋阴清热；石决明、牡蛎平肝潜阳安神；黄芩清热泻火以降压；泽泻、车前子渗湿泄浊；桑叶、藁本为治头痛之要药；仙灵脾益肾助阳，寓有"善补阴者，必于阳中求阴，则阴得阳升而泉源不竭"之意；丹参、蒲黄活血宽胸。

二、颈椎病

　　颈椎病是因颈椎间盘变性、颈椎骨质增生所引起的综合征，因颈椎间盘退变及其继发性病理改变刺激或压迫其邻近组织如神经根、脊髓、椎动脉、交感神经等，并出现相应临床症状和体征，以颈肩疼痛、上肢麻木、肌肉无力、眩晕、猝倒、步履蹒跚甚则四肢瘫痪为特征。多发生于中老年人，发病率随着年龄的增长而明显增高。

　　在中医学中并无"颈椎病"的病名，但其症状近似于中医的"痹证""痿证""头痛""眩晕""项强"等，多因外感风寒湿邪伤及经络，或长期劳损，肝肾亏虚，或痰瘀交阻，气滞血瘀等原因引起。《杂病源流犀烛》云："凡颈项强痛，肝、肾、膀胱病也，三经受风寒湿邪。"

案例

黄君，女，40岁。就诊日期：1994年3月23日。

主诉：头痛、头晕1周。

现病史：7天前因工作紧张，劳逸失度，出现枕部疼痛。测血压，收缩压180mmHg，舒张压110mmHg，查甘油三酯3.64mmol/L（正常值＜1.80mmol/L），眼底检查示眼底动脉硬化Ⅱ级，给予"复方卡托普利""心脑舒通"，因头枕部症状仍未缓解而来求治中医。就诊时，患者面色暗滞，言语无力，神情委顿，自述头痛头昏，转动头部则头痛加剧，颈部僵硬不舒，视物模糊畏光，两耳听力减退，大便日行2次，呈水样，测血压，收缩压110mmHg，舒张压88mmHg。已卧床休息1周。舌苔薄腻，舌体胖大，脉弦。

诊治：《素问·至真要大论》云："诸风掉眩，皆属于肝。"劳累过度，肝用有余，肝体不足，火盛化风，上扰清空，又兼痰湿、血瘀阻于脉络。治当清肝火，养肝阴，化痰湿，治血瘀。

处方：龙胆草10g，大生地30g，淡黄芩24g，生黄芪35g，紫丹参20g，全当归20g，延胡索18g，干地龙15g，大蜈蚣2条，北细辛12g，白茯苓12g，制半夏15g，藁本15g。7帖。

效果：服用上述中药期间，患者自行停服西药，自觉头痛头晕逐日减轻，待服7帖后，头部晕痛全部消失，夜寐也安，精神大振，面色转清，大便正常，已回公司上班，再测血压，收缩压110mmHg，舒张压80mmHg，嘱其继服上方7帖，同时嘱其注意劳逸结合，以防复发。

简析：头痛是临床常见的症状，凡外邪、痰湿、瘀血、肝阳、气虚、血虚均可导致头痛的发生。本例患者由于工作极度繁忙，导致肝阴亏损，肝火上亢，又夹痰湿颇甚，血行欠畅，痰阻脉络，引起头痛头晕，故裘老用龙胆泻肝汤为主方加减治疗。龙胆草直入肝经，以泻其火，加黄芩以增其泻肝之力；但又恐肝体再伤，故加生地、当归、丹参补血以养肝，盖肝为藏血之脏，补血即是补肝；地龙、蜈蚣同为通络息风之药，两者合用，专治目糊耳闭；藁本辛温升散，善达颠顶，并有止痛之效，合细辛更增止痛之功；茯苓、半夏化痰湿；黄芪补气，与养阴清热药同用，奏效更捷；延胡索为血中气药，贵在于通。全方配伍严谨，因此收效甚佳。该患者因头痛头晕发现高血压，服西药后血压虽平，但头痛头晕症状未减，后改服中药，停服西药，不但血压平稳，而且症状全部缓解，更证实了中医治本的重要性。

三、血管性头痛

血管性头痛由头部血管收缩功能障碍或血管扩张引起，该病患者常在青少年期起即有频率不定的周期性头痛发作。原发性血管性头痛又称偏头痛，是一种功能性头痛。根据头痛的不同表现，又可将其分为典型偏头痛、普通型偏头痛、丛集性偏头痛、偏瘫型偏头痛和眼肌麻痹型偏头痛5种主要类型，门诊患者中以普通型偏头痛为最多见。发作前可能有视觉先兆如闪光、黑矇，或自眩晕、头胀转化为头痛，或自头部一点逐渐扩大，发作持续数小时到数天。头痛可呈搏动性、针刺状、刀劈状，并可伴有恶心、呕吐、畏光、恶寒等症状。我国对头痛病认识很早，在殷商甲骨文就有"疾首"的记载，《内经》称本病为"脑风""首风"。头痛的治疗"须分内外虚实"（《医碥·头痛》），外感所致属实，治疗当以祛邪活络为主，视其邪气性质之不同，分别采用祛风、散寒、化湿、清热等法。外感以风为主，故强调风药的使用。内伤所致多虚，治疗以补虚为要，视其所虚，分别采用益气升清、滋阴养血、益肾填精等法。若因风阳上亢则治以息风潜阳，因痰瘀阻络又当以化痰活血为法。虚实夹杂，扶正祛邪并举。

案例一

余君，女，43 岁。就诊日期：1980 年 4 月 10 日

主诉：头痛 10 年，近年来发作加剧。

现病史：以往每 2～3 个月头痛发作一次，近年来发作较前转频，发作时视力模糊，眼不能睁，时有泛恶，面目虚浮，胸闷烦躁，精神恍惚，有触电感，每次发作均需送急症处理，外院诊断为"血管性头痛""神经官能症""中枢神经紊乱"。苔薄白，脉沉细。

诊治：肝阳痰湿阻于脉络，气血运行不畅。治宜平肝潜阳，化痰通络，佐以活血止痛。

处方：生黄芪 18g，青防风 12g，淮小麦 15g，生白术 12g，煅珍珠母 30g（先煎），生甘草 9g，左牡蛎 30g（先煎），福泽泻 9g，大川芎 9g，全当归 12g，制半夏 9g，生姜 6g，大红枣 5 枚。10 帖。

散剂：熟附块 9g，生黄芪 12g，生白术 6g，全蝎 9g，北细辛 4.5g，全当归 9g，枸杞子 9g，酸枣仁 9g，杭白芍 4.5g，大川芎 6g，怀山药 4.5g，白茯苓 4.5g，大熟地 9g，大蜈蚣 2 条。4 帖，共研细末，每次 1.5g，每日 3 次，吞服。

效果：服上药二十余帖，头痛、头晕显著减轻，工作繁忙虽有反复，但头已不痛，只觉头晕，持续半年头痛未发，后因 3 日未能

入睡头痛又作，继服上药4帖后，头痛显著减轻，头晕也瘥，7帖后头痛消失，头晕也较前明显好转，后改服散剂，1周后病瘥。

简析：血管性头痛因反复发作而使患者颇感痛苦，因其病机较为复杂，故此病较难痊愈，减少发作、减轻疼痛即是有效。裘老在治疗上以珍珠母、牡蛎平肝潜阳息风；大川芎上达颠顶，散血中之风，血行风平，为治头痛的主药，配当归、防风通络搜风止痛；半夏、泽泻、生姜祛痰化湿止呕；黄芪、白术、淮小麦、甘草、大枣健脾气，鼓舞阳气，以助血运，况甘麦大枣还能治脏躁、精神恍惚等症。诸药合用，收活瘀通络、祛风止痛之功。头痛缓解后，裘老改用散剂缓图功效，方中附块、黄芪、白术专治头晕；全蝎、蜈蚣、细辛辛温通络祛风；白芍、甘草养血缓急，和络止痛；川芎、当归活瘀通络；熟地黄、枸杞补肾养阴；山药、茯苓健脾化湿；枣仁安神。诸药配伍，共奏祛风通络、养血补肾、和络止痛之功。

案例二

周君，女，34岁。就诊日期：1981年5月1日。

主诉：偏头痛反复发作1年余。

现病史：自去年春季开始，天时变化、劳累过度、月经来潮均有头痛发作，头痛部位以右侧颞部为主，左侧颞部偶作，曾在市第六医院检查，诊断为"血管性头痛"，口服"麦角胺咖啡因""阿司匹林"等药，止痛效果不佳。今年1月起在他院进服中药，疼痛程度略有减轻，但劳累及月经来临之前，右侧颞部疼痛仍作，疼痛呈抽掣状，需三四天后疼痛方能逐渐缓解，月经正常，末次月经4月9日。舌苔薄腻，脉濡滑。

诊治：素体气虚，血瘀阻于督脉，督脉起于胞中，循脊夹脊，上抵清窍，督脉受阻则清窍失养。治疗当以补气活血、通络止痛为要。

处方：熟附块 9g，龙胆草 4.5g，仙灵脾 15g，川黄柏 12g，生黄芪 30g，全当归 15g，生白术 12g，生白芍 12g，蔓荆子 9g，枸杞子 9g，炒川芎 9g，制香附 9g。7 帖。

效果：服药 7 帖，经前头痛未作，嘱其每逢经前 10 天，口服上药，同时注意休息，头部谨防吹风。患者连续服药 3 个月，头痛未作。

简析：患者劳累后头痛系气虚所致。经前头痛从现代医学角度来看与性激素分泌有关，从中医学角度看，月经来潮与冲、任、督脉关系密切，而冲、任、督脉均起源于胞中，与肾气相通，肾气充盛则冲、任、督脉的经气也充盛，经气运行则正常，故裘老在处方用药中除常用的附子、龙胆草、枸杞、川芎、蔓荆子外，另用黄芪、白术补气，同时加用仙灵脾、黄柏以调补益肾，应用白芍、香附调理冲任，因而取得较为满意的疗效。

案例三

曾君，男，42 岁。就诊日期：1990 年 8 月 8 日。

主诉：偏头痛反复发作十余年。

现病史：头痛时有发作，部位时左时右，或颠顶，发作无定位，病程已达十余年，院外诊断为"血管性头痛"，给予"麦角胺咖啡因"治疗，每次发作均需口服 1～2 片，方能暂时缓解，但不能治愈。平素常因劳累、失眠或饮啤酒而诱发，近年来发作较前频繁，目前每周发作 4～5 次，疼痛程度较前加剧，甚至达痛不可忍之程度，疼痛时间也不断地延长，每次发作均伴有恶心、呕吐、羞光、烦躁等症。刻下精神委顿，睡眠不佳。苔薄白，舌质暗红，舌边有瘀点，脉细涩。

诊治：病由少阴寒凝气逆，瘀阻脉络所致。治宜活血化瘀，温经通络。

处方：全当归20g，大川芎12g，生黄芪30g，龙胆草9g，生甘草15g，天仙藤15g，川桂枝15g，北细辛12g，大丹参24g，熟附块12g，大蜈蚣2条，生白术20g，左牡蛎30g(先煎)，酸枣仁15g。7帖。

效果：服药7帖，头痛发作次数即见减少，服药第1周，头痛发作3次，亲友邀宴饮啤酒后亦未见发作。头痛程度已明显减轻，无需再服麦角胺咖啡因，继用上方略作加减，续服2个月，头痛消失。

简析：血管性头痛是临床常见病，此病与遗传、过敏、内分泌功能紊乱、精神因素等有关。中医学认为，"头为诸阳之会"，"清阳之府"，五脏六腑之气，皆上注于头，若气血充盈、阴阳升降如常，自无头痛之疾。此例患者病程较长，发作既频繁而头痛又较重，并屡服西药不瘥。裘老根据苔脉，认为其病属下焦虚寒，寒气上凌，又兼脾气虚清阳不升，血虚脑髓失养，以致血行不畅，瘀凝脉络。故选用附子、桂枝温肾通阳；黄芪、甘草、白术以培补脾气；当归、丹参、川芎活血通络；细辛散少阴之寒；蜈蚣搜剔血络，兼有止痛之效；天仙藤为马兜铃之茎，入心、肺、脾、肾四经，有利气活血、祛风化湿之功，裘老常用此药以治头痛及咳嗽，疗效颇佳；龙胆草有苦泄下降之力，裘老也每用于头痛，这是裘老治病有法不囿法处方配伍的独到经验，在大剂温经通络活血药中配伍一些苦寒之品，以收取更好的疗效。

血管性头痛与中医头风病颇为接近，也是一种常见病。患者在发作厉害时痛苦异常，不少人长期服止痛药也无法根治。史载汉代曹操患过头风重症，历经众医治疗无效，常服含有剧毒的野葛酒麻醉止痛，后经华佗医治，症状方得减轻。

头风病有正头风、偏头风等区别。发病与风邪侵袭、痰浊上扰、肝阳偏亢、气血痹阻、清阳不升和肾元亏乏等因素有关。并有初病在经、久病入络之说。如精神受到过度刺激，也能发病，故有时采用精神刺激法给病人治疗。《魏志》记载，陈琳所作的大义凛然的一纸檄文，曾使曹操的头风病"翕然而起"，这是符合中医情志致病原理的。已故名医章次公擅治此病，曾治愈不少顽固性偏头风患者。

裴老回忆少年时读针灸歌诀，记得有四句五字韵言："肚腹三里留，腰背委中求，头项寻列缺，面口合谷收。"这四个穴位确实是针灸最常用而效果较显著的腧穴，针灸工作者常与他谈及这四穴，无不异口同声称为针灸治疗要穴。中医治头风多采用药物、针灸、推拿等法，如施治得当，疗效较好。裴老1969年下乡劳动于东湾大队，该大队负责人患有偏头痛多年，屡经各地医生治疗无效，痛苦备尝，乃就裴老诊治，裴老询问病情后，仅为针刺列缺一穴，竟收意外之功。甫针一次，即头痛减半，仅针数次，竟得痊愈。过去其头痛每日或隔二三日必剧烈发作，治疗后裴老在当地劳动半年，患者顽疾迄未再发，足以说明针灸之临床价值，尤其是针灸书中所载的各种歌赋，乃前人屡试有效的概括，裴老之取列缺穴，亦出自歌赋，学习针灸者如能熟记成诵，应用恰当，则收应手而愈之功，有何难哉！

裴老多年前接诊一位张姓从事脑力劳动的患者，年近六十，久患偏头痛不愈，神情憔悴，面色苍白，情志抑郁，易动肝火，脉弦细重按无力。为处一方，以温肾阳、补气血为主，配合镇肝潜阳、培脾化痰和搜风剔络之品，药味配伍较为复杂，取相反相成之意，用大剂轻投法。服药后头痛逐渐减轻，持续治疗一个多月，已十年未复发。裘老认为，对某些缠绵不愈的头痛患者，病情比较复杂，如用一般祛风止痛药，效果往往欠佳，而以采用兼顾的治法疗效较好。久病患者，特别要注意患者元气亏弱的情况，不能只是"头痛医头"，而必须根据中医学的整体观念和脏腑经络学说，考虑患者的全身状况以及起居、环境、情志等。

四、脑炎

脑炎是脑实质炎性病变的总称，是由不同病因（如病毒、细菌、真菌等）引起的一种严重的中枢神经系统感染性疾病。急性期过后常常遗有后遗症，可见头痛、智力障碍、失语、眼球麻痹、吞咽困难、不同程度的肢体运动障碍等症状，采用多种及时有效的康复手段可以改善后遗症。脑炎后头痛系继发性头痛中的一种。

案例

陈君，女，56岁。就诊日期：1988年6月3日。

主诉：头胀头痛已近1年。

现病史：去年7月患病毒性脑炎，住院治疗后痊愈，但继后出现头痛，每周头痛发作3～4次，自觉头痛时两眼向外胀凸，颈项板紧不舒，同时出现记忆力减退，反应迟钝，腰酸乏力，夜寐欠安，乱梦纷扰，大便欠畅。苔薄白，脉沉细而涩。

诊治：脑炎之后，肾阴亏损，肝阳浮起，又兼湿浊顽痰阻于脉络。治宜平肝阳，化顽痰，通经络。

处方：石决明 30g（先煎），明天麻 9g，防风己各 15g，生黄芪 30g，大川芎 10g，北细辛 10g，全当归 20g，酸枣仁 15g，生白术 15g，制半夏 12g，生枳实 12g，白茯苓 15g，生甘草 15g。7 帖。

复诊方：大川芎 12g，龙胆草 9g，大蜈蚣 2 条，生黄芪 40g，北细辛 12g，紫丹参 20g，陈血竭 4.5g（冲），潞党参 12g，生川军 6g（后下），生甘草 15g，生白芍 12g，西羌活 18g，炙僵蚕 15g，片姜黄 9g。14 帖。

效果：服初诊方 7 帖之后，颈项强硬稍有改善，但头痛症状未改善，改为复诊方，连服 14 帖，头痛消失，其他症状也有明显改善，患者停服中药，其后 1 年多头痛未作，后因过度劳累又兼情绪波动，头痛再作，仍服复诊方 7 帖，头痛即除。

简析：病毒性脑炎是病毒直接侵入脑组织而引起的脑细胞的炎性变化，虽然对症处理后脑炎痊愈，但由于炎性细胞的水肿及所产生的纤维化，既影响了脑的功能，又造成气血的运行失畅，故而临床出现头痛、健忘及反应迟钝等症。裘老根据中医的辨证论治，先予半夏白术天麻汤为主方，化痰燥湿息风，但服药后其效不显，其后裘老抓住患者其脉沉细而涩的特征，以活血化瘀通络为先，药用大蜈蚣、川芎、丹参、血竭为主，结合党参、黄芪补益元气，以增强人体的免疫功能，再参合升降散（僵蚕、姜黄、川军）以升清降浊，改善人体的调节机能，故药后疗效甚佳，仅服 14 帖即头痛消失，同时由于气血运行得以通畅，使记忆力及反应迟钝均得到改善。停药 1 年多未见复发，并早已恢复工作。后因过度劳累及家庭杂事烦乱，情绪波动，头痛再作，再次就诊于裘老，裘老仍予复诊方 7 帖，患者药后病除。

五、脑震荡

脑震荡属于原发性脑损伤的一种表现。所谓原发性脑损伤是指暴力作用于头部时立即发生的脑损伤。震荡的程度愈重，原发性昏迷时间愈长，其近事遗忘的现象也愈显著，但对旧记忆并无损害。脑震荡恢复期患者常有头痛、头晕、恶心、呕吐、耳鸣、失眠等症状，一般多在数周至数月逐渐消失，但亦有部分患者遗有症状长期不缓解。脑震荡后遗症所导致的头痛，也属继发性头痛中的一种，主要由于外伤造成脑挫伤，挫伤恢复后的疤痕对脑膜或血管的牵拉引起。

案例

江君，女，28 岁。就诊日期：1986 年 4 月 16 日。

主诉：头痛 10 个月余。

现病史：去岁 6 月因遭人殴打致伤，出现头痛头晕、恶心呕吐、畏光、颈部活动欠利，外院诊断"脑震荡""脑损伤后低颅压综合征"，多方诊治，上述症状改善不明显，今由江西转来上海求诊。刻下头痛头昏，目眩畏光，耳部鸣胀，时闻恶声扰于耳间，步履不稳，需有人扶持才能行走，胃纳不佳，进食时有泛恶。外院脑 CT 检查：正常。舌苔薄白，脉细弦。

诊治：外伤导致督脉受损，络脉不畅，气滞血瘀阻于脉络。治宜活血化瘀，佐以温经止痛。

处方：熟附块 6g，生黄芪 30g，全蝎粉 4.5g（分吞），生白术12g，川黄连 3g，干地龙 12g，全当归 12g，西羌活 9g，香白芷 9g，制乳香 9g（包），杜红花 4.5g，制半夏 9g。7 帖。

效果：服药 7 帖，头痛、目眩、畏光、恶心呕吐、耳部鸣胀均有显著改善，能自行步入诊室（短距离已无需他人扶持），惟头昏、耳边恶声仍作，继服上药 14 帖，头痛消失，两目有神，恶心也除，精神亦振，能自行行走，惟耳边恶声仍有，病情基本稳定，因在沪居住不便，要求返回当地，同意回江西，继服上药以巩固，并需长期精神调摄。

简析：颅脑遭受外力冲击，势必导致督脉和诸阳脉的损害，因而肾精不能上布于脑，经络阻塞，从而出现各种躯体及精神症状，例如头痛目眩、步履不稳及耳间恶声时作等。裘老用附子、白术、黄芪以治头晕，以全蝎、地龙、当归、乳香、红花等活血化瘀而止痛，羌活、白芷专治头痛，黄连、半夏止呕，药与病合，故服药仅 7 帖，症状即能明显改善。由于患者受到了"心""身"两方面的伤害，药物虽能解决躯体脉络之通畅，至于"心"病出现的恐惧，如恶声扰耳症状，则需较长时间的精神调摄方能解除。

第十四节　眩　晕

　　眩晕是目眩与头晕的总称。目眩即视物模糊或眼前发黑，头晕即感自身或外界景物旋转不定，二者同时并见，故统称"眩晕"。轻则闭目即止，重则如坐车船，旋转不定，不能站立，也可伴有恶心、呕吐、汗出、耳鸣、耳聋、怠懈、肢体震颤甚则昏倒等症状。多因肝阳上亢、肾精不足、气血亏虚、痰浊中阻、瘀血内阻引起，属本虚标实之疾，病变脏腑以肝、脾、肾为重点，三者之中，尤以肝为主。

　　眩晕是常见的临床症状之一，可见于西医的多种疾病，如高血压、低血压、梅尼埃病、脑动脉粥样硬化、椎 – 基底动脉供血不足、阵发性心动过速、房室传导阻滞、遗传性共济失调、神经官能症、贫血、锁骨下动脉偷漏综合征等。

一、高血压病

　　高血压病又称原发性高血压病，是一种以动脉血压增高为主的临床综合征。本病初期仅为全身细小动脉痉挛，继则硬化，使许多脏器血供减少或工作负荷加重而发生病变。临床表现为眩晕、头痛、耳鸣、心悸、失眠等。中医认为病之本为阴阳失调，病之标为内生之风、痰、瘀血。可分为肝阳上亢型、阴虚阳亢型、阴阳两虚型、肝肾阴虚型四个证型及内风、血瘀、痰阻三个兼证。

案例一

潘君，女，26 岁。就诊日期：1970 年 1 月 8 日。

主诉：头晕、目眩近 1 个月。

现病史：近 1 个月来，头晕频作，曾两次晕厥，瞬时即醒，并伴目眩，晕转，耳鸣，口渴喜饮，夜寐不安，全身乏力，手足酸软，胃纳不佳，大便尚调，血压 130/100mmHg。苔光，舌红，脉弦细。

诊治：肝气郁结，日久化火，耗伤肝阴，肝阴不足，阴不敛阳，肝阳浮越，上扰头目。治宜育阴潜阳，佐以清热泻火。

处方：大生地 24g，煅珍珠母 24g（先煎），淡黄芩 9g，夏枯草 12g，左牡蛎 24g（先煎），京玄参 9g，冬桑叶 9g，川石斛 12g，肥玉竹 9g，小蓟草 9g，嫩白薇 9g，寸麦冬 9g。10 帖。

效果：服药期间，昏厥未见，头晕明显改善，血压已正常（100/65mmHg），手足酸软已消，两耳鸣叫也除，嘱其续服上药，保持情绪平稳，同时避免重体力劳动，定期测量血压。

简析：高血压病是一种主要由于高级神经中枢功能失调引起的全身性疾病，西医治疗采用镇静剂及降压药。从中医学的观点来看，在综合因素（情志、饮食、内伤虚损）作用下，因人体内阴阳平衡失调所致，尤其是肝肾阴阳失衡。肝为风木之脏，体阴而用阳，其性刚劲，主动主升，《内经》云："诸风掉眩，皆属于肝。"阳盛体质者，阴阳平衡失其常度，阴亏于下，阳亢于上，则见眩晕；或忧郁、恼怒太过，肝失条达，肝气郁结，气郁化火伤阴，肝阴耗伤，风阳易动，上扰头目，发为眩晕；或肾阴素亏不能养肝，水不涵木，木少滋荣，阴不维阳，肝阳上亢，肝风内动，发为眩晕。正如《临证指南医案·眩晕门》华岫云按："经云：诸风掉眩，皆属于肝。头为六阳之首，耳目口鼻皆系清空之窍，所患眩晕者，非外来之邪，乃肝胆风阳上冒耳。"《类证治裁·眩晕》也说："良由肝胆乃风木之脏，相火内寄，其性主动主升，或由身心过劳，或由情志郁勃，或由地气上腾，或由冬藏不密，或由高年肾液已衰，水不涵木，或由病后精神未复，阴不吸阳，以致目昏耳鸣，震眩不定。"这就进一步指出，内风之起，多由肝之阴阳失调，肝阳上亢所致。本案由阴不敛阳，肝阳浮动，上扰头目所致。先生投生地、玄参、麦冬等以滋水涵木以摄阳，黄芩、夏枯草、珍珠母、牡蛎、白薇等清泄肝火，并潜阳，桑叶祛风。其中现代药理研究均证实黄芩、夏枯草、桑叶等有明确的降血压作用。

先生常云：为医者最重要的是应掌握"辨证"和"遣药"两大环节。辨证贵在审查疑似，把握要领；遣药如用兵，知己知彼，百战不殆。既要继承前人经验，又应吸纳现代科学知识，诚如仲景所谓"勤求古训，博采众方"，这是我们应遵循的原则。

案例二

范君，男，51岁。就诊日期：1993年2月27日。

主诉：头晕目糊七八年，加重半年。

现病史：头晕目糊时作已有七八年，伴有头痛耳鸣，心烦心悸，夜寐欠酣，多梦易醒，肢体疼痛，曾在市第六医院就诊，诊断为"原发性高血压"，收缩压经常在160～170mmHg之间，舒张压在 100 ～ 110mmHg 之间，服各种中西药物，效果不明显。近半年来头晕加重，视物模糊，心悸不宁，且伴乏力身软，胃纳欠佳，口干口苦，小便不利，有时下午下肢浮肿。苔根黄腻，舌边有齿印，脉细弦带数。

诊治： 阴血不足，肝阳上亢，脾土不足，湿热内阻。治拟滋阴养血平肝，益气利湿清热。

处方： 大生地 30g，左牡蛎 30g（先煎），生石决明 30g（先煎），车前子 15g（包），紫丹参 20g，制黄精 15g，淡黄芩 24g，焦楂曲各 12g，煅磁石 24g（先煎），福泽泻 15g，藁本 15g，肥知母 12g，干地龙 15g，生黄芪 30g。10 帖。

效果： 服上药 10 帖后，血压从收缩压 160mmHg 降至 140mmHg，舒张压从 100mmHg 降至 90mmHg，头晕头痛均除，夜寐安宁，精神转佳，胃纳明显见增，口干口苦减轻，小便不爽利已消失，舌苔根黄腻明显消退，后又嘱服 20 帖，半年后随访，患者血压一直较稳定，收缩压维持在 140 ～ 146mmHg，舒张压维持在 80 ～ 90mmHg 之间，前述诸症均已消失。

简析： 患者系长期从事脑力工作之人，思则伤脾，阴血不足，导致肝阳上亢，症见眩晕头痛，失眠烦躁；因运化失司，脾虚生湿，郁而化热，症见纳差，口干口苦，小便不利，苔根黄腻等。裘老以生地、知母、丹参滋阴清热，养血活血；牡蛎、石决明、磁石平肝安神；黄芩清热燥湿；车前子、泽泻、干地龙利水泄热，使湿热从小便而去；黄芪、黄精益气补中，以治其本；焦山楂、焦六曲和中消食开胃；另以藁本祛风止痛。方中既益气又平肝潜阳，既清热又利小便，配方遣药精当，平肝降压效果甚佳。

案例三

华君，女，68 岁。就诊日期：1994 年 4 月 3 日。

主诉：头昏目眩将近 5 年，手颤 2 年。

现病史：头昏目眩将近 5 年，常伴心悸不适，睡眠不安，多梦易醒，并有心烦口干，面目浮肿，腹部胀满膨大，收缩压 180～190mmHg，舒张压 120mmHg。近 2 年来两手频见抖动，并伴面部表情呆滞。西医诊断为"高血压、高血压性心脏病、帕金森病"。虽经中西药物多方治疗，效果仍不明显。舌苔薄黄腻，脉象弦滑带数。

诊治：湿热内阻，肝阳化风。治宜清热燥湿，平肝息风，佐以滋阴养血。

处方：龙胆草 10g，川黄连 10g，淮小麦 30g，滁菊花 12g，白檀香 9g，全当归 18g，大生地 30g，酸枣仁 15g，嫩钩藤 9g（后下），福泽泻 15g，淡黄芩 20g，煅磁石 30g（先煎），明天麻 9g，大丹参 20g，生黄芪 30g。14 帖。

效果：服上药后，患者头晕心悸明显减轻，睡眠较前好转，手抖明显减轻，仍有面目浮肿，腹胀饱满不适，苔薄腻，脉弦滑，即以前方去白檀香、淮小麦，加桂枝 18g，熟附块 12g，炙甘草 20g，继服 14 帖。三诊时，病人诸症大见好转，面部浮肿消失，腹部膨胀明显减轻，收缩压降至 135mmHg，舒张压 90mmHg，两手抖动基本停止，已能下楼活动，自己步行去买菜。再嘱患者服上药 7 帖以巩固。患者共服药 35 帖，前述诸症均消失。

简析：此例是眩晕兼震颤患者。"诸风掉眩，皆属于肝。"这是医所共识，然此患者湿热内阻征象明显，裘老用标本同治、攻补兼施法治之。方中龙胆草、黄芩、黄连清热泻火，并能燥湿；天麻、钩藤、磁石、滁菊花平肝潜阳息风；"肝体阴而用阳"，方中重用生地、丹参、当归以滋阴养血固本；用大量黄芪配合泽泻利水渗湿消肿；当归益气生血；淮小麦、酸枣仁养心安神；再以白檀香理气宽中。服药2周后，眩晕心悸好转，睡眠改善，手抖减轻，但面目浮肿，腹部胀满未除，苔薄腻，脉弦滑，裘老遂以附子、桂枝、甘草易淮小麦、白檀香，因水湿毕竟是阴邪，待邪减轻，则应益气温肾通阳，散水湿以退浮肿，湿邪去，中焦健，则气血自生，故多年顽疾，终得逐步消除。

案例四

陈君，男，52岁。就诊日期：1986年9月22日。

主诉：头晕目眩1个月。

现病史：有冠心病史。近1个月来，头晕目眩时作，伴有耳鸣，口渴喜饮，颈项板紧，胸闷胸痛，精神不振，大便欠畅，血压170/105mmHg。苔薄白，脉弦细。

诊治：肝阳化风上扰清空，又兼血行欠畅，阻于脉络。治宜平肝息风，佐以活血通络。

处方：大生地24g，龙胆草9g，淡黄芩15g，煅磁石30g（先煎），左牡蛎30g（先煎），冬桑叶15g，天花粉15g，干地龙9g，生蒲黄15g（包），决明子12g，大川芎9g，生甘草9g。7帖。

效果：服药7帖，头晕即除，精神也振，血压降至130/86mmHg，惟胸部时有隐痛，上方去冬桑叶、龙胆草、天花粉，加全瓜蒌30g，虎杖15g，红藤30g，再服7帖，诸恙均除。

简析：高血压是常见的慢性疾病，早期以肝阳上亢为主。此患者除肝阳上亢外，还伴有肝瘀血热，经脉痹阻，因此在治疗中裴老采用凉血清热、化瘀散结、平肝通络、通脉解痹之法。选用生地、龙胆草、黄芩、桑叶、决明子凉血清热，泻肝明目；蒲黄、川芎、天花粉化瘀散结；磁石、牡蛎平肝通络；地龙通脉解痹；蒲黄利尿而降压。故药后收效甚捷，血压恢复正常。患者素有冠心病史，故本次治疗后头部的血脉痹阻通畅，但胸部的瘀阻尚未缓解，因而胸部仍有隐痛，裴老选用利气宽胸散结的全瓜蒌，活血祛瘀止痛的虎杖、红藤，而且用量均偏大，疗效颇佳。

二、脑供血不足

脑供血不足是指人脑某一局部的血液供应不足而引起的脑功能障碍。脑供血不足的病因与脑动脉硬化有关。脑供血不足分为急性和慢性，急性脑供血不足（急性脑缺血）是老年人的常见病，临床已较重视，而慢性脑供血不足却很少引起人们的注意。脑供血不足的症状归纳起来，主要表现为头晕、肢体麻木、暂时性的言语不灵、活动不利、头痛甚或突然原因不明的跌仆或短暂的意识丧失等。

案 例

叶君，男，46 岁。就诊日期：1987 年 8 月 4 日。

主诉：眩晕反复发作 3 年余。

现病史：近 3 年来头昏目眩频见，近来每天均有发作，甚则可发生 1～2 分钟的"意识障碍"，口服西药症状未改善。外院脑血流图检查提示"脑轻度供血不足"；胃钡剂造影提示"胃下垂、十二指肠淤积"。今经人介绍来请裴老诊治。就诊时见患者形体消瘦，面色萎黄，神情委顿。自述头晕目眩日发数次，即使头晕未作，也自觉头脑不清，牙龈时见渗血，胃纳不佳，夜寐欠安。舌质稍红，舌苔薄白，脉细弦。

诊治：气血不足，肝肾阴亏，虚火上灼。治当益气补血，滋阴降火。

处方：炙龟板 24g，大熟地 30g，川黄柏 18g，潞党参 15g，生黄芪 30g，炒白术 15g，熟附块 12g，白茯苓 12g，炙甘草 12g，巴戟肉 15g，全当归 15g，左牡蛎 30g（先煎）。7 帖。

效果：服上药 7 帖，精神大振，夜寐也安，自述服上药 2 帖后牙龈渗血即止，头晕目眩次数逐日减少，7 帖服完后头晕目眩、头脑不清等症状全部消失，嘱上方再服 7 帖，以收全功。

简析：目眩与头晕一般统称为眩晕。目眩即眼花或视物模糊；头晕即感自身或外界事物旋转，站立不稳。本病的发生，与肾虚肝旺关系较大。《内经》有"诸风掉眩，皆属于肝"之说。此外，风、火、痰、虚皆可导致眩晕。现代医学认为内耳病变、癫痫、低血糖、癔症、脑供血不足均可出现眩晕。该患者经检查由脑供血不足造成。中医辨证由肝肾阴亏，虚风内动引起。故先生选用大补阴丸滋阴降火，用当归补血汤及四君子汤补益气血，另加巴戟天、牡蛎以增强补益肝肾的作用。此方妙在加用附块，且分量较重，旨在与黄芪、白术相配，以治疗眩晕。此法是先生从《千金要方》中觅得治眩要法，临床用之，有颇好疗效。本方用药平正，配伍又颇具深意，故得效甚速，三载之疾，半月而瘥。

三、神经官能症

神经官能症又称神经症，是一组精神障碍的总称，包括神经衰弱、强迫症、焦虑症、恐惧症、躯体形式障碍等，患者深感痛苦且妨碍心理功能或社会功能，但没有任何可证实的器质性病理基础。症状大多持续存在或呈发作性。神经官能症的症状复杂多样，有的头痛、失眠、记忆力减退，有的则有心悸、胸闷、恐怖感等，其特点是症状的出现与变化与精神因素有关。如有的胃肠神经官能症患者，每当情绪紧张时出现腹泻。至少要符合两个条件才能诊断神经官能症：①经过仔细检查没有发现相应的、可以解释其症状的躯体疾病；②精神因素在其发病及病情变化上有很大的影响。

案例

陆君，男，45 岁。就诊日期：1993 年 4 月 21 日。

主诉：头晕、腰酸反复出现 2 年余。

现病史：自 1991 年春节以后，稍感疲劳则出现头晕、腰酸，休息后能改善。近 2 个月来，头晕、腰酸频见，并有逐日加甚之趋势，伴有目眩，健忘，烦躁易怒，喉间有痰，胸闷不舒，腰背酸痛，大便偏软。以往无高血压病，曾患甲型肝炎。血压 120/95mmHg。舌苔薄白，舌质稍红，脉弦细带滑。

诊治：肝肾阴亏，虚阳夹痰上扰清空。治当滋阴降火，平肝潜阳，佐以化痰。

处方：大生地 30g，淡黄芩 30g，生黄芪 30g，煅磁石 30g（先煎），干地龙 15g，车前子 15g（包），生蒲黄 15g（包），厚杜仲 15g，怀牛膝 15g，左牡蛎 30g（先煎），福泽泻 15g，生石决明 24g（先煎），制半夏 9g。7 帖。

效果：患者服上药 7 帖后，头晕有好转，自行再服上药 7 帖，头晕、腰酸全除，胸闷易怒也消，记忆力也有好转，停服中药。1 个月后因家中丧事烦乱，更兼悲伤过度，头晕又作，但发作程度较前减轻，再次求诊，裘老于上方中加入熟附块 10g，生白术 18g，服 7帖后头晕消除，嘱其再服 7 帖以巩固。

简析：眩晕是常见的临床症状之一，前人有"诸风掉眩，皆属于肝""无痰不作眩""无虚不作眩"等临床经验之说。根据历代医家论述，结合现代认识，眩晕多系本虚标实的病证，肝肾阴亏，气血不足，为病之本，痰、瘀、风、火，为病之标，尤以肝阳上亢、气血虚损以及痰浊中阻为常见。该患者属肝肾阴亏，肝阳浮越，又兼痰湿上扰清窍，因此裘老选用生地、杜仲、牛膝补益肝肾之阴，磁石、牡蛎、石决明镇潜浮越之阳，车前子、泽泻、半夏清化痰湿，如此用药皆为临床常用之法。而裘老妙在选用黄芪补虚除晕，又可降低血压；地龙、蒲黄祛瘀凉血，也能降低血压。因此该方既治本又治标，既除头晕、腰酸，还能降低血压，故患者药后诸症全消。数月后头晕再作而就诊，裘老再加用附块、白术。两药与黄芪相合，是裘老治疗头晕常用的经验配伍，屡试不爽。

四、梅尼埃病

梅尼埃病是一种特发性内耳疾病，该病主要的病理改变为膜迷路积水，临床表现为反复发作的旋转性眩晕、波动性听力下降、耳鸣和耳闷胀感。本病多发生于 30 ～ 50 岁的中青年人，儿童少见。男女发病无明显差别。双耳患病者占 10% ～ 50%。目前已知的病因包括各种感染因素（细菌、病毒等）、损伤（包括机械性损伤或声损伤）、耳硬化症、梅毒、遗传因素、过敏、肿瘤、白血病及自身免疫病等。典型的梅尼埃病有四个症状，即眩晕、耳聋、耳鸣及耳内闷胀感。

案例

殷君，女，59 岁。就诊日期：1970 年 3 月 9 日。

主诉：头昏目眩 5 天。

现病史：5 天前突发头晕目眩，不能行动，稍动则房转地倾，并伴有耳鸣心悸，恶心欲吐，胃纳不佳，大便正常，服西药"晕海宁、维生素 B_1、谷维素"效果不显，今由家属抬送医院就诊。苔薄白，脉弦。

诊治：操劳过度，肝阳内动，化风上扰，痰热随之，清窍被蒙。治宜平肝潜阳，泻火化痰。

处方：生白术 12g，煅牡蛎 24g（先煎），煅珍珠母 24g（先煎），煅磁石 24g（先煎），淡附片 9g，香白芷 9g，仙半夏 9g，白茯苓 9g，生甘草 4.5g，滁菊花 9g，龙胆草 4.5g。3 帖。

效果：服上药 3 帖后，眩晕、泛恶、耳鸣均见减轻，已能下床活动，但时间稍长则眩晕又作，仍守原方，继进 4 帖，药后诸症均除。

简析：梅尼埃病又名内耳眩晕病，临床以反复突然发作周围景物旋转感、耳鸣重听、恶心呕吐为临床特征。中医认为病机不外虚实两端：虚，关乎肝、肾、脾三脏亏损，肝肾不足，水不涵木，脾虚痰浊内生，浊阴不降；实，不离痰、风、火三者，痰蒙清窍而眩晕，肝郁化火则头胀痛，风阳内动则如坐舟车。

先生治疗本案，用白术、半夏、茯苓、甘草健脾化痰除湿以治本；龙胆草、菊花清泄肝火制阳动；牡蛎、珍珠母、磁石平肝潜阳平冲逆；至于附片与白术相配，乃先生独到经验，丹溪有"无痰不作眩"之说，痰浊为阴邪，取附子辛热善走诸经以化解阴邪，佐白术健脾燥湿涤痰，实为图本之治，俾阴邪散而痰浊化，不治眩而眩自止。

五、遗传性共济失调

遗传性共济失调（Marie 共济失调）是一组以共济失调为主要临床表现的神经系统遗传变性病。病变部位主要在脊髓、小脑、脑干，故也称为脊髓小脑共济失调。多于成年发病（超过 30 岁），典型的遗传性共济失调表现包括平衡障碍、进行性肢体协调运动障碍、步态不稳、构音障碍、眼球运动障碍等，并可伴有复杂的神经系统损害，如锥体系、锥体外系、视觉、听觉、脊髓、周围神经损害，亦可伴大脑皮质功能损害，如认知功能障碍和（或）精神行为异常等。尚可伴有其他系统异常。

案例

李君，女，63 岁。就诊日期：1989 年 6 月 28 日。

主诉： 头晕伴行走不稳两年。

现病史： 患者在两年前自觉下肢乏力，行走时则感头晕，并伴足跟提起困难，以后逐渐发展至行走不稳，容易跌跤，头晕目眩，健忘，有时有失语现象，左侧肢体稍有麻木，精神委顿。外院 CT 检查提示"小脑轻度萎缩"。舌苔薄白，舌质稍暗，脉弦细。

诊治： 肾精不足，髓海失养，气血亏损，脉络瘀阻。治宜益肾填精，益气补血，活血通络。

处方： 骨碎补 20g，鹿角霜 9g，生黄芪 40g，桃仁泥 15g，杜红花 6g，大蜈蚣 2 条，巴戟肉 15g，补骨脂 18g，枸杞子 15g，菟丝子 15g，生白术 20g，左牡蛎 30g（先煎），生熟地各 20g，全当归 18g，京三棱 15g。7 帖。

效果：连续服上药 2 周，头晕全消，精神也振，足跟稍能提起，步履仍欠稳妥，后回原医疗单位抄录上方继续服用，数月后家人转告，步履虽仍欠稳当，但头晕未显，未曾跌跤，失语现象消失，精神颇佳，疾病已处于稳定状态。

简析：遗传性共济失调是以小脑及其神经受累为主，除引起共济失调和辨距障碍外，还伴有不同程度的感觉和运动系统的功能障碍，该病有遗传基础。本病的病机主要是先天元精不足，气血虚弱，髓海不充，脉络失和。裘老在治疗上以补益肝肾气血为主，佐以活血通络。其中以骨碎补为主药，既补肾坚骨，又活血通络，《本经续疏》言其"能不使瘀结者留滞，不使流动者妄行"。方中重用白术、黄芪以治头晕；骨碎补、鹿角霜、巴戟肉、补骨脂、枸杞子、菟丝子、大熟地益肾填精；桃仁、红花、蜈蚣、生地、当归、三棱、牡蛎活血祛瘀，软坚通络。其用量均偏大，故攻补之力也强，药后疗效颇佳。

六、再生障碍性贫血

再生障碍性贫血简称"再障"，是一组由多种病因所致的骨髓造血功能障碍，以骨髓造血细胞增生减低和外周血全血细胞减少为特征，临床以贫血、出血和感染为主要表现。确切病因尚未明确，已知再障发病与化学药物、放射线、病毒感染及遗传因素有关。根据骨髓衰竭的严重程度和临床病程进展情况分为重型和非重型再障以及急性和慢性再障。主要表现为眩晕、乏力、气短、心悸、鼻衄、齿衄、肌衄、便溏、腰酸、纳呆等。本病的病因病机与五脏均有关系，但总与肝、脾、肾关系较为密切。

案例

顾君，女，17 岁。就诊日期：1974 年 4 月 30 日。

主诉：头晕乏力 7 年余。

现病史：患者因头晕乏力、面色无华而赴外院就诊，经检查诊断为"再生障碍性贫血"，经常输血、口服激素及肌注丙酸睾丸酮等，疗效不显，现面色萎黄如蜡，伴面目虚浮，头晕乏力，时有齿衄，下肢略肿，胃纳不佳，月经量多色淡。血常规检查：血色素 35g/L，红细胞 9×10^{12}/L，白细胞 1.7×10^9/L。舌苔薄白，舌质淡，舌体胖，脉濡细无力。

诊治：脾肾两虚，气血不足，肾精亏损。治当补益气血，滋肾填精。

处方：炙龟板 24g，补骨脂 15g，淡苁蓉 9g，大熟地 24g，枸杞子 9g，菟丝子 12g，生黄芪 18g，全当归 12g，鹿角粉 3g（分吞），仙茅 12g，潞党参 12g，生白术 9g，川黄柏 9g，炙甘草 9g。7 帖。

效果：服上药半月，齿衄止，月经经量较前略有减少。血常规检查：血色素 40 g/L，红细胞 10×10^{12}/L，白细胞 1.4×10^9/L。患者连续服上方 4 个月，多次血常规检查：血色素由 45g/L → 70g/L → 103g/L，红细胞由 14.4×10^{12}/L → 18.4×10^{12}/L → 30.4×10^{12}/L，白细胞由 2.35×10^9/L → 2.50×10^9/L → 3.2×10^9/L。患者面色转华，面目虚浮也消，头晕已除，精神已振，月经经量正常，经色也转红，裘老嘱其隔日服上药 1 帖，以稳定疗效。

简析：患者是一例较为典型的气血不足引起的眩晕，裘老在治疗中除了补益气血外，紧紧抓住精血同源的关键，重用补肾填精的药物，如龟板、补骨脂、淡苁蓉、大熟地、枸杞子、菟丝子、鹿角粉、仙茅等。再者气血不足，非旦夕可以补足，这需要一定的时间，方能奏效，因此裘老坚持应用原方达半年之久，患者的血色素稳步提高，直至接近正常。守方有时也是裘老治病的特点，对慢性病的治疗颇为重要。

七、锁骨下动脉偷漏综合征

锁骨下动脉偷漏综合征是指近端双侧锁骨下动脉狭窄或单侧锁骨下动脉狭窄伴"锁骨下偷窃"现象时出现基底动脉环功能不全的病证。该病多见于女性，发病年龄在 30 岁左右。临床可见眩晕、复视甚则昏厥，颈动脉或颞动脉的搏动减弱或消失，部分出现锁骨上和胸锁乳突肌外的三角区有连续性杂音或收缩期杂音，并可见扩张的浅表动脉。

案例

丁君，女，32 岁。就诊日期：1975 年 6 月 25 日。

主诉：眩晕、面肿 2 个月。

现病史：2 个月前突然眩晕欲仆，休息后缓解，以后经常眩晕，并伴有面部浮肿，曾在外院治疗，诊断为"锁骨下动脉偷漏综合征"，服激素无效。就诊时面目浮肿，头昏目眩，两肩臂酸痛，右重左轻，两侧锁骨部肿胀，锁骨上凹陷消失，胸闷，喜叹息，心悸时作，心悸后头晕加甚，月经紊乱。苔薄白，脉沉细。左臂血压

120/80mmHg，右臂血压 110/58mmHg。

诊治： 寒邪夹湿痰、瘀血阻于脉络，清窍失养。治当散寒化湿，活血通络。

处方： 川桂枝 6g，北细辛 3g，细木通 4.5g，大生地 18g，全当归 12g，桃仁泥 9g，杜红花 6g，全瓜蒌 24g（打），左牡蛎 30g（先煎），生薏仁 12g，白茯苓 9g，淡黄芩 12g，连翘 9g。14 帖。

效果： 服上药 14 帖后，眩晕面浮消失，右肩臂酸痛显减，自行停药，1 周后眩晕面浮又现，时轻时重，再以上药去细辛、连翘，加夏枯草 12g，白蒺藜 9g，再服药 14 帖，左肩酸痛消除，右肩酸痛亦减轻，头晕面浮也消，嘱其再服上方以巩固。

简析： 该病例的眩晕，符合"锁骨下动脉偷漏综合征"的诊断，裘老根据中医辨证认为是寒、湿、瘀、热阻于脉络，因此选用当归四逆汤合桃红四物汤加减为主，同时加瓜蒌、牡蛎、薏仁、茯苓化湿利水，加黄芩、连翘清热，药后疗效颇佳。

八、脑萎缩

脑萎缩是指由各种脑血管疾患、脑瘤、颅脑损伤等引起正常脑组织缩小而导致的病变。CT 或 MRI 检查显示脑的体积缩小，脑沟增宽，脑室增大。临床以老年人多见，临床表现为大脑机能衰退和认知功能减退，如记忆力、思维力减退，重者行动困难甚至痴呆，与脑萎缩发生的部位及程度有关。中医认为本病虽病位在脑，实则与各脏腑功能密切相关，病理机制属本虚标实，以痰湿郁火为标，气虚血瘀为本。

_〜**案例**_〜

魏君，男，81岁。就诊日期：2002年10月9日。

主诉：头晕欲仆半年。

现病史：因眩晕不能自制曾住院检查治疗，诊断为脑萎缩、慢性浅表性胃炎、十二指肠球部多发性溃疡、忧郁症，口服黛安神、氯硝安定、胃达喜、心脑舒通等多种药物，疗效不显。也曾服中药治疗，症状改善不明显。刻下头晕目眩，活动欠利，行走须由他人搀扶，反应迟钝，神情淡漠，懒于对答，坐则嗜睡，口渴口黏，口淡乏味，胃纳不佳，嗳气频作，大便干结，数日一行。血压84/60mmHg。苔黄厚腻，脉弦滑。

诊治：肝胆湿热蕴遏，气火内郁，窍络阻遏，神明失司。治宜清肝胆湿热，清开窍络，宣通气机。

处方：龙胆草6g，柴胡15g，黑山栀12g，淡黄芩24g，石菖蒲15g，广郁金15g，琥珀屑3g（冲服），川雅连9g，桃仁泥15g，西红花1g，粉丹皮12g，陈胆星12g，白茯苓12g，枳壳15g。14帖。

复诊方：生黄芪35g，大蜈蚣2条，大川芎15g，石菖蒲12g，西红花1g，大生地30g，桃仁泥15g，川雅连6g，淡吴萸9g，全当归18g，左牡蛎30g（先煎），川桂枝9g。14帖。

效果：服初诊方14帖后，头晕稍减，苔腻稍化，能自行对答，自述精神倦怠乏力，嗳气泛酸，饮食无味，大便偏软欠畅，血压90/60mmHg。嘱其逐步停服安眠药及胃病药等。改服复诊方，连续服药1个月后，血压120/75mmHg，精神已佳，苔腻已化大半，乃停服所有中西成药。头晕仅见于活动稍为剧烈之时，如起床稍快，或行走稍快。胃纳已转佳，口淡口渴不明显。继以上方略作增减，病情逐日改善，目前已趋正常，自行走路，谈笑风生似常人。

　　简析：首诊时以清肝胆湿热为主，取龙胆泻肝汤化裁，同时加石菖蒲除痰开窍，现代医学实验证实石菖蒲还能促进消化液的分泌，制止胃肠异常发酵。更配黄连，以除痰湿郁火；另以琥珀屑合西红花，既可补血养血，活血祛瘀，还能宁心安神；以郁金、枳壳等宣通气机。故服药2周，苔腻稍化，头晕得减，并能自己回答问题。裘老认为肝胆湿热阻遏清窍，此乃标象，而病根在于气虚血瘀，故复诊方即把重点转为治本，即补气活血，祛瘀开窍，以补阳还五汤出入，其中以蜈蚣替代地龙，旨在开通脑窍。更配川连、吴萸，一寒一热，一辛一苦，同治厥阴气火有余之嗳气泛酸，况吴茱萸还能祛寒宣郁，辛开浊阴。《大同药物学》称其为"冲动神经药，及芳香神经药"，可"直除脑部凝寒，开通道路，以输灌气血于脑"。加牡蛎，因其性寒质重，有清热益阴、潜阳镇惊之功，故可用于阴亏无以制阳之头目眩晕，况牡蛎内含碳酸钙、磷酸钙等，磷质可鼓舞神经细胞，钙质能制止胃酸。处方中还加用了桂枝，以治上焦头目，兼横行手臂，调和营血，走经络而达气血之郁。

第十五节　中　风

中风，有外风和内风之分。外风因感受外邪（风邪）所致，在《伤寒论》名曰中风（亦称为桂枝汤证）；内风属内伤病证，又称脑卒中、卒中等。现代一般所称的中风，多指内伤病证的类中风，多因气血逆乱，脑脉痹阻或血溢于脑所致。中风是以突然昏仆、半身不遂、肢体麻木、舌謇不语、口舌歪斜等为主要表现的脑神疾病。本病病因较多，从临床看，以内因引发者居多，多因气虚血滞，脉络瘀阻或风痰所致，并具有起病急、变化快、善行数变之特点。西医认为本病是一种突然起病的脑血液循环障碍性疾病，又叫脑血管意外、脑卒中。脑血管疾病的病人，因各种诱发因素引起脑内动脉狭窄，闭塞或破裂，而造成急性脑血液循环障碍，临床上表现为脑功能障碍的症状和体征。

案例一

曹君，女，70岁。就诊日期：1986年10月15日。

主诉：左侧肢体活动不利3年。

现病史：患者素有高血压病。3年前曾摔跌一次，跌仆时神志清晰，而言语已见謇涩，直至夜晚，先是四肢抽搐，继而左侧肢体出现瘫痪，病延至今已达 3 年之久。就诊时，兼见形体消瘦，精神委顿，耳鸣失聪，言语不清，右上肢自感麻木，步履艰难，行走时需有人扶持，胃纳不佳，大便欠畅。舌苔薄白，舌根稍腻，脉细弦。

诊治： 肝肾本元早亏，风气内动，夹痰浊窜扰经络，以致筋脉失养，气血运行失畅。治宜益气祛风，化痰通络。

处方： 生黄芪 30g，干地龙 12g，煅磁石 30g（先煎），大蜈蚣 2 条，全蝎粉 6g（分 2 次吞服），西秦艽 15g，汉防己 15g，忍冬藤 15g，淡黄芩 18g，陈胆星 9g，天竺黄 9g。14 帖。

效果： 上药继续服用 2 个月，左侧肢体活动明显好转，耳鸣亦轻，精神稍振，言语清晰，胃纳亦馨，体重较前增加，惟觉大便欠畅，头晕偶作，再予上方加生白芍 30g，生甘草 20g，服后腑气即觉通润，左侧肢体更觉利索，可独自缓慢行走。

简析： 偏枯亦称半身不遂，表现为一侧肢体不能随意活动，通常为中风后遗症。该病多由营卫脉络空虚，邪气（风、寒、湿邪及痰、瘀等）乘虚而入所致。论其病情属本虚标实，治疗宜补虚泻实，使病邪去、气血畅、经络通，则诸恙可瘳。裘老重用黄芪以扶正益气；秦艽、防己通湿滞、散风结、舒筋脉、利关节；忍冬藤舒筋活络；黄芩、胆星、天竺黄清热豁痰开窍；磁石镇浮阳而治耳鸣；地龙、蜈蚣、全蝎均有祛风邪、通血络之功；芍药乃通阴血痹闭之要药，并具有通便作用，近人多作收敛药应用，殊不知与古代本草及方书所载主治相背，裘老则常以大量白芍煎汤治腑气不通而见卓效，如配合当归，则通便之力更强，本病见大便不畅故加白芍。

案例二

袁某，女，64 岁。就诊日期：1991 年 5 月 8 日。

主诉：左侧肢体偏瘫半年。

现病史：半年前因情绪过度兴奋导致"脑血栓"，住院对症处理后神志虽清醒，但左侧肢体活动障碍，服用西药，病情无改善。刻下头晕时作，左侧肢体不用，语言低微，含糊不清，口渴欲饮，胃纳不馨，精神委顿，夜寐易醒，心神不宁，夜尿频多，且时有失控，大便两三日一行，情绪易激动。苔薄白，舌质稍红，脉弦细。左侧肢体皮肤温度明显低于右侧，左侧上、下肢肌力均为零。

诊治：肾精亏损、阴阳两虚，筋脉失养，又兼痰浊阻络。治宜补益肾精，化痰浊，开窍络。

处方：大熟地 30g，山萸肉 18g，川石斛 15g，寸麦冬 15g，五味子 9g，石菖蒲 10g，远志肉 6g，白茯苓 12g，淡苁蓉 15g，巴戟肉 15g，生姜片 3g，大红枣 7 枚，川桂枝 12g，熟附块 12g，嫩薄荷 6g（后下）。

效果：服上药 7 帖，患者精神大振，语言较前响亮、清晰，大便二日一行，继服原方 7 帖，患者口渴不显，大便日行一次，较畅，小便失控现象未现。续服原方 1 个月，患者能在别人搀扶下站立，左下肢稍能迈步，左侧肢体皮肤温度与右侧肢体相比无明显差异，再嘱服原方，1 个月后患者夜尿减少，每晚仅 1～2 次，左下肢可自行缓慢行走，左上肢稍得抬举，嘱其二日进服 1 帖汤药，缓图功效。

简析：中风多由忧思恼怒、饮食不节、恣酒纵欲等原因引起，因阴阳失调，脏腑气偏，气血错乱所致。本案患者因五志过极，心火暴甚，肾水虚惫，阴不制阳而发病。《素问玄机原病式·六气为病》说："所以中风瘫痪者，非谓肝木之风实而卒中也，亦非外中于风雨，由乎将息失宜而心火暴甚，肾水虚衰，不能制之，则阴虚阳实，而热气怫郁，心神昏冒，筋骨不用，而卒倒无所知也。多因喜怒思悲恐之五志有所过极而卒中者，由五志过极，皆为热甚故也。"本案中风后，虽经西医对症处理后神志转清，但肾虚亏损，筋脉失养等病理基础犹未改善。先生取专治肾虚喑痱厥逆的地黄饮子原方，一以温补下元，摄纳浮阳，一以开窍化痰，宣通心气。方中熟地、巴戟天、山萸肉、苁蓉之类，大补肾脏之不足，而以桂、附之辛热，协四味以温养真阳；但真阳下虚，必有浮阳上越，故以石斛、麦冬清之；火载痰升，故以茯苓渗之；然痰火上浮，必多堵塞窍道，菖蒲、远志能交通上下，而宣窍辟邪；五味子以收其耗散之气，使正有所归；薄荷以搜其不尽之邪，使风无留着；用姜、枣者，和其营卫，匡正除邪。

先生尝云：用古人之方，有时宜随证化裁，所谓师其法不泥其方；有时可原方录用，不必更弦易辙，其中运用变化之妙，存乎一心。

第十六节 痹 证

痹证是由邪气闭阻肢体、经络、脏腑所引起的多种疾病。根据病邪偏盛和病变部位、证候特点有风痹、寒痹、湿痹、热痹、历节、痛风、周痹、血痹、气虚痹、心痹、脾痹、肺痹、肾痹、肠痹、胞痹等分别。主要症状为肢体或关节疼痛、酸楚、麻木、重着以及活动障碍，并具有渐进性或反复发作的特点。其主要病机是气血痹阻不通，筋脉关节失于濡养。该病可见于西医的风湿热、风湿性关节炎、类风湿关节炎、坐骨神经痛、硬皮病、结节性红斑、结节性脉管炎、系统性红斑狼疮、多发性肌炎、血栓性浅静脉炎等。

一、血栓性浅静脉炎

血栓性浅静脉炎是临床上常见的病变，其特点是先有静脉损伤，后有血栓形成。该病全身症状较轻，局部症状比较明显，局部突然呈现网状和柱状的红肿条状物，皮肤温度升高，有明显疼痛和压痛。从中医辨证来看，初期以湿热为主，热甚则焮红、灼热、肿痛，湿甚则肢体浮肿、沉重，日久气滞血瘀，可遗留硬性结节或条索物。

案例

钱君，男，49 岁。就诊日期：1995 年 3 月 29 日。

主诉：两足踝关节肿痛 10 个月。

现病史：去年 6 月因右踝关节突然红肿、发热、疼痛、影响活动，而赴外院就诊，当时检查抗"O"、血沉、类风湿因子、尿酸等均正常，而被诊断为"静脉炎"，对症处理后疗效不显，两足踝关节反复出现肿胀。刻下两足踝关节稍肿胀，左侧明显，局部红肿疼痛、稍热，活动尚利，足底汗出，并伴有夜寐不酣，盗汗，口淡黏腻，左上肢肌肉萎缩，抬举不能，二便自调。舌苔薄白稍腻，舌质淡红，脉细软。

诊治：湿热痹阻经络，气血失于和畅。治疗当以祛湿热、和经络、调气血为先。

处方：羌独活各 18g，桑寄生 15g，制苍术 15g，当归 12，川黄柏 15g，怀牛膝 15，生黄芪 24g，防风已各 15g，生薏苡仁 18g，赤小豆 24g，连翘 15g。14 帖。

效果：服上药之后，两足踝关节肿胀全消，足底汗出也减，夜间盗汗已除，夜寐也安。惟药后矢气较多，大便偏溏，日行二次。继进上方去生薏苡仁，加藿苏梗各 15g，焦楂曲各 12g，仍服 14 帖，以巩固。

简析：该病例既有下肢痹证，又有左上肢痿证（肌痿），此两病究其病机均为湿热痹阻经络，气血失于和畅，肌肉、筋脉、关节失于濡养所致。裘老取四妙丸、独活寄生汤及羌活胜湿汤三方加减治之。四妙丸即三妙丸加生薏苡仁，主治湿热下注，两足肿胀疼痛；因患者年近五旬，肝肾气血均已不足，故加用桑寄生、怀牛膝补益肝肾；加用黄芪、当归补益气血；下肢关节肿胀，裘老喜用防己；

因下肢踝关节红肿热痛，说明湿甚热盛，故再加用羌活胜湿，连翘、赤小豆清热利湿，解毒散结，祛瘀消肿。裘老用药抓住湿与热，佐以补益，因此取得较为满意的效果。该病在医院诊断不甚明确的情况下，中医则根据辨证而处方用药，同病可以异治，异病也可以同治，往往取得非常可喜的效果。

二、肥大性关节炎

肥大性关节炎又称退行性骨关节病，也称骨关节炎、退行性关节炎、老年性关节炎，是一种退行性病变，系由于增龄、肥胖、劳损、创伤、关节先天性异常、关节畸形等诸多因素引起的关节软骨退化损伤、关节边缘和软骨下骨反应性增生。本病多见于中老年人群，临床表现以关节疼痛、发僵为主，好发于负重大、活动多的关节，如髋、膝、踝、颈椎、腰椎等。其病因主要由于年老体虚，肝肾不足，加以外邪侵袭痹阻经络而发病。

案 例

胡君，女，20岁。就诊日期：1994年3月2日。

主诉：两下肢关节僵硬疼痛逐步加甚半年。

现病史：自幼起有脑积水及脑发育不全病史。未参加工作和学习，生活能自理，并能做些简单家务。近半年来两下肢关节疼痛僵硬逐步加甚，尤以右踝部疼痛为显，目前已不能站立及行走。求诊时由父亲背至诊室，头颅膨大，语声低微，自述头晕耳鸣，站立则需有物扶助，且足痛难熬，不能站立，两下肢趾端红肿，右踝部疼痛肿胀，而皮色不变，腰脊酸痛，纳可寐安，舌苔薄白，舌质稍红，脉弦细而数。局部检查：两下肢肌张力增强，腱反射减弱，双侧巴宾斯基征阳性。

诊治：先天不足，肝肾虚损，气血不足，风湿之邪易于留滞，脉道欠畅。治宜扶正以治致病之源，故以补益肝肾、益气养血为先。

处方：炙龟板 18g，鹿角片 9g，全当归 18g，西潞党 20g，仙灵脾 18g，仙茅 18g，山萸肉 15g，大熟地 30g，白茯苓 15g，福泽泻 15g，生黄芪 30g，川桂枝 15g，杜狗脊 18g，怀牛膝 15g。7 帖。

效果：服上药 7 帖，头晕耳鸣好转，右外踝肿胀稍减，两下肢关节疼痛减轻，扶物站立足痛已除，自觉两足渐渐转温，行走仍困难，两足趾端红肿仍见。继服原方 14 帖，病情基本缓解，能自行缓慢步入诊室，两下肢关节疼痛不显，僵硬仍有，腰脊酸痛亦除。嘱其再进原方以巩固，并适当活动下肢关节。

简析：此病虽系气血运行不畅之痹证，实由肝肾亏损，气血不足，筋骨失养所致，故治疗不在通而在补。裘老选用龟板、鹿角、熟地、萸肉补益肝肾，滋阴养血；仙茅、仙灵脾、牛膝、狗脊既能补益肝肾，强筋壮骨，又能畅通经络，祛除病邪；黄芪大补肺脾之气，以充生血之源，配当归益血和营，更添活血之功，即"治风先治血，血行风自灭"之义；配党参以增益气生血之效；合桂枝和营血而行卫气；泽泻、茯苓利水祛湿消肿。全方旨在补益，故药后肝肾得益，气血得养，血行得畅，痹证自消。本案不用治痹药物，以直用补益而奏良效。

三、肩关节周围炎

肩关节周围炎简称肩周炎，亦称"漏肩风"，是发生在中老年的慢性肩部疾病，以女性为多见，好发于 40～60 岁之人。临床表现为肩部逐渐产生疼痛，夜间尤甚，并有逐渐加重及肩部活动受限的趋势，肩关节可有广泛压痛，并向颈部及肘部放射，还可出现不同程度的三角肌的萎缩，病情达到某种程度后逐渐缓解，直至最后完全复原，为肩关节囊及其周围韧带、肌腱和滑囊的慢性特异性炎症。中医认为，人到中年，气血渐衰，肾气不足，汗出当风，或睡卧露肩，导致风、寒、湿邪得以侵入，经络阻滞，气血失和而致本病。

✿✿✿ 案 例 ✿✿✿

庞君，女，54 岁。就诊日期：1992 年 6 月 11 日。

主诉：右肩酸痛两年，加重两周。

现病史：近两年来右肩酸痛，并有逐日加重之趋势，曾前后服用中成药，外贴风湿止痛膏，口服"消炎痛"，仅能暂时缓解，药性过后疼痛仍作，外院诊断为"肩关节周围炎"。近两周来右肩臂酸痛日夜不休，活动受限，稍抬举则疼痛加剧，入夜则疼痛转甚，影响睡眠，平时头晕目眩，腰骶部酸楚，胃纳不佳。舌苔薄腻，脉弦细。

诊治：风、寒、湿三气杂至，合而为痹，气血阻于经脉，不通则痛。年过七七，天癸早竭，肾精亏损，经脉失养。治宜疏风散寒，化湿通络，佐以补肾填精，以养经脉。

处方：威灵仙 24g，西羌活 20g，炙甲片 10g，北细辛 12g，延胡索 24g，粉葛根 20g，大川芎 15g，白芥子 15g，大熟地 30g，补骨脂 15g，鹿角霜 9g，生苍术 18g。7 帖。

效果：服上药 7 帖，右肩酸痛大减，稍能抬举，夜间睡眠安，腰部酸楚不显，胃纳已增，继进上方 1 个月，左肩酸痛消失，并能正常活动，嘱其控制右手活动强度，尽量不接触冷水，肩部注意保暖，以巩固疗效。

简析：痹证是因感受风、寒、湿、热之邪引起的以肢体、关节部位出现疼痛、酸楚、麻木、重着以及活动障碍为主要症状的病证，并具有渐进性或反复发作性的特点。痹证的发生与体质的盛衰、气候条件及生活环境都有密切的关系。病邪乘虚袭入人体，引起气血运行不畅，经脉阻滞而发病。方以威灵仙为君药，走而不守，宣通十二经络，与羌活相配，增强祛风除湿之功，偏治上半身的关节疼痛。穿山甲性善走窜，通络搜风，祛风胜湿，与羌活相配，一散风湿，一通经络，善治风湿痹证。方用细辛有两种含义：一为与羌活相配，增强温通发散之功，除上半身风、寒、湿邪；二为与补精填髓的熟地相伍，通补兼施，专治寒湿腰痛。至于白芥子、鹿角霜两药，裘老在腰痛中经常运用，且每多奏效，方中用量均偏大，因用于疼痛已有两年之久的顽疾，量轻则不足以祛邪，故患者用后，取效甚著。

第十七节　情志病

情志病病名首见于明代医家张介宾的《类经》，系指因七情而致脏腑阴阳气血失调，并具有情志异常表现的病证，并且其病情也随其情绪变化而有相应的变化。情志病包括癫狂、脏躁、郁证、不寐等，如不及时诊治，常可引起其他疾病。现代研究证实，几乎所有的疾病都与社会心理因素关，其中就有精神因素。中医认为，情志病是情志刺激即七情内伤而成。如过于强烈的精神刺激或持久的不良因素超过了人体的调节范围，就会造成气机逆乱，气血失调，成为疾病。痰、瘀、郁是脏腑内伤而造成的病理结果。

一、神经衰弱

神经衰弱系指一组由心理社会因素引起、以个性特点为基础的轻型精神障碍。本病多发于青壮年，以 20 ～ 40 岁患者居多，女性发病率高于男性。神经衰弱患者常感到精疲乏力，脑力迟钝，记忆力下降，难以坚持工作或学习，对光敏感，控制力减弱，多联想，常以睡眠障碍、躯体不适而苦恼。现代医学主要选用镇静、催眠药治疗。中医治疗以调整五脏阴阳气血为主，填五脏之精，以养五脏之神，有内生之邪则当先攻邪，攻法宜中病即止。

案例一

苏君，女，32 岁。就诊日期：1994 年 3 月 4 日。

主诉：夜寐不安多梦半年。

现病史：患者经常失眠，乱梦纷扰，醒来再也不能入睡，迄今已有半年。患者面色㿠白，经常头晕，神疲身软，四肢倦怠，胃纳不佳，心悸怔忡，历经医院诊治，均以神经衰弱治疗，用过多种中西药物，效果均不明显。舌体偏胖，舌边有齿印，苔薄略腻，脉濡缓无力。

诊治：心血不足，神失所养，又兼脾气虚弱，不能化生营血。治宜健脾养心，益气补血。

处方：西潞党 20g，生白术 20g，生黄芪 30g，全当归 18g，炙甘草 15g，抱茯神 15g，酸枣仁 18g，远志肉 9g，广木香 12g，龙眼肉 9g，生姜片 4.5g，大红枣 7 枚。10 帖。

效果：患者服上药 5 帖后，上述症状大见好转，夜寐已得酣睡，乱梦纷扰已去大半，头晕减轻，神色转好，特别是心悸、怔忡症状逐渐消失，且胃纳渐增，服完 10 帖后，前述症状皆除，眠安纳香，神清气爽。2 个月后随访，病情并无复发。

简析：此例是较为典型的心脾两虚所致的不寐证。因心藏神而主神明，脾主运化而为气血之源，血不养神，故有夜不成寐、头晕疲软等症。患者自服多种安眠镇静等中西药物，而均未奏效，裘老以补益心脾、补养气血的归脾汤治疗，效若桴鼓合，治疗效果既好又快，可见审证求因，辨证用药的重要。同时应注意的是，裘老用归脾汤其药物剂量较一般用量有所增加。

案例二

陆君，男，45岁。就诊日期：1991年1月9日。

主诉： 夜间失眠反复发作十余年。

现病史： 因杂事烦乱、情绪紧张导致夜间睡眠不酣，迄今已有十余年，每晚均需服安眠药1～2片，若有心事则彻夜不寐，近2年来失眠有加甚趋势，每晚仅睡2～3小时，易醒，醒后不易入睡，睡后乱梦纷扰，并伴畏寒肢冷，口苦烦躁，神疲乏力，盗汗耳鸣，眼前时有飞虫感，夜尿颇多，纳可便调。苔薄脉细。裘老先予归脾汤原方7帖，服后精神较前好转，他症如前，后改服黄连温胆汤7帖，药后盗汗、口苦有减，但夜寐仅睡3～4小时，乱梦仍多，夜间小便频数，耳鸣明显，四肢关节酸痛。苔薄白，脉沉细。

诊治： 病由肾精亏损，精血不足，脉络失和，心神失养所致。治宜补肾益精，养血安神。

处方： 鹿角片12g（先煎），炙龟板20g，仙茅12g，仙灵脾15g，枸杞子15g，细辛3g，大熟地30g，全当归18g，金樱子15g，覆盆子15g，羌独活各15g，生甘草9g，煅磁石30g（先煎），酸枣仁15g，大红枣5枚。7帖。

效果： 服上药后患者夜梦明显减少，停服西药安眠药也能安睡6小时，夜尿显减，偶尔也仅一次，小便后能再次入睡，关节酸痛也瘥，耳鸣不显，继服上药14帖以巩固，患者未再复诊。后经其友人相告，失眠之症已痊愈。

简析： 不寐之证，主要由于脏腑阴阳失调，气血不和所致。裘老先用补益心脾、益气和血、安神定志之归脾汤，使气血不足稍得改善，故精神稍振，但失眠多梦、口苦烦躁、盗汗耳鸣等症仍见，裘老再予黄连温胆汤以清热除烦，化痰安神，药后口苦烦躁、盗汗等症虽除，但夜寐仍感不酣多梦，究其患者失眠已有十余载，肾气当亏，故重用龟鹿二仙、熟地、当归补肾填精，养阴和血以治其本，而夜尿频数、关节酸痛、耳鸣不休均是影响睡眠的因素，因此裘老在处方中加羌活、独活、细辛等以治关节酸痛，加金樱子、覆盆子补肾涩精以缩小便，加灵磁石镇惊安神、潜阳纳气以治耳鸣，加酸枣仁收以养心安神。药后肾精充沛，气血流畅，心定神安，寐安梦除。

案例三

高君，女，45 岁。就诊日期：1975 年 7 月 2 日。

主诉：不寐 1 个月余。

现病史：1 个月前起右眼角跳动，每日十余次，每次十多分钟，左太阳穴跳动，继而出现夜寐不酣，即使入睡也乱梦纷扰，稍有声音则醒，心神不宁。苔薄白，脉沉细。

诊治：肝风内动，痰浊不清，上扰清空。治当息风镇惊化痰。

处方：乌梢蛇 30g，全蝎 15g，大蜈蚣 10 条，炙僵蚕 15g，干地龙 30g，制南星 15g，生黄芪 30g。上药共研细末，每次服 3g，每日服 3 次，开水冲服。

效果：服上药一料（半月余），右眼角跳动减少，左太阳穴跳动减轻，心悸不甚，夜寐也安，再服一料，病告痊愈。

简析：患者因夜寐不酣来裘老处诊治，先生究其病因，系由眼角跳动不休、太阳穴跳动导致心悸不宁，夜寐不酣，因此要解决睡眠问题，必须解除患者眼角跳动及太阳穴跳动，使患者的心理负担解除，则睡眠自然转佳。裘老用乌梢蛇为君药，重量达 30g，以祛风通络，定惊止搐，配合僵蚕、全蝎、地龙、蜈蚣等虫类药，以增强平肝息风止痉之效；南星清热化痰，镇惊定搐，还可清心安神；夜寐不酣已有 1 个月多，元气必定耗损，故加黄芪以大补元气。因该处方药味不多，且以虫类为主，煎煮时见到虫类药给病人带来惧怕心理，因此裴老改变用药方式，采用研末吞服，用药仅半月，不仅眼角跳动、太阳穴跳动明显改善，而且睡眠问题也得到了解决，由此可看出裴老心灵手巧，治疗能独出机杼而愈顽疴宿疾。

二、精神分裂症

精神分裂症是一组病因未明的重度精神病，多见思维、情感和意志行为方面障碍，其中以概念的形成及抽象思维异常最为显著。该病为常见病、多发病，尽管目前对其病因的认识尚不很明确，但个体心理的易感素质和外部社会环境的不良因素对疾病发生发展的作用已形成共识。本病可发生于各个年龄阶段，男女无明显差异，临床表现为思维、情感、意志行为三个方面互不协调，而与外界环境的统一性也遭受破坏。在本病早期，可见生活不规律，兴趣减少，工作不认真，或伴有头胀、无力、失眠等，有时可被误诊为"神经症"。中医理论认为精神分裂症属于"癫狂"的范畴，导致本病产生的根源是痰迷心窍、神机逆乱，临床上常见痰火内扰型、痰湿内阻型、气滞血瘀型。该病病机在于痰湿内阻，痰火上扰，气滞血瘀，阴虚火旺，阳虚亏损等。

案例

步君，女，39 岁。就诊日期：1976 年 9 月 7 日。

主诉：彻夜不寐 2 周。

现病史：家属代诉，原有支气管扩张史，因多次咯血住院，与丈夫分居，思想烦乱，情绪不宁，服氯丙嗪、奋乃静、安眠酮等药无效，已停止工作 1 年，近 4 个月来睡眠不佳，而近 2 周来彻夜不寐，不进食，烦躁不安，四肢不停，终日行走不能自息，有人影幻觉，大便 4 日未解，口臭较甚。舌苔薄白，舌有红刺，脉弦。

诊治：心阴耗损，虚火炽盛，扰乱心窍，神明失宁。治当养心泻火，开窍宁神。

处方：生铁落 30g（先煎），煅龙牡各 30g（先煎），酸枣仁 15g，石菖蒲 9g，淮小麦 30g，生甘草 9g，大红枣 7 枚，大川芎 9g，肥知母 12g，桃仁泥 15g，制川军 6g，川桂枝 9g。7 帖。

效果：药后 2 天，行走已停，上半夜已能入睡，午夜后仍不停地出现幻觉，烦躁不宁，继续服用西药，但数量已减半，继服上药 2 周后，睡眠显著改善，能睡 3～4 小时，西药只服安定，手脚不停现象消失，情绪较稳定，仅感头晕。

简析：患者素有咯血史，营阴已亏，况夫妻长期分居，情怀不舒，肝气不畅，郁而化火，肝阳夹虚火扰乱心神，以致癫狂、失眠。裘老取生铁落为君药，专治癫狂；以龙骨益阴，且能潜上越之浮阳，牡蛎益阴，能摄纳下陷之沉阳，二药伍用，相互促进，增强益阴潜阳、镇静安神之功；菖蒲味辛性温，芳香清爽，且入心经，能除痰浊、开心窍、宁神志；枣仁入肝、脾、心、胆，专治阴伤而心烦不卧；甘草能补脾胃虚弱，资气血生化之源，甘能缓急，制约肝脏刚烈之性，除烦止躁以安神。枣仁与甘草二药配伍，一肝一脾，补中有泻，泻中有补，共奏益肝血、清肝热、安心神之功。

此类疾病的治疗，心理治疗比药物治疗更为重要。先生常言："治病先治心。""中医历来重视心理治疗，一个不重视心理治疗的医生，不是一个负责的医生。"先生认为，人体本身存在着一个调控系统，具有自我调整、控制、修复、防御能力，而这些功能的发挥，必须以心境泰然，神志安定，充满乐观和信心为前提，否则反而导致病情的加速恶化。

先生在临床工作中体会到，医生的语言、表情、态度和行为等，对病者的情绪、态度、行为以及治疗效果有着密切的关系。经先生诊治的大多属于疑难杂症，其中有些被判为"不治之症"。从治疗角度看，要取得很好的疗效难度颇大，先生总以满腔热忱抚慰病者，晓之以理，动之以情，以赤诚之心感化患者的心灵，鼓励患者树立起对治疗的信心，并配以适当方药治疗，使许多患者获得了新生或减轻了痛苦。

三、神经症

神经症又称神经官能症、自主神经功能紊乱，是一种临床表现差异较大的疾病。临床表现为各种不同程度的焦虑与恐慌，情绪抑郁，有各种身体不适而无阳性体征。

案例

王君，男，61岁。就诊时间：1989年5月7日。

主诉：下腹部胀气上逆频作十余年。

现病史：患者以往有胃窦炎、胆囊炎、胆结石及心动过缓。近10年来每遇情怀不舒、受寒、劳累，即有少腹胀满，自觉少腹之气自下而上冲至咽喉，并伴有嗳气及下肢胀麻抖动，少腹胀气甚则下肢抖动亦甚，嗳气则长而响亮。胃纳尚可，二便调畅。舌苔薄黄而腻，脉弦滑。

诊治： 少腹系肝肾之位，年过半百，肝肾已亏，又兼气机逆乱，气乱上逆，则循肝肾两经上冲胸腹咽喉，引起奔豚。治宜降气为先。

处方： 旋覆花 12g（包），煅代赭石 15g（先煎），党参 15g，制半夏 12g，广郁金 12g，木茴香各 12 各，缩砂仁 5g，淡黄芩 18g，江枳壳 12g，焦楂曲各 12g，佛手 5g，玫瑰花 3g。14 帖。

效果： 服上药半月，自觉下腹部胀气好转，上冲之感也缓解，下肢抖动亦减轻。自行停药后又有反复，继服上药半月，上述症状完全消失，停药后也无复发。

简析： 神经症主要表现为各种身体或精神不适，可持续存在，也可反复出现，但缺乏任何可查明的器质性变化，发病多由情志因素或体质衰弱所致。该患者的情况完全符合上述表现。裘老认为患者情绪不畅而引起气结、气乱，故治疗以降气、散瘀为主，予以旋覆代赭汤加减。全方以旋覆花为君药，降气散结，通经散寒；配代赭石重镇降逆；同时佐以郁金、木香、茴香、枳壳、佛手、玫瑰花等理气药，以加强行气、散结、温通之力。裘老在情绪不畅引起的病证中，每喜用玫瑰花，因玫瑰花香气清而不浊，和而不猛，既可理气活血，又能补血和血，同时无辛温刚燥之弊，正如《本草正义》所言："玫瑰花……气血药之中，最有效捷而最为驯良者。"

四、抑郁症

抑郁症以显著而持久的心境低落为主要临床特征，是心境障碍的主要类型。临床可见心境低落与其处境不相称，情绪的消沉可以从闷闷不乐到悲痛欲绝，自卑抑郁，甚至悲观厌世，可有自杀企图或行为，甚至发生木僵，部分病例有明显的焦虑和运动性激越，严重者可出现幻觉、妄想等精神病性症状。每次发作持续至少 2 周以上，长者甚或数年，多数病例有反复发作的倾向，每次发作大多数可以缓解，部分可有残留症状或转为慢性。中医认为此病是情志所伤、肝气郁结逐渐引起五脏气机不和所致。

案例

张某，女，30 岁。就诊日期：2006 年 1 月 26 日。

主诉：情志抑郁、失眠 2 年，加重 1 月余。

现病史：2 年前因患皮肤湿疹久病未愈，导致精神紧张、忧愁、失眠，当地医生诊断为"抑郁症"，口服抗抑郁药，3 个月后好转，停药后 6 个月复发，继服抗抑郁药 6 个月未见明显缓解。于 2005 年 12 月病情反复，症状加重，失眠更严重。此次慕名来到上海求治。症见心悸，胸闷，精神紧张，情绪低落，夜寐不安，仅能睡眠 2～3 个小时，身疲乏力，眩晕头胀，纳食不馨，月经延期，量少，大便正常。舌边尖红，苔薄，脉细无力。

诊治：肝气郁结，郁而化热，心失所养。治宜益气养阴，疏肝解郁，清心安神。

处方：炙甘草 18g，川桂枝 18g，大麦冬 18g，西红花 18g，黄连 9g，生地黄 30g，生龙齿 30g（先煎），生龙牡各 30g（先煎），常山 9g，茯苓神各 12g，郁金 15g，党参 18g，生姜 6g，大枣 7 枚。

三诊方：野山参 1g，生龙牡各 30g（先煎），生龙齿 30g（先煎），藿苏梗各 15g，阿胶 9g，炙甘草 20g，川桂枝 24g，生地黄 30g，常山 10g，大麦冬 18g，五味子 9g，郁金 15g，细辛 3g，益母草 30g，丹参 20g，淡干姜 15g，生姜 4.5g，大枣 7 枚。

效果：服以炙甘草汤加减为主的初诊方后，睡眠质量明显好转，每晚可睡 6 个小时左右，精神逐渐振作，自信心大增；仍有心悸胸闷，容易紧张，偶尔有恐慌感，故加灵磁石（先煎）30g，川芎 15g，续服 14 帖。服用 21 帖后，患者睡眠大有好转，但仍精神紧张感，全身乏力疲惫，纳食欠佳，经期延迟，已过 40 天仍未来经。故在炙甘草汤的基础上，加用野山参、阿胶，以大补气血，再以益母草、丹参调整月经周期。服用中药 2 个月后，抑郁已基本消除，患者欣喜万分，感激不尽。后以调经补肾、益气养血、疏肝解郁为主善其后。

简析：抑郁症属于心理性疾病，其躯体症状繁多，用药常难以速效。加上患者往往对疾病过于担忧与恐惧，或悲观失望，使病情变得更为复杂，又进一步加重了患者的心理负担。治疗这类疾病，裘老颇有经验，先生强调在药物治疗的同时，一定要帮助患者解决其心理问题，所谓"治郁先治心"，所以一边要强调坚持服中药，一边还要耐心劝导，嘱其心情宽松，坚定此病并不难治，只要医患配合，一定是能够治愈的。医生要非常有信心地表明此病一定能治好，此举非常重要，并要使患者树立战胜疾病的信心和决心，加之对证用药，多能取得极佳效果。

根据本案病情，治以益气养阴、养心安神的炙甘草为主。先生的临床经验是：本方用炙甘草 20g，桂枝 24g，其剂量必须较大，若用量偏小则疗效欠佳，效果不显著。本方加用常山，取其镇静安神之功。复诊时加用灵磁石是为增强养心安神镇摄之力，加川芎取其活血理气之效。三诊方用药重在大补气血，故加用野山参与阿胶。此方用益母草与阿胶相配，是重在养血调经，加细辛是针对出现的干咳之症，细辛一味是治咳嗽之良药。本案患者治疗 3 个月，其抑郁症状完全消失，患者心情怡悦，精神振奋，寐安纳佳，生活正常。

临证感悟与杂谈

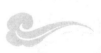

白芍是一味破药

现代中药学讲义及临床习惯认为白芍酸苦微寒，有和血敛阴之功，我通过古代文献学习及长期临床探索，发现此说有谬，我认为白芍是一味破药。

《伤寒论·辨太阴病脉证并治》280 条载："太阴为病，脉弱，其人续自便利，设当行大黄、芍药者宜减之。"此芍药与大黄并提，既然"自便利"，当减大黄、芍药，说明芍药与大黄均有通便利作用，临床上我将白芍与当归并用，取其通便之功，辄效。

仲景时代芍药，尚无赤白之分。金代医家成无己谓白补而赤泻，白收而赤散，实无根据。仲景桂枝加芍药汤治太阳病，医下之，腹满时痛者；大柴胡治少阳、阳明并病，腹中实痛者；麻子仁丸用芍药与大黄、枳实为伍，治大便硬、腹中实痛的脾约证；《金匮要略》中枳实芍药散治气血郁滞所致的腹痛、烦满不得卧。《本经》载：芍药"主邪气腹痛，除血痹，破坚积，治寒热疝瘕，止痛，利小便，益气"。《别录》亦载其有"通顺血脉，缓中，散恶血，逐贼血，去水气，利膀胱"等功效。河间评芍药汤中归芍并用，"行血则便脓自愈"。

要之，白芍有破血除痹、通利大便、利水气、通小便及止痛（通则不痛）等功用。所谓白芍"和血敛阴"及"白补赤泻"之说，乃后人模糊印象之谈，这种臆测推论，历代医家沿袭承误而千百年来竟无一人敢颠其覆，中医药学发展之所以缓慢，因循守旧，亦为导致原因之一。

合理使用药枕

　　药枕是中医外治法中行之有效的一种方法。发源于我国，历史悠久，唐代著名药学家孙思邈活到一百多岁，应用药枕，就是他养生的辅助方法之一。孙氏还以药枕治疗头项强痛、心烦眼花等症，取得较好疗效，说明药枕具有安神明目、疏通经络、调和气血的作用。药枕内芳香类中药，大多具有挥发性，其气味能起到良好的药理作用。例如枕中所发出一缕缕幽香的气味，有些人闻到后往往能酣然入睡，故不少人视它为睡眠的良伴。然而中药品类众多，芳香类药物也有各种不同效能，有些药味具有宁心安神的作用，有些则以清神醒脑为主，还有以开窍、宣肺、活血通络或散风祛湿为功用特长。由于人的体质各异，病证不一，年龄不同，药枕也不是"万应灵药"，而需"辨证用枕"，才能取得应有的效果。

　　使用药枕，选用优质道地药材制成的成品，疗效就比较好。例如中药黄连、大黄、厚朴等常用药，中医处方习惯称川连、川军、川朴，就是因为四川出产的属于道地药材、药效较好的缘故。同一种药因产地不同而作用强弱相差很多，有点甚至药性及效能各异，例如浙贝母同川贝母就各有不同的适应证。故做药枕尽可能用精工炮制的道地药材，以取得预期效果。

使用药枕，还得考虑各人的睡眠习惯，如体位的变易、枕头的高低、药枕的软硬度等，均应注意舒适和妥帖。同时，枕芯的药物亦当定期更换。

现代科学证明，不少中草药的芳香气味还具有杀灭细菌、消除病毒、净化空气、优化起居环境等作用。因此，合理使用药枕，才会对人们的健康起到有利的作用。

周亚夫之军从天而降

古代名医治病能出奇制胜，变化无方，所以吴江名医徐灵胎有"用药如用兵"之论。如说："五谷为养，五果为助，五畜为益，五菜为充，而毒药则以之攻邪。故虽甘草人参，误用致害，皆毒药之类也……以草木偏性，攻脏腑偏胜，必能知己知彼，多方以制之，而后无丧身殒命之忧。"其中所言知己知彼和多方以制的论述，确是医者所当特别注意的。洄溪还提出许多精辟之言，如"先夺其未至，则所以断敌之要道"，"急保其未病，则所以守我之岩疆"，"先除其食，则敌之资粮已焚"，"必防其并，则敌之内应既绝"，还有"向导之师""行间之术""用寡可以胜众""并力捣其中坚"等，既为用兵之法，亦为用药之法。

徐灵胎绝不是纸上谈兵的人，他治病确能做到胸无成见而心与神会，遵守法度而又不囿于法。如其治"芦墟迮耕石卧病，六日不食不言，目炯炯直视"的阴阳相搏证，先投附子霹雳散，继进天生白虎汤，病者须臾目瞑能言，旋即跃然而起，取得了奇迹般效果。他的诸如此类神妙莫测的治效，博得袁随园的击节叹赞："每视人疾，穿穴膏肓，能呼肺腑与之作语。其用药也，神施鬼设，斩关夺隘，如周亚夫之军从天而降。"从《洄溪医案》中看他的施治方法，确信袁枚赞词非溢美之言。试举数例如下：

"苏州沈母，患寒热痰喘，挽其婿毛君延余诊视。先有一名医在座，执笔沉吟曰：大汗不止，阳将亡矣，奈何！非参、附、熟地、干姜不可。书方而去。余至不与通姓名，俟其去，乃入诊。脉洪大，手足不冷，喘汗淋漓。余顾毛君曰：急买浮麦半合，大枣七枚，煎汤饮之可也。如法服而汗顿止，乃为消痰降火之方，二剂而安。"

"同学赵子云居太湖之滨，患暑痫甚危，留住三日而愈。时值抗旱，人忙而舟亦绝少，余欲归不能。惟邻家有一舟，适有病人气方绝，欲往震泽买棺，乞借一日，不许。有一老妪指余曰：此即治赵某病愈之人也，今此妇少年，恋生甚，故气不即断，盍求一诊。余许之。脉绝而心尚温，皮色未变，此暑邪闭塞诸窍，未即死也。为处清暑通气方。病家以情不能却，借舟以归。越数日，子云之子来，询之：一剂而有声，二剂能转侧，三剂起矣。"

如他治张雨村儿的无皮症及治任氏妇的风证等，其施治真如庖丁解牛，疑难危急的病，无不迎刃而解，其审证之精，设法之奇，直有神施鬼设之功。徐灵胎之所以能有这样高明的医艺，主要由于他精熟医理，变化从心，随机用法，不拘一格，故不愧为清代的名家。

历代名医的扶危起困，其施治能应用奇方异法，变化无穷。如喻嘉言治一痢疾，昼夜一二百次，不能起床，但饮水，不能进食，其痛甚厉，肛门如火烙，扬手掷足，躁扰无奈，脉弦紧劲急。喻为处方大黄四两，黄连、甘草各二两。继进生地黄、麦冬各四两，研汁，以天花粉、牡丹皮、赤芍、甘草各一两，煎成和汁咽之。果下痢尽止，调理而愈。嘉言又治陈某病痢，发热如蒸，昏沉不食，重不可言，第三日危急将绝，乃请喻诊，其脉洪大空虚，尺脉倍加洪盛。遂即处麻黄附子细辛汤一剂与之，得汗后热即微减，再投附子理中及连理汤而安。喻氏治疗上述的两例痢疾，一则重用大黄而愈，一则恣用麻黄而解，均是大开后人眼界的治法。

　　王孟英为温病名家，善用清润。其自述治"方啸山今秋患痰喘汗多，医进清降药数剂，遂便溏肢冷，不食碍眠，气逆脘疼，面红冷汗。余诊之，脉弦软无神，苔白不渴"。王用真武汤去生姜，加干姜、五味、人参、厚朴、杏仁，一剂知，二剂已。王氏此案，也是医生处方应该灵活变化的一个范例。

孙思邈论外感热病之治

外感热病本来就属于伤寒范畴，故孙思邈所称的伤寒，其中即包括温病、热病。正如《千金翼方》所载："伤寒热病，自古有之，名贤俊哲，多所防御，至于仲景，特有神功。"孙氏对《伤寒论》是有很大贡献的，他搜集了今流传本所未载的不少仲景佚文，还奠定三纲鼎立说的基础，并开创了"方证同条，比类相附"的方法。以后，清代柯韵伯的《伤寒来苏集》和尤怡的《伤寒贯珠集》之所以脍炙医林，都是在孙氏"比类相附"法的启示下而有所发展的。孙氏还大量收集和创立了许多治疗外感热病的方法，成为后世所称温病学说中治疗法则的重要依据。

众所周知，清代余师愚以应用大剂量石膏治愈瘟疫而见称于世，其治法实胎息于孙氏。《备急千金要方》（简称《千金方》）中治外感热病有用石膏至八两的记载，并有各种配伍法。有的配大青叶、山栀、知母、芒硝等，还有径用石膏加白蜜以除热之法，其他各种配伍法尚多。说明师愚的重用石膏，孙思邈早已启其端倪。

又如叶香岩《外感温热篇》中论述温病发斑时，有"斑色红者属胃热，紫者热极，黑者胃烂"之说，其论实本于思邈。《备急千金要方·伤寒例》中引载华佗论伤寒，早有"胃虚热入烂胃也，其热微者赤斑出，剧者黑斑出"的记载。所不同者华氏是论伤寒，香岩则论温病，然其所阐述发斑的机理则基本一致。因此，温病学家所论述治疗温病的各种方法，有很多已早为孙氏所创用。现列举如下：

1. 表里双解法

本法一般医家多谓创自河间，而在《备急千金要方》中早有麻黄、葛根与石膏、寒水石同用之方，另有麻黄与大黄同用之方，早开解表与清里合用或发表与通下并用的治则。书中如"治时病表里大热欲死方"，方以葛根、升麻、麻黄解表，大黄、芒硝通下，寒水石、石膏清里，是一张典型的表里双解之方。又如书中的葛根龙胆汤、漏芦连翘汤等均同此例。后世的防风通圣和凉膈、升降诸散被称为治疗温病的方子，实皆从孙氏《备急千金要方》悟出。

2. 气营两清法

本法为治疗温病进入气血两燔时的重要治法。仅举孙思邈治丹毒方为例，如用犀角（现用水牛角代）、芍药清营分之热，又用石膏、寒水石、知母、黄芩等清泄气分之热，以起到气营两清的作用。又如治痈疽重症方，采用犀角（现用水牛角代）、升麻、地黄以清营凉血解毒，大黄、芒硝通腑泄热，黄芩、黄连、黄柏、山栀等大清气分火热等。显然为以后温病名方"清瘟败毒饮"所本。王孟英曾盛赞"清瘟败毒饮"有"洵补昔贤之未遂，堪为仲景之功臣"等语，如果移赠思邈，似更为恰当。

3. 清热解毒法

本法为治疗温病邪火热毒炽盛时所常用，特别适用于温毒和瘟疫等病。《备急千金要方》中治疗热病常不离黄连、黄芩、黄柏等药，有时还加大黄，因大黄除有通便作用外，还是一味很好的清热解毒药。书中如青葙子丸一方，以青葙子、黄芩、黄连、黄柏、苦参、山栀、天花粉、龙胆草八味组成，治伤寒结热在内，就是一张清热解毒的代表方。又如在治温病阴阳毒方面，多用元参、大青叶、黄芩、山栀、羚羊角、生地黄、知母、升麻、石膏等药。这些治法和方药，均为后世清热解毒法的嚆矢。

4. 辛凉解表法

刘河间曾批评当时一些医家沿用发表不远热的成规，创立通圣散、双解散等方，以辛散药与寒凉药同用而立辛凉解表法。其实，本法在《备急千金要方》中已屡见不鲜。例如以麻黄、细辛的辛散与寒水石、石膏的寒凉相配用，或用石膏、苦参、寒水石与葛根、升麻、麻黄相配等。这与现代之用桑菊饮和银翘散，方虽不同，其法则一。也正是孙氏提出的"方虽是旧，弘之唯新"的意识。

5. 凉血解毒法

温病在病邪初入营血时，可用"透热转气"的治法，叶天士提出用犀角（现用水牛角代）、元参、羚羊角等药。孙氏以豆豉与生地黄同用，亦即后世所称"黑膏"的来源，如果以本方作透热转气之用，应该说也是较为合适的。至于《备急千金要方》中所收的犀角地黄汤治疗伤寒、温病邪在血分之证，则历来就是一张清营凉血泄热的要方。然而思邈还用之于祛瘀，则为后世所忽视。

6. 甘寒生津法

后世温病学家非常重视救阴，故叶香岩有"若斑出热不解者，胃津亡也，主以甘寒，重则如玉女煎，轻则如梨皮、蔗浆之类"的论述。这本来同《伤寒论》中所载要注意亡津液的告诫，初无二致。《备急千金要方》中常用芦根、麦冬、天花粉、竹叶、甘草等药，即寓有寒以清热和"甘守津还"之意。书中如"生地黄煎主热方"中用生地汁、麦冬汁、生地骨皮、生天门冬、瓜蒌、玉竹、知母、石膏、竹叶、白蜜、姜汁等药，其中地黄与石膏同用，即是玉女煎组方宗旨。后世沙参麦冬饮和五汁饮等方皆以此化裁。

7. 芳香开窍法

温病在"外热一陷，里络就闭"的情况下，须用芳香开窍法。《备急千金要方》中的紫雪和玄霜，就是开本法之先河。方下明载主治诸多热病、时气瘟疫等"内入攻心"之证，直至目前仍为救治温病重证效果显著的成药。后来的至宝丹、安宫牛黄丸等方，虽有所加减出入，而皆取法于此。

上述各种治疗温病的要法，远在唐代，孙思邈已早就开创和应用。后世医家治疗外感热病的方法虽然有发展，而数典忘祖，思邈之功是不可没的。

升麻功用之质疑

1. 失于不识药

宋代著名医药学家寇宗奭在其所著《本草衍义》一书中指出：医生治不好病，多由"六失"所致。"六失"中的一条即是"失于不识药"。寇氏这句话特别适用于目前医界。因为像我们这辈业医的人，一是不栽培原药，二是不炮制药材，三是不调配药剂。如果我们的处方中的药材其科属品种或者炮制以及配方有什么问题，必将影响治疗效果，甚至会出乱子，而做医生的却茫无所知，这岂非是医疗上的一大过失。特别是中医学中本草书籍浩如烟海，其中记载着历代医家们丰富的实践经验，但也有一些臆测的论述。我们如不细心研究并在临床上加以验证，在处方时也难免误用，这是不识药性和主治，同样属于"失于不识药"的另一种情况。

尝考古时医家所用药物，一般都是亲自采制，故对药物的作用有较深体验。汉代张仲景"宿尚方术"。在古代史书中则常常把方术与本草联系在一起，如汉平帝时有"举天下通知方术本草者"。又如史书所载《楼护传》中称"护少通医经、本草、方术数十万言"。说明古代方术家大都是本草家。另如仓公治疗齐国淳于司马病，"为火齐饮之",其治齐中大夫病,"即为苦参汤"。华佗则"处剂不过数种,心识分铢,不假称量"。他为广陵太守陈登治病,"即作汤二升"等。所以,唐代文学家韩愈的《进学解》一文中有"玉札丹砂,赤箭青芝,牛溲马勃,败鼓之皮,兼收并蓄,待用无遗者,医师之良也"之语。这些都说明当时医生治病是自己备药的。

随着时代和社会的发展,医与药有了分工,这当然为人们带来很多方便,但是同时也是造成医生"失于不识药"的一个因素。医者对某些药物的功用如果望文生义乱加发挥,而这些臆测杜撰的发挥倘若是出于名家之口,就会载之医籍传后世,被后来的医生当作真理以误传误地遵守信奉,像这种"失于不识药"的情况,也是少见的。通常所称升麻一药的升提阳气作用,就是一个明显的例子。

2. 张元素的"发明"

张元素是金元时期的医学名家,他在医药方面曾经有过不少新见解。元素在论述升麻的作用时也有他自己独创的"高见"。如说:"若补其脾胃,非此为引用不补。"并以为升麻,其用有四:手足阳明引经,一也;升阳于至阴之下,二也;阳明经分头痛,三也;祛风邪在皮肤及至高之上,四也。张洁古论升麻有升阳于至阴的空前发现,其高徒李东垣乃进而益加倡明其义。李杲说:"升麻引甘温之药上升,以补卫气之散而实其表,故元气不足者,用此于阴中升阳,又缓带脉之缩急。""人参、黄芪非此引之,不能上行。"东垣所创制的补中益气和升阳益胃诸汤方,用参、芪配合升麻,就是上述理论的具体应用。后此医家,莫不遵循其法而更加张皇其说。如《本草正》说:"升麻,凡痈疽痘疹,阳虚不能起发,及泻痢崩淋,梦遗脱肛,阳虚下陷之类,用佐补剂,皆所宜也。若上实气壅,诸火炎上及太阳表证,皆不宜用。"《本经逢源》认为升麻升举之力特强,故设有一段危言耸听之语："为其气升，发动热毒于上，为害莫测，而麻疹尤为切禁，误投喘满立至。按升麻属阳，性升，力能扶助阳气，捍御阴邪，故于淋带、泻痢、脱肛用之，取其升举清阳于上也。"

李时珍是我国伟大的药物学家，他对中医药学做出了许多宝贵的贡献。可是在这个问题上却也随俗附和，扬其波而逐其流。如他在《本草纲目》中说：升麻引阳明清气上行，此乃禀赋素弱，元气虚馁，及劳役饥饱，生冷内伤，脾胃引经最要药也。时珍并对升麻命名也做出了解释："其叶似麻，其性上升，故名。"这是一种想象和附会的名词解释，是不够严谨的。但这不是李时珍一个人的误会，说升麻有升举阳气作用者是张元素，他的"神语"恐亦由此而生。我在早年学医时，亦奉元素及后世诸医家附和之说为金科玉律。其后，读书渐趋深入，阅历亦与年俱增，通过自己长期的大量的实践验证，才始知道升麻升提阳气之说是大可商议的。

3. 有错必纠

我们试检《神农本草经》和《名医别录》有关升麻功用的记载，如"主解百毒，辟温疾，瘴气邪气，主中恶腹痛，时气毒疠，头痛寒热，风肿诸毒，喉痛口疮"。《药性论》则载："治小儿风、惊痫、时气热疾。能治口齿风肿痛，牙根浮烂恶臭，热毒脓血，除心肺风毒热壅闭不通。"其他如陈藏器、日华子诸家亦均论述该药有解毒、治游风肿毒、口气疳蜃之功。《本草图经》特别指出"肿毒之属，殊效"。凡是宋以前的本草所载内容基本一致，都没有片字只语载述该药有升阳作用。

历代名医的处方中用升麻的，自仲景以下迄至《千金》《外台》《肘后》《小品》《圣惠》等方书，其主治病证为斑疹、咽痛、牙齿肿痛烂臭、疮疡、热毒下痢、蛊毒、壮热等证。如《岭南方》用于辟除瘴气；《肘后方》用于卒肿毒起；《直指方》用于喉痹作痛，胃热齿痛；《本事方》用于口舌生疮，悬痈肿痛；《备急千金要方》用于热瘙痒和产后恶血；《至宝方》用于尿血；《外台秘要》用于解毒药；《局方》多用治时气瘟疫等。宋以前方书，凡是用升麻的方，其一般都是与犀角（现用水牛角代）、连翘、元参、黄连、大黄、龙胆草、牛蒡子等为伍，以共奏清火解毒、凉血除热之功。宋代名医朱肱就早有"无犀角以升麻代之"的记载，说明这两种药的功用非常接近。以上众多名医、本草、方书的记载，都与元素所谓升举阳气说是格格不入的。如果我们认同朱肱所说"无犀角以升麻代之"为历代名医临床经验结晶的话，则两药主治略同，而犀角（现用水牛角代）的功能应比升麻更强，试问有谁把升麻所谓"升举阳气"和"扶助阳气"的作用曾经用犀角（现用水牛角代）来替代呢？

我在几十年的临床观察中，用升麻的适应证，一般不外咽喉红肿疼痛、牙根恶臭腐烂、发斑发疹、高热头痛、谵妄、热毒下利以及疮疡肿毒等症。药量 15 ~ 30g，有时还可加重一些。治疗过大量病人，觉得升麻解毒、清热、凉血的作用是确切的，从来没有所谓"升提太过而致喘满"的情况发生，并且未见有发生什么副作用，只是效果远不及犀角（现用水牛角代）而已。通过长期的实践，深深觉得古代许多方书、本草所载的升麻功用是朴素而可信的。张元素把它说得头头是道的论述，乃是臆测之辞。

4. 关键在于思考

我对升麻的主治作用的提出，也许会引起同道们的一些疑问，因为补中益气汤和升阳益胃汤等方，其中都有升麻，在临床上确是行之有效的，我平素也很爱用这些方剂。照常理讲，既能行之有效，必然言之有理，一般来说，这句话是不会错的。但是我的应用升麻，不是取其升清之功，而是作为除浊之用，升阳益胃汤中本有芩、连之苦降，我用升麻是加强芩、连的力量，它与参、芪、术、草相配，于培补脾胃中兼清湿热，是颇有意义的。何况在这方剂中芩、连、升麻都是用量很轻，故有所谓"升不过七"的说法，它与大量补脾培土药相配合，可起相反而又相成的作用，临床疗效也确实很好。正因为这些方剂是有效的良方，所以后世医家对张元素所称升麻升清之说多不加置疑，这是完全可以理解的。

然而张洁古何以异想天开地说升麻能升举清阳？除了因为其药以"升"为名而误加推测外，古代方书并有用之于下利者，故益以为是"升举"之故。他没有深考古代"利"与"痢"二字想通，痢疾的名称，直至宋代才开始常用。古代将热毒利称为热利，亦称下利，洁古没有把寒利和热利弄清楚，遂望文生义，辗转附会，贻误直至今日。像张氏这样有学问的人，偶然在一个问题上略欠思考，就会发生差错，更不用说我们的治学须要何等审慎和郑重。

这里还有几个问题需要我们细微地剖析一下。一方面方剂的有效不能代表其所说药物作用的正确性。另一方面，我们必须把创造发明和臆测杜撰严格区别开来。评价古人也不要因为他有些差错而把他的贡献全部否定，洁古关于药物的归经理论和升降浮沉学说，其逻辑推理都有一定的研究价值，绝不可因为升麻一药之误而把他的一切都加以否定。同时又不能因其在医学上有巨大成就而把他的论述无选择地盲目崇信，这些都是我们研究学问者所当注意的。古人说："学而不思则罔，思而不学则殆。"这句名言，无疑是我们治学的很好的座右铭。

叶天士的一件趣事

我国医学绵延数千年，其间名医辈出，著作如林，各有其临床独到体会与学术见解，成为我们今日发掘研究之宝藏。如清代温病名家叶天士尤为近百年中医界崇奉和遵信的重要人物。据史传所记，叶氏家族世代从医，叶天士禀性聪慧，好学勤求，他曾师从 17 位老师，能汇集众长，融会而化裁之，其所提出之温病证治理论继承和吸取了张仲景、孙思邈、刘河间、盛启东等人的经验。在内科杂病方面，他亦宗法各家，对李杲、朱丹溪、张景岳、喻嘉言之说取法尤多。特别在其临殁时告诫子孙的一番话，如"医可为而不可为"，"必天资聪颖，读万卷书者……不然，鲜有不杀人者"，及子孙"慎勿轻言医"等语，真能窥知医道高深，医生责任重大，为语重心长之言。古人谓"人之将死，其言也善"，真确论也。

我少年时曾读过一部传记，内载叶天士一段趣事，因年代久远，其书早已遗失，书名亦不能记忆，但其事迹则犹萦脑际，兹追忆概况如下：

叶天士在苏州行医，已颇有医名。适江西道教教主张天师莅临苏州，因患病，天士治之而愈，天师思以酬叶，叶婉拒，并与张天师共商酬谢之事。因苏州河流纵横，桥梁甚多，一日天师出巡，乘轿至某条河边，将过桥，天师忽下令停轿，宣称有天医星将临，必须回避。此时观众如潮，争欲一睹天师风采，万头瞻仰，众口喧哗，只见河中一小舟摇曳而来，待其过桥，天师方命启行。众视小舟乘坐者即天士也，于是叶天士有天医星之名，大噪四方，而求诊者穿梭如云。由此可见，天士的聪明才智，不止于医，在自我宣传方面，亦有超人之处。今日市场上的所谓轰动效应，在数百年前天士先生就已经深得奥妙，是一般人所不能及，由此使其名扬大江南北也。

亦论"将军竟救白云夫"

——大黄起沉疴

"将军竟救白云夫"这一语，是清代文学家袁枚赠给一位医生的七律诗中的诗句。随园老人作这首诗的动机，是因为他在高年时害了痢疾，病情已入危境，众医都不敢用峻利药，后来请到另一位医家重用大黄获得了挽救。袁枚感激再生之德，特赋此诗以谢。诗中所称的"将军"即大黄的别名。本草书中载大黄有荡涤肠胃、推陈致新的峻猛作用。但如用之得当，则能起重症而愈危疴，张景岳说它是药中良将。今从袁枚所作诗句来看，它确是一味驱除疾病、保护生命的要药。

我平素很欣赏中医治法中"假兼备以奇中，借和平而藏妙"的治法。因为兼备法往往能治愈某些疑难杂症，我有时用此法颇为应手。"兼备"不等于多用药味、无的放矢，它是一种杂而不乱、配伍精妙而别开生面的处方。至于用和平轻剂以起重症，更是治疗方法中的高超绝艺。清代名医费伯雄医治疾病，主张"和治""缓治"，以平淡而奏神奇之效。这当然不是医技没达到很高水平者所能轻易办到的。它同叶香岩所指斥的时医"假兼备以幸中，借和平以藏拙"

的医林陋习，则是两种不同的概念。我完全同意叶天士针砭时俗的话，但同时得指出"兼备""和平"还有可贵的一面，使人们对此有比较全面的理解。

其实，上述二法，也仅是中医治法的举例，中医临床的施治方法本来就是变化无穷的。用和平轻剂以起重病之法，固然可贵。但有些疾病非用峻药不能解决问题，"将军竟救白云夫"，即是应用猛药以疗危症的例子。而疑难杂症，也尽有用兼备法无效而用单纯的方法治愈的。医生在临床上见到的许多疾病，其病因病机多不相同，即使是同一疾病，它在每一阶段所出现的情况也不一样，何况各个病人的体质、神态、性格、发病时节与所处环境更是千差万别，所以治疗要做到泛应曲当，就必须不拘一格。就以大黄而论，它对于高龄病人，既可用又不可用，关键在于医者的灵活掌握和用其得当。上述袁枚用大黄而愈。这里再举六朝名医姚僧垣应用大黄治疗的两个病例："梁武尝发热，欲服大黄。僧垣曰：大黄快药，至尊年高，不宜轻用。帝弗从，遂至危笃。"又如"元帝有心腹病，召诸医议治疗之方。咸谓至尊不可轻服，宜用平药，可渐宣通。僧垣曰：脉洪而实，此有宿食，非用大黄，必无差理。果下宿食而愈。"史书载汉刘邦善于将将，卒以此灭秦平楚而定天下。姚僧垣亦善于用药中之将军而起重症，也称得上医林中的善将将者。

可见医生处方，贵在掌握病情。喻嘉言的先议病后议药之说，自是不刊之论。大黄固可以治痢，而痢疾用大黄则又有多法。元代朱丹溪虽以滋阴派著称，其临床施治亦善于化裁，他曾治"一人患痢久不愈，脉沉细弦促，右为甚，日夜数十行，下清涕，有紫黑血丝，食少。朱曰：此瘀血痢也……乃以乳香、没药、桃仁、滑石佐以木香、槟榔，神曲糊丸，米饮下百丸，再服，大下秽物，如烂鱼肠二三升,愈。此方每用之,不加大黄则难下。"从本案分析,丹溪之用大黄,非仅通肠,实兼行瘀。考大黄治痢,有多种多样的配伍方法,它可以伍芩、连,也可以佐归、芍,有时可合槟榔、厚朴,特别是同羌活、防风合用,治痢收效更捷,或合桂、附,或配人参,用之得当,皆有显效,关键在于善能将将,使将军发挥更大的作用。

著名西医学家邝安堃笃信中医的由来

西医名家邝安堃先生以精通内分泌学闻名医林。他在 1929 年获得法国巴黎大学医学院博士学位，回国后任职于上海第二医学院，并兼内分泌研究所所长，从事内分泌疾患机制的研究。他最早发现中国系统性红斑狼疮、西蒙—希恩综合征和原发性醛固酮增多症的病例，还最先报道异烟肼引起男子乳房增大病例。他曾培养了很多医学人才，在医学上做出了杰出贡献，为西医界泰斗人物之一。先生特别热爱中医学，曾就教于甬籍名医陈道隆先生，他对中医学术研究之真诚与勤奋，使道隆先生赞许不止。邝先生与程门雪先生彼此交往较多，每相见都以中医学若干问题相问询，我与程老常为之详细解答，我们中西医两家学术交流甚为融洽。邝先生时常向我谈及学习中医的心得体会，尤其对肾阴肾阳之探索研究。附子、肉桂二药同是温肾壮阳，但中医典籍所载二药功效有别，他在实验中研究的结果，与医籍所载十分相符。说明他研究之深入，对中医学着实下了不少苦功夫。像邝先生这样一位资深的西医专家，其信奉和研究中医如此勤勉，是值得我们的中医同道学习的。

因我与邝先生相识已久，交谈较为随便。有一次我问邝先生：

你是西医，且在医学界威望很高，我见过不少从事西医工作者都无视中医学，而你何以如此虔信而勤研不倦？他回答说：我当初也不了解中医，是因在法国念书学成归国时，向一位很有名望的法籍老师辞行，并请求临别赠言，法籍老师郑重告知：回国后要好好学习中医，里面有很多值得学习的内容，希望加倍努力。于是，邝先生回国后就遵照老师教导，开始专心致志地学习中医学，当钻研到一定深度后，认识到中医确实是一个丰富的宝库，故兴趣倍增，直至他垂暮之年还孜孜不倦地从事肾阴肾阳的科研工作，并取得了相当的成就。

我听罢邝先生这番话，既钦佩他虚心好学的精神，同时也浮想联翩，感慨万千。我国目前存在着中西医两种医学，虽然政府很早就发出西医学习中医的号召，但除了有少数西医师对中医学学习很认真外，一般西医师特别是较年轻的医生似乎大都对中医不太看重，而法国的医学权威学者对中医学如此重视，这只能说明越是高明的医学家，越会感到医学的高深，因此没有一点门户之见，而能虚心追求真理，要从中医学中探珠挖宝，以充实西方医学并补偏纠弊，这才是科学家治学的应有态度。而我国有些学者仅学习了现代医学的一般知识，便藐视自己祖先留下的这份宝贵医学财产，身为堂堂炎黄子孙，反不如碧眼高鼻者对中华优秀文化的重视，思之亦可叹矣！

张镜人治胃癌

肿瘤之疾，目前发病率高而预后多不良，故常有"谈癌色变"之感，世界医学对此顽固重症仍未能攻克，诸如手术、化疗、放疗、免疫疗法及基因疗法等，均未能将癌症彻底治愈，并有许多毒副反应损害病人体力，以致不能完成预定疗程者很多。虽时闻国际上有抗癌的新药发明，但终未能达到理想目标。中医同道也在努力探索研究治癌的良方妙法，其经服中药治愈者亦时有所闻。我本人虽也治好过一些肿瘤患者，大多为未经手术或不能手术者，或手术后转移复发者，如肺癌、胃癌、肝癌、肠癌等，但多属幸中而实无甚把握，故常向老友张镜人兄切磋请教。镜人家世业医，其先祖骧云先生医术精湛，名喧海上。他幼承庭训，攻读中医典籍，造诣颇深，且天资聪颖，勤奋笃学，故学验俱丰，医名远播，已逾其祖。曾记昔年赠诗有"醍醐重振旧家声"之句，盖纪实也。

张老曾告我治疗胃癌一成功案例：患者赵某，女，55岁。诊断为"胃癌合并幽门梗阻"而手术治疗，术中发现浸润胰腺，粘连，侵犯十二指肠与胃交界而无法切除，乃行分流及吻合手术姑息疗法，术后不耐化疗即停止。症见右上腹持续疼痛，掣引胁肋，常便黑粪，病情已恶化。张老处方用北沙参、川石斛、孩儿参、山药、旋覆花、枸橘叶、郁金、川楝子、延胡索、白英、龙葵、蛇果草、夜交藤、生牡蛎、谷芽等药加减治之。服中药 3 年，后间歇调服，恙情稳定，竟未发展，带瘤存活 13 年，仍能操理家务。按此方重视益气健脾，养阴和胃，以扶正为主，而佐以解毒软坚，配伍得当，乃能获此良效。张老治病验案甚多，录此以窥一斑。

张镜人治尿毒症

　　张镜人老先生对治疗慢性肾功能不全、尿毒症等重症颇多独到心得。尿毒症西医目前尚无特效治疗方法，一般多以激素、抗生素治疗，且采用腹透、血透等法，在无效时则肾移植而冀延缓生命，然副反应与后遗症等种种问题依然无法解决。

　　尿毒症临床常出现恶心呕吐、浮肿尿少之症，因此，根据其证候特点，中医称之为"关格"。《证治汇补》认为："关应下而小便闭，格应上而生呕吐，阴阳闭绝，一日即死，最为危候。"张老常参与此类重症危疾的会诊工作，积有治疗该病的实践经验。他曾告我治一周姓老年男病人，症见恶心呕吐不止，颜面浮肿，尿少伴肉眼血尿，肾功能检测肌酐为 12mg/dL，尿素氮为 86mg/dL，西医诊为慢性肾功能不全、尿毒症。

　　他从中医治疗"关格"法施治，采用和脾胃、化湿浊之法，药用白术、赤白芍、土茯苓、六月雪、川连、生甘草、陈皮、银柴胡、连翘、蚕沙、黑大豆、制半夏、米仁根、石韦、大蓟根、白花蛇舌草等出入加减，治疗近两个月，患者的肌酐下降为 1.2mg/dL，尿素氮降为 14mg/dL；临床恶心呕吐、尿少之症均逐步缓解，最后竟获痊愈。

由此可见，中医学虽因历史条件局限，古代医家未能明悉本病为肾脏炎症及肾毒等发病机理，然而，数千年来的实践对该病因证施药却有着丰富的治疗方药，可资临床应用而收殊功，观张老此案，岂不信而有征哉！

颜德馨治肺性脑病与血管瘤

　　中医中药以效果显著深受广大群众信仰，中医学文献汗牛充栋，读者每望洋兴叹。即从中药而论，历代记述药物的书籍亦难以尽数，秦汉时期有《神农本草经》，明代李时珍的《本草纲目》，其载录药物已达 1892 种。中药绝大多数为天然药物，具有药性平和与副作用很少的优点，其中大部分为植物药，也包括少数矿石类和动物类药物。有关动物类药物，大多具有活血化瘀通络的作用，历代医家应用较少。清代名医叶天士擅用地鳖虫、虻虫等剔除顽邪，"松透病根"，来疏通血络痹阻之癥结，动物类中药的卓著功效可见一斑。近代章次公先生以擅用虫类药治疗偏头痛，每奏奇功，可见该类药物对治疗瘀血阻络疾患具有良好作用。

　　老友颜德馨兄从医六十余载，医名卓著，擅长以气血阴阳衡法治病，娴熟活血化瘀通络的治疗方法，学验俱丰，常能救重症而获良效。他曾告我一则治血管瘤重症患者，处方中重用水蛭等药，竟使患者避免了截肢之灾。

　　患者为一位 19 岁女子，自出生时发现左手背有一颗芝麻大小黑痣，到花季年代，这颗痣逐渐肿胀蔓延至手指和手臂，且疼痛难忍，丧失劳动能力。西医诊为前臂、手背血管瘤，专家会诊后拟予截肢治疗。颜老诊为瘀热交阻，气血凝结，药用水蛭粉、丹参、桃仁、牡蛎、地龙、丹皮、赤芍、红花、王不留行、地鳖虫、穿山甲、丝瓜络、川芎、泽兰、威灵仙等加减，服药二百余剂，终使肿痛渐消，功能活动恢复，竟避免截肢之苦难。方中应用虫类药化瘀通络，值得深入探究。特别是水蛭粉吞服，活血祛瘀之力得以充分发挥，因中药大都水煎取汁，而虫类药研粉吞服的作用远胜于水煎，颜老以水蛭粉长期服用，用量一般 1.5g，病重时用至 3g，累积用量甚多，从未发现任何副作用。可谓胆识过人，故能拯救医院认为必须截肢之病，其用药配伍及服用方法对临床医师具有可贵的启迪作用。

　　颜老又告诉我他曾治一肺性脑病危症，在中西医药救治无效之际，他径用抵当汤合葶苈大枣泻肺汤加减，服后当天大便畅解，次日即神志清醒，咳喘稍平，面目浮肿减退，乃制小其剂，续进 3 帖，诸症悉平。因药对病机，故能起重症而奏速效也。

范文虎治阳痿

宁波范文虎先生医名喧浙东，为近代中医名家。精通岐黄术，娴熟《伤寒论》与《金匮要略》两书，汉代张仲景，为先生一生所最景仰者。曾记余医校刚毕业初设诊开业时，先生有一诗相赠，内有"须知治病无边法，都在南阳数语中"之句。范公于仲景外，历代医籍亦广为阅览，学识既丰，又富经验，对大症奇疾，往往收得心应手之效。先生为人倜傥风雅，性善诙谐，不拘小节，言行任性，不矫不枉，以其行径不同流俗，故人称"范大糊"。范公平生轶事甚多，据说某次有一病者求治于先生，并向先生恳求，说其病迁延已久，望范公多用重剂，范径拟一方，即手挥目送。病者至药铺配药，店员见方大惊莫名，因方中所写，全非中药，乃仅有八字，即"南门外石狮子一对"。于是病家又再赴范公处祈岂治，范笑谓："君要求我开重药，今以石狮子一对之重，岂不满君意乎？"于是范之狂名乃大哗甬江，据说"范大糊"之雅号即由此而得。

其实，范先生实深研医道者，曾记得我当年初行医时，父执王宝财叔患阳痿症，久治不愈，乃特赴甬江求范诊治。范公为处真武汤加肉桂一味，仅服两剂，竟一举得儿，王为之狂喜。先生医名既高，故向往就学者甚众，甬上名医多出其门，如四明医院（即曙光医院前身）院长吴涵秋，即为先生门人。桃李众多，各有擅长，大多皆先生培养之功也。

徐余藻治肠伤寒

徐余藻医师为范文虎先生之门人，在弟子辈中为医学造诣最深者。予早年患病，发热两旬未退，医院确诊为肠伤寒，中西药物杂投而热度未见稍减，神情烦躁，渐趋昏糊。时范公已谢世，乃延徐余藻诊治，徐为我审证验舌察脉后，径处"三一承气汤"一方，即大承气汤加甘草，煎汁饮服后次日大便即通，发热减半，又进一剂而热全退，胃思食，精神亦感爽朗，仅服徐方二剂而我疾愈。

按当时西医病理学说，伤寒在二三候之际，用攻泻药最易发生肠穿孔之危证，故峻泻药在所忌用，予当时亦深受其说影响。然而中西医既治疗罔效，徐君之医技又予平生所钦佩，乃决意无所顾忌，径服其方药，竟收覆杯而愈之效。由此可见，西方医学之病理观点与中医学理论体系确有不同，西医学凭借实验与解剖观察以立论，中医学则是通过几千年人体临床实践所得经验之概括。人为万物之灵，终究与一般动物不可类同，更非一架机器可比，人体中奥妙无穷，很多地方远非现代西医所能明了，惟有实践出真知，故中医临证处方，尚须遵循我们自身实践业已形成的法则，莫为西医所囿，庶几可以不影响治病疗效。昔年章次公先生曾向我说过，学了点西医知识，开方有时会束手束脚。我们诚然提倡中西医学互学互补，但是，中医实践的宝贵经验与整体观点及辨证思想，则是我国传统医学的独到之处，中医同道自宜谨守勿失，必将大有裨于临床实用，观徐君愈我之病，岂不了然！

陆德铭治乳腺癌术后骨转移

陆德铭医师为沪上名医，擅长外科，师事顾伯华先生，尊之如父。其医术精湛，尤以治疗乳腺疾患，卓有良效，医名扬海内，远及欧美。外科疾患中诸多疑难顽症，甚至如乳房恶性肿瘤等危重之病，亦时有妙手回春之效。前不久，我们谈及中医对肿瘤的治疗问题，他特意介绍了一例乳腺癌术后骨转移的治疗心得。

患者金女士，65 岁，早在 1995 年被诊断为乳腺癌而行手术疗法，术后还多次化疗，不料未满二年，出现腰痛伴全身骨痛，检查提示为骨转移，病情危重。症见骨痛剧烈，下肢抬举不利，难以下床活动，形体消瘦，不思饮食，口干舌燥，倦怠乏力，夜寐不安等。医院亦无良法，乃邀陆医师诊治。陆医师认为，乳腺癌术后转移之证，多属气阴两虚，邪毒流注，冲任失调。即投黄芪、党参、白术、茯苓以益气健脾和胃，仙灵脾、肉苁蓉、巴戟天补肾助阳、调补冲任，又合山萸肉、南沙参、枸杞子滋肺益肾，再取莪术、露蜂房、石见穿活血软坚等药为主，随症选用蜀羊泉、制南星、龙葵、苦参、石上柏、蛇六谷、蛇莓、徐长卿、蜈蚣、天龙、山慈菇、半枝莲等加减出入，以清热解毒，标本兼治。陆医师处方用药，常用重剂大方，以起沉疴而愈顽疾。本例患者前后治疗了六年半，病情竟得逐步轻减，有时还酌用鳖甲、生地、鹿角胶、怀牛膝、全蝎、延胡索等药以治骨痛。目前患者骨无疼痛，精神振作，食欲正常，体重增加，每日能活动十余小时。像这样严重的癌症术后骨转移之危症，陆德铭医师竟能以中医愈之，由此可见，中医药学的确蕴藏着很多宝贵内容。陆之医技精深，其尊师重道，尤为可钦也。

施杞治腰椎间盘突出、腰椎管狭窄症

中医治病历来讲究理、法、方、药系统运用，施治方法主要有汗、吐、下、和、温、清、补、消等法。中药制剂，除汤剂外，并有丸、散、膏、丹及酒剂等多种剂型，其理论精邃而内涵丰富，能娴熟运用辨证论治遣方用药于临床实际亦非易事。中医临床仅掌握内病内治或外病外治之常法，乃显不足。内外表里之间，虽发病部位不同，而病机病理无不相通，故予在论治疑难病证治疗八法时有内外贯通法，将其作为重要方法之一。

清代名家吴师机著《理瀹骈文》一书，对外治法有精辟阐述，如说"外治之理，即内治之理，外治之药，亦即内治之药，所异者法耳"。其关键在于医生如何把握运用。

施杞医师曾任上海中医药大学校长，热心于中医教育事业，他不仅精研中医学术，并通晓解剖生理及骨科病理机制，能汲取中西医学之长，擅长治疗伤骨科疾患，并是善于外病内治的中医名家，其医名已远播海内外。曾记在一次临床经验交流会上，施杞医师曾介绍了外病内治的成功经验，今举例说明。

患者因腰痛伴左下肢麻木、间歇性跛行逐渐加重年余而求治，诊为腰椎间盘突出症、腰椎管狭窄症。患者因历经多家大医院诊治，均嘱其手术治疗，且认为非此手术已无其他良法。施杞医师认为根据中医常法治疗，虽非手术，然大多亦为整骨推拿外治，甚至行麻醉状态下推拿手法。施医师因擅用外病内治之法，乃为拟方并采用煎汤内服后再以药渣热敷的治法，药用黄芪、当归、赤芍、川芎、地龙、桃仁、红花、熟地、巴戟天、党参、白术、茯苓、苍术、半夏、陈皮、川牛膝、甘草等，方中除益气活血外，更用茯苓、苍术、半夏、陈皮等兼以健脾祛湿，因配伍精当，故对患处消除水肿使椎间盘恢复功能颇有良效。服药两月，腰痛腿麻均减，间歇性跛行竟得消失，可自由行走数公里，病者得免手术之苦，深致感谢。

中医历代医籍汗牛充栋，良药妙法，所载甚多，惟在医生好学深思，潜心研读，验之临床，加以创新，则中医中药中诸多精华，必能补西医学之不足，以促进世界医学之发展，施君此案，已启端倪，中医同仁，幸共勉焉。

严世芸治多寐

严世芸医师家世业医，其父苍山翁为海上中医名家。世芸曾侍诊于张伯臾先生，后又从事各家学说的教研工作，对于中医历代各家学术流派研究颇深，并重视临床实践，虽身任上海中医药大学校长，仍按时为病家诊治，故临床经验亦颇丰富。他治疗一些疑难病证常奏良效，兹录其治愈多寐一案，可供同道参考。

患者姓时，男，52岁。曾有脑震荡病史。自1960年始出现嗜睡与不眠交替而作，逐年加重，已有13年，为此赴各地迭治，或予镇静药，或与兴奋剂交替使用，并服中药，皆治疗无效，而病加剧。遂于1973年来沪求治。其证候怪异，临床罕见。入睡则三四十日昼夜不醒，连饮食亦须家人呼而喂之；醒则十数日昼夜不寐，且伴烦躁喜动。平时腰酸怕冷，手足逆冷，面色晦暗，并见神倦呆钝，甚至边诊边睡。严医师先拟清心涤痰、镇静宁心法。七剂后神倦嗜睡略见好转，但手足依然逆冷。严细加观察，见其神志若明若昧，呼之精神略振，须臾又见恍忽不清。以不寐短于嗜睡，即抓住嗜睡一症进行辨治。认为阳气式微，肾阳不振，阴霾弥漫，痰浊内阻，痰凝气结所致，并认为肾阳不足是本，痰浊瘀内蒙心窍是标。即改投温肾阳，化痰湿，理气化瘀之剂。用附子、桂枝、茅术、茯苓、南星、半夏、石菖蒲、陈皮、当归、桃仁、川芎、红花，及全鹿丸、礞石滚痰丸等加减而治，连服近三月，不寐之症，竟得消失，多年痼疾，方得痊愈。夫病情须辨寒热阴阳，治疗宜析标本虚实，本案审治得当，故能奏良效也。

夏翔治无脉症

夏翔医师以热心中医事业为医界同道赞赏。他不仅深研中医学理论，尤富有临床经验，其专心临床工作数十年，治病颇多心得，兹就其治愈无脉症一案作简要介绍。

患者胡某，女，25岁。素体健壮，近年来体力衰退，不耐劳作，头昏眼花，畏寒喜温，指臂逆冷，甚则青紫麻木，腰膝酸软，胸闷气短，心悸怔忡。脉沉涩细小而欲绝，舌淡胖而晦。测血压仅为50/30mmHg。诊为"无脉症"，属"虚劳"范畴。先据益火之源法，药用附子、肉桂、桂枝、熟地黄、怀山药、山萸肉、菟丝子、炙甘草，后增入党参、麦冬、五味子、当归以养心气，补心血，再加红花、桃仁活血化瘀，以求标本同治。经治数月后，病人胸闷气短、心悸怔忡等症均有改善，惟血压未升，后乃加重附子、肉桂剂量，附子用15g，肉桂用9g，桂枝15g，及玄参15g，红花15g，桃仁9g等。服药数月，诸症基本消失，血压上升至110/76mmHg，康复痊愈。

无脉症属于疑难重症，虽属虚劳，亦乃虚中夹实，临证须仔细辨析，方能切中病机。此例顽重之疾，投药数月，竟得痊愈，既说明中医治疑难病证颇有卓效，而夏翔医师精研中医药学，临证富有心得，且处方善于化裁，其辨证明确，用药配伍得当，故奏效尤佳也。

林水淼治老年性脑萎缩

　　林水淼医师，长期从事临床工作，精研中医药理论，对治疗重症颇有心得，钻研老年病学尤深。例如脑萎缩疾患，医界认为是棘手之症，而林医师则竟有回春之术。兹述一例如下：

　　患者姓刘，男，77 岁。近来家属发现记忆力和智力均明显减退，即来求治。见老人表情淡漠，反应迟钝，问之能答，言语尚清，但静则嗜睡，时有幻觉，有时二便失控，行走举步困难。症状时轻时重，但近来病情加剧恶化，基本丧失生活自理能力。经医院 CT 检查，确诊为脑萎缩、右脑梗死。处方仿河间地黄饮子意，根据病情加以增损，药用党参、黄芪、桂枝、生地黄、山萸肉、黄柏、川芎、蔓荆子、天麻、丹参、巴戟天、石斛、石菖蒲、远志、麦冬、五味子，另加服万氏牛黄清心丸。服药 7 天后症情即有缓解，并能扶之而行。后加减应用附子、酸枣仁、磁石、山甲片、泽兰、黄芩、肉苁蓉等味，经半年余治疗，逐渐康复，不仅记忆、智力改善，思维反应亦明显恢复，乃至能独立外出办事。家属特来诊所相告，惊喜之情溢于言表。年近八十的脑萎缩、脑梗死患者，仅治半年余而前后竟判若两人。因其辨证明确，用药恰当，故能奏此奇功。

按河间地黄饮子原为治疗中风喑痱之疾，今林医师竟能将本方化裁用于脑萎缩疾患并收到良好效果，说明中医学中许多名方如能灵活变化，其主治病证可大为扩展，而复合大方之药理作用，更值得进一步探索。目前，中医界咸重创新，如本案治验，岂非创新之良好示范！

钱永益治房颤

    我国体疗之法，历史悠久，约在先秦时期已经盛行。在《庄子》中已有熊颈鸟伸的记载，即导引呼吸法。迨后汉华佗创五禽戏，为健身治病之有效方法。嗣后历代医家撰有不少按摩著作。按摩今亦称推拿，属中医学中外治法的重要组成部分。推拿系根据经络学说，在病患部位或相关处施行各种手法治疗，有疏通经络、运行气血的作用，不仅对体表疾患很有疗效，即对某些内脏病亦有显著效果，如治疗小儿腹泻，其作用胜于药物。目前推拿疗法已在欧美各国广泛应用，为广大人民所欢迎。

    吾友钱永益先生精通西医学，并对我国传统医学具有坚定信心，故对中医学亦深造有得，孜孜不倦，研习甚勤。曾告诉我他用推拿手法中的叩击法治愈其"心房颤动"（简称房颤）顽疾。钱君患该病已二十余年，历经中西医治疗罔效，常呈阵发性发作，多在晚上11 ～ 12 时发生，发作持续时间一般 30 ～ 60 分钟，每月必发二次，经医院 24 小时心电图监测，确诊为房颤。因各种治法均不见效，乃试用叩击法叩心前区百次左右，坚持叩击 6 年余，房颤发生率逐年减少，最近一二年竟已基本不发。前两年又经 24 小时心电图滥测复查，症已消失，心脏其他功能方面亦有所改善。故钱君对用此法深表信服，并常告诉我中医学中宝藏很多，不仅汤剂丸散，即针灸治疗某些疾病，亦颇奏捷效。

我国目前存在中西两种医学，中西医互有短长，如医者互学互补，必将提高临床疗效而大利于病人。如钱君能消除门户之见，惟实效为贵，惟真理是求，其精神诚可贵也。

韩谋钜治颈心综合征

韩谋钜医师思维敏捷，刻苦钻研，勤求古训，通常达变，治疗疑难杂症，颇有经验。其于2002年夏天，曾参加龙华医院一次会诊。患者某，男，年届花甲，诉胸痛、背冷、畏风、恶寒，经心电图等检查，结果均为正常，西医治疗未效。当时正值酷暑，室温很高，但见患者身着棉毛衫，又加两件毛衣及外套，连同病室友均感惊奇。医院拟诊为颈心综合征。上述诸症乃因颈椎退行性变，骨质增生，压迫刺激交感神经所致。韩医师诊其脉滑数，验其舌苔黄厚腻，参合研究，辨其证为湿热内蕴，阳气阻遏，荣卫不和。治以桂枝白虎汤化裁，药用生石膏、知母、桂枝、白芍、生甘草、茯苓、薏苡仁、羌活、藿香、佩兰、瓜蒌皮。服药仅7帖，胸痛背寒即除，黄厚腻苔渐化。病有转机，病家甚喜。乃调理善后，日趋康复。本病如根据西医诊断为骨质病变，中药必多用补肾精、治督脉、活血通络之剂，而韩医师则以证候苔脉合参，用桂枝白虎汤加味以治而愈。故知治病贵在活法圆机，胶柱鼓瑟不可取也。

王庆其治消渴

门人王庆其医师性敏好学，能钻研中医理论，用药善于化裁古方而取良效。他曾治一发病原因不明的多饮多尿症。患者姓陈，中年男性。自 1986 年 5 月患有口干渴饮，每日须饮水六至七热水瓶，尿量多达 5000 ～ 6000mL，尿比重为 1.017，排除尿崩症，多饮多尿，但无多食。临床化验检查，除 T_3、T_4 值略高，甲状腺摄碘率偏低，其余如肝肾功能检查、血尿常规检查、血糖检查、肾浓缩功能检查及头颅摄片等均属正常。中医辨证属消渴病。王医师即遵仲景六经病中阳明病证治，采用白虎汤加减施治，以生石膏 90g，生黄芪 60g，配伍知母、甘草、粳米、莲子心、寒水石、乌梅、地骨皮等，服药两个月后，饮水量减至每日三四热水瓶，尿量亦见减少，乃将生石膏之用量逐渐减至 30g，并以白术、山楂、白芍等稍作加减。又治疗两个月余，患者饮水及尿量均全部正常，多饮多尿之症竟告痊愈。本病曾经中西药杂投无效，王医师乃以白虎汤中加用一些酸甘化阴之药而愈其疾。昔贤谓仲景六经可赅百病，《伤寒论》中有不少方剂能治多种疾病，医者如能知常达变，增损得当，每能奏得心应手之效，今观此案，岂不信哉！

杨翠兰治接触性皮炎、剥脱性皮炎

　　流传至今的中医古代方剂更仆难数，如黄素绿帙，肘后千金，均为著名方书，嗣后名家辈出，各有其临床用之有效之方，载籍所录，浩如烟海，仅《医方集解》和《汤头歌诀》所收之方，亦以千百计，倘能掌握其方证药法，用之临床，每收良效。作为临床医师，若能娴熟应用这些名方，既谨守绳墨，又能灵活化裁，往往能收立竿见影之效。早年章次公先生很重视方剂药物之研究，其造诣深厚，故临证疗效卓著，常为同道钦服。

　　门人杨翠兰医师从事中医内科临床工作数十年，对古代名方颇能化裁运用，对治疗疑难疾病积累了一定的经验，临证处方，每能拓展古方新用之路。曾见她治疗一位中年女性皮疹重症患者，全身出现皮疹十天，曾到皮肤专科医院求治，西医诊断为"接触性皮炎、剥脱性皮炎"，而治疗无效。主诉因用抗生素引起全身皮疹，日渐加重，皮色转紫暗，皮肤肿胀发硬，甚则不能按压，活动受限，且伴有胸闷心悸，口唇发麻，入夜瘙痒尤甚，夜寐不安。杨医师面对西医治疗罔效的皮肤病重症，根据中医理论和临证经验，立益气育阴、凉血清热法，投当归六黄汤加味之方，以当归六黄汤七味药为主另以甘中黄、人中白、粉丹皮、升麻、连翘、苦参、蛇床子、地肤子、白鲜皮、炙僵蚕、蕲蛇、防风加减出入。嘱煎煮三次频服，并再煎药汁洗身，内外合治。共内服外洗14帖，皮疹竟得完全消退。

当归六黄汤之方，出于金代著名医家李东垣《兰室秘藏·自汗门》一书，原为气阴两虚，内热盗汗而设，杨医师考虑在上述病机外，并有热毒浸淫之象，乃加用升麻等散风热、解热毒，甘中黄、人中白解毒散瘀。以当归六黄汤加味治疗皮疹重症，扩大了古代名方治病的范畴。说明古方新用，疗效卓著，如能善于化裁，能治愈西医认为难治之疾。张元素所谓"古方今病不相能"之言，真瞽说也。

谢建群治慢性萎缩性胃炎伴肠上皮化生

辨证施治为中医临证之准绳，如何识病辨证，其中大有学问，值得深入钻研，要真正掌握辨证施治之法绝非易事。我临证已历七十年，虽稍有经验，但不敢说已能得心应手，运用恰当。盖医理深邃，其中的奥秘甚多，只是粗涉此道，不胜窥蠡测之感。

中青年一代的中医工作者在学习中医理法方药之同时，又兼学一定的西医知识，由于在中西医学两方面内容都有所了解，故在临床上常能取长补短，在临证施治时往往能衷中参西，处方遣药出以新意而收良好疗效。中西医结合要在临床具有实效基础上再进行实验室探索，才能事半功倍，逐渐取得可喜之进展。

谢建群医师勤于研习，好学敏思，精通中医学，尤孜孜不倦研究消化系统疾病的治疗，经长期临床观察，总结出效果显著的诊治良法。如治疗慢性萎缩性胃炎伴肠上皮化生的患者，以辨病与辨证相结合的思维方法拟方用药。如针对胃镜与病理切片的客观化指标，分析其病理变化情况，又结合临床所见胃脘胀闷疼痛、嗳气、纳差、苔薄腻等临床表现，辨析证情之病机，判为其病由胃气失降、脾虚不运，更兼热毒夹湿所致，故施治既重用清热化湿法，又配合理气和中法，处方采用大剂量清热解毒药，如蛇舌草、藤梨根、蛇毒、白英、铁树叶、芙蓉叶等，又配合刺猬皮、延胡索、枳壳、佛手、八月札、石菖蒲、薏苡仁、扁豆、谷芽、麦芽等调理脾胃，经两个月治疗后，复查胃镜显示为慢性轻度萎缩性胃炎，病理切片显示肠上皮化生消失。

　　迄今为止，尚未见任何一种西药可对肠上皮化生能进行逆转，通过中医辨证与辨病相结合治疗，对逆转肠上皮化生竟能取得显效，防止了进一步转变为胃癌的可能性。据告知，谢君对肠上皮化生疾患，已治愈不少病人，值得医界同道参考和研究。

沈宝善治高血压

余同乡故友沈宝善医师，精研医学，先在慈溪行医，后移诊海上，曾在上海第五门诊部任职。其处方用药，胆大心细，常能用他医不敢轻用或忌用之药而起沉疴。他曾治一魏姓患者，被诊为高血压病。该病人在江南有较高地位，故中西名医诊治殆遍，服降压药迄无寸效，后延沈诊治，为拟大剂量附子、桂枝、黄芪等药，附子、桂枝用量常在 20～30g，病人在无奈之中姑服一试，而血压竟得逐步下降，服用一个月，已降至正常范围。沈以此法治愈此类疾病者甚多。余闻后初不相信，乃潜访药铺，亲自询问患者之服药经过，所答与沈君所言完全一致，洵知其言之非虚，不少病家对沈深表感激。

高血压病为现今常见疾患，中医同道治疗此病，多以平肝潜阳、凉血息风之法，用药每不离桑、菊、钩藤、天麻、石决明、珍珠母、羚羊角、黄芩、生地黄等类，有的效果甚好，然对某些高血压病人则竟如石投水，全不起作用，而附、桂具辛热之性，有刚烈走窜之力，按中医学常理自须避忌，万一用之无效或病情偶见变剧者，不仅对医生非难有加，且将负医疗责任，而沈君则敢于应用，并奏奇效，不仅胆识可贵，其对病人负责而置自身之毁誉祸福于度外的精神，犹可钦佩。古哲曾言：人之所患患病多，医之所患患方少。其实，中医学中方剂并不算少，历代方书中载有数十万方，治法亦灵活多变，惟在医者明审而善用之，则必能提高治病效果。如果为日常常用之法所局限，则治之无功者乃医者之责，而中医学固不任其咎也。

闻沈君言，他治愈魏病后，还曾被某一卫生行政者所谴责，谓其用药太孟浪，对病人需谨慎从事等语，余不禁为之失笑。如沈君者该予表扬而反被责备，中医学宝藏丰富，如仅以目前一般沿用之套方为满足，则所谓发掘提高之语将全成空谈，其论可谓无知之甚矣。

张云鹏治急性胆道感染并发中毒性休克

　　张云鹏医师精研医学，治病富有临床经验。早年曾治疗急性胆道感染并发中毒性休克危症一案，疗效显著，兹照录如下：

　　病人吴某，女，48岁，病发逾1周，右上腹疼痛伴有发热，黄疸日深，已神志不清，烦躁特甚，时有谵语，扬手掷足，呼吸急促，腹胀满，大便四日未通，小溲黄赤，西医曾用多种抗菌药物治疗，而病情日渐发展，乃急邀张医师诊治，停用西药，改用中医中药治疗。张医师察其舌苔焦黄而竭，舌质红，脉伏，巩膜黄染，四肢不温，右上腹拒按，胆囊压痛明显，按之其大如拳，体温38℃，心率100次/分，血压74/40mmHg，有时下降至零，白细胞计数 21×10^9/L，中性粒细胞97%，淋巴细胞3%，黄疸指数50单位。西医确诊为急性胆道感染并发中毒性休克。

　　云鹏医师以大承气汤、茵陈蒿汤、清热解毒汤、犀角地黄汤四方加减化裁，药用生大黄30g（后下），枳实15g，厚朴12g，元明粉24g（冲服），银花60g，连翘30g，茵陈60g，郁金30g，木香18g，金钱草30g，黄芩15g，赤芍9g，丹皮12g，生地30g，山栀15g，水煎服。另以大剂量大承气汤加莱菔子30g，煎汁200mL灌肠，并用中药制剂醒脑静 2mL 肌肉注射，每日 2 次。服药 1 帖，神志转清，大便得通，粪便褐色，脉伏已起，舌苔焦黄亦减，以效不更法，嘱再服两剂，略减其量，血压上升且稳定，神志清楚，腹胀减轻，白细胞计数降至 $7.8 \times 10^9/\text{L}$，中性粒细胞 70%，四肢转温，热厥已除，即脱离危险而出院。

　　本病因西医治疗罔效，已入危途，而张医师用中医传统方药竟得化险为夷，其用药剂量较大，且能药证相当而收捷效。世有谓中医不能治急症者，今观张君此案，且能救治西药无效之危重急症，则所谓不能治急症者真无知之言也。

邵长荣治肺部炎性假瘤

　　邵长荣医师对西医学有深厚造诣，他认为我国传统医学有很多宝贵内容，可补现代医学之不足，乃矢志学习中医学，且有很深研究，治疗呼吸道疾患颇有心得，兹摘录验案一例。

　　病者姓王，男性，年届花甲，已反复咳嗽、咯血5个月之久，辗转于香港、上海两地多次检查，或X线摄片，或CT扫描等，显示为左下肺阴影，怀疑是肿瘤，医院建议手术治疗。后经支气管镜检查等诊为炎性假瘤可能。炎性假瘤是一种慢性增生性炎症，组织学改变复杂，癌变者偶见。

　　邵长荣医师辨其证候，验其舌脉，诊为肺热脾虚，痰瘀互结，血不循经。治以健脾化痰，选用茯苓、莪术、牡蛎、青皮、陈皮、半夏、竹茹等，配合软坚散结之品，选用石上柏、八月札、石见穿、昆布、山慈菇、海浮石等。清肺加用黄芩、开金锁、天竺子、佛耳草、夏枯草、白花蛇舌草、龙葵等；益气止血选用脱力草、藕节、茜草根等药。经8个多月的治疗，左下肺见条索影，又经近两年间歇性服药，肺部摄片仅肺纹稍增多，炎性假瘤已得消散，病家深为感佩。

徐敏华治蛛网膜下腔出血

　　徐敏华医师，禀性聪慧，师事姜春华先生，以好学敏求，备受业师赞许。在临证方面，常能以中药起重症，为病家所信赖，在医界中颇具声誉。日前曾治疗危症一例，据述患者赵某，年过花甲，突患蛛网膜下腔出血，合并高血压三期，血压 195/120mmHg，曾用西药控制血压，降低颅内压，以及止血、抗痉挛，但疗效不显，病情危急。家属同意医院建议，改为中西医结合而以中药为主的治疗方案，以冀有一丝转机。即以静脉滴注中药"清开灵"，灌服羚羊角粉，并投平肝息风、化痰清热之方，药后神志时清时昧，但头痛似劈，昼夜不宁，项强，呕吐，口哕，便稀。此时正值发病 72 小时，属病情转变之时刻，西医仍主张以止血法治疗，乃延徐医师诊治。

　　徐审证察舌，认为其病由血瘀未清、气血逆乱、清浊失司所致，遂提出不宜止血而须通瘀，当机立断，为拟祛瘀化痰、升清降浊之法，用大剂五灵脂、蒲黄、僵蚕、荷叶、白芍、地龙、代赭石、牛膝，配合川芎、白芷、全蝎、参三七粉、延胡索、黄连、吴萸、菖蒲等，一剂后头痛轻减，呕吐立止，神志转清，血压渐降（140/80mmHg），乃以上方加减续服 6 剂，病情日渐向安，再调理月余，经 CT 复查颅内未见异常，遂痊愈出院。

李孝刚治尿路结石

1986 年，赵先生年近花甲，因腰痛、腹痛伴血尿，在其劳保医院泌尿科就诊。经 X 线摄片，发现左输尿管上段有直径 0.9cm 大小结石一枚，医生嘱其手术治疗。患者畏惧手术，泌尿科主任劝说，他本人曾患结石与赵先生病情相同，也是手术治疗，不必害怕。患者仍忧心忡忡，焦虑紧张，疼痛发作更频。乃邀李孝刚医师上门诊治，见其痛苦呻吟，神情紧张，面色苍白，疲惫体软，诊脉弦紧而细，苔根薄燥腻，即投金钱草、海金沙、生鸡金、瞿麦、石韦、萹蓄草、车前子、冬葵子、泽泻、黄柏清热利湿消石，王不留行、虎杖、丹参、制大黄活血通络，生地、丹皮滋阴凉血，再加大剂量黄芪、党参益气助运。

服药 14 剂后，排出多枚绿豆大小结石及细砂样结石，疼痛顿失，全身轻松。患者未用手术而痊愈，倍是感激。在时隔十六年后，赵先生尿路结石复发，疼痛难忍，仍来李医师处求治，辨证后，在上方基础上增加益气补肾活血之品，仅服十余剂，即再次排出结石而安。

结石病，医院多施用外科手术治疗，而病者常视手术为畏途。

中医以清化湿热、消滞排石等药煎汤内服，亦往往收效，有时更加益气补肾之法，则其效尤佳。本治案处方用药，既不伤正气，又能免除患者手术之痛苦，说明某些疾病应用中药治疗颇有可取之处。李孝刚此病治验，亦可供中医界和病者参考。

董廷瑶治肠梗阻

　　董廷瑶先生为中医儿科名家，早岁悬壶甬江，声誉鹊噪，后移诊上海，求治者其踵相接，名闻于大江南北，且性情慈祥，热爱社会公益事业，于 2002 年享年百岁而仙逝。一生起顽疾，救危重，治愈患儿无效，使患儿重获新生，为病家所称道。予与董老相交数十年，会晤时切磋医道，向董老请教医治疑难顽疾之秘要。董老曾医治一肠梗阻重症患者。1984 年，有陶姓男童，年甫十岁，当时患儿大便不下，呕吐不食，腹痛难忍，痛苦呻吟，按之腹满坚实，四肢清冷，两脉沉弦。西医诊断为"肠梗阻"，多次急诊导便未解决，因该儿已做过直肠尿道造型手术，家长畏惧幼小弱体不能再受剖腹之苦。病情在危急中，乃向董老求治。董老据临床证候，辨为阳虚寒实里结证，用温通之法，以温脾汤加肉桂治之。药用肉桂、熟附片、干姜、当归、元明粉（冲服）、生大黄、党参和甘草八味药，水煎取汁，顿服。一剂而腹痛缓，二剂而便通，吐止能食，腹软肢温，竟不去医院急诊治疗而获显效。

　　考温脾汤乃唐代医家孙思邈《备急千金药方》卷十三中所载，"治腹痛，脐下绞痛，绕脐不止"，属中医方剂中温通之名方。方中桂、附温阳散寒凝，硝、黄荡涤泻下而除积滞，一温一通，相得益彰，用之得当，竟奏奇功。

按社会人士一般心理，以为危急重症，必须送医院抢救，而服中药则只是病后调理而已。今董老遇此危急重症竟以二剂愈之，既简且廉又奏捷效，使病儿免受手术之苦，可见中医学多有治疗危急重症之方药，历代名家，往往起危疾于俄顷，医籍所载，比比皆是，惜今之从事中医者，多不自信而又无刻苦钻研之功，遂真以为中医不能治急症，使中医学之精微湮没不彰，亦可叹矣！

凌耀星治血液病

20世纪90年代初，中国医生陈竺在医学刊物上发表了用中药砒霜治疗白血病的学术论文，他以科学的确凿数据，论证了砒霜治疗白血病的有效性，使世界医学界为之震惊。在临床治疗血液病疑难重症方面，中医中药确有诸多优势和长处，或以微量的剧毒之剂，或以扶正补益之品，审证用药，各展所长，均有较好疗效。

如血液病中之白血病，其外周血象中白细胞可多达 $100 \times 10^9/L$，亦有呈现血液病之造血功能极度低下者，白细胞仅为 $1.0 \times 10^9/L$，血小板 $5 \times 10^9/L$。对于这种危重病证，中医通过辨证与辨病相结合治疗，往往能取得可喜良效。记得2002年深秋之季，凌耀星医师治愈一例造血功能极度低下的中年男性陶姓患者。当时病人外周血象白细胞为 $1.0 \times 10^9/L$，血红蛋白119g/L，血小板为 $5 \times 10^9/L$，化验提示为增生低下之骨髓象。凌医师根据中医补气血、益脾肾之大法，以参、芪、术、草补脾益气，鹿、阿二胶调摄阴阳，当归、鸡血藤以滋阴养血，仙鹤草止血以防止大出血，又用补骨脂、黄精、鹿衔草等药加减，服药仅一月，其外周血象已达白细胞 $8.0 \times 10^9/L$，血红蛋白123g/L，血小板 $300 \times 10^9/L$，血象完全恢复正常。两个月后随访一切正常。单纯中药治疗竟能在一月之间将此病从造血功能极度低下改善到血象正常，极度危症迅速康复，既显示凌医师医术高超，亦证明中医中药治疗疑难重症的卓越疗效。

凌耀星治瘫痪

　　凌耀星医师是中医界的巾帼名家，以精研《内经》名闻全国，年逾八旬，依然精力旺盛，思维敏捷，不仅对医学理论钻研甚深，其临床经验亦多心得。在上海中医药大学共事四十余年，我们常在一起探讨医理，交流治验，凌老常将她治愈疑难重病的案例向我介绍，使我颇受启迪。兹就记忆所及，为录一例，虽吉光片羽，亦弥足珍贵。

　　1999 年，上海瑞金医院收治一位老年江姓女病人，系美籍华人。患者在当年 1 月出现四肢无力、麻木，逐渐加重，乃至除左下肢稍能动外其余肢体瘫痪，至 3 月突发上肢拘挛抽搐而入住瑞金医院，查肌力Ⅰ～Ⅱ级，生理反射消失，感觉丧失，诊断为亚急性颈椎脊髓炎。治疗 1 个月余，肌力有所提高，上肢活动略有进步，下肢仍瘫痪，但上肢拘挛抽搐日益加重，5 月乃邀凌会诊。诊见患者上肢拘挛，强急不伸而抽搐特甚，痛苦不堪，半身汗出，口干，失眠，小便失禁，大便秘结。辨证为精血不足，肝肾阴亏，血燥生风。治以滋肾柔肝，息风解痉。处方用制首乌、熟地黄、当归、白芍、生甘草、川芎、磁石、葛根、僵蚕、全蝎、蜈蚣、琥珀末。3 剂见少效，乃于上方加重滋阴养血之药量，1 个月后抽搐拘挛完全消失。

　　肢体废而不用之瘫痪，以及肌肉挛急抽搐之证，多由精血不足导致。凌老临证重在滋阴养血，兼以息风解痉，病药相符，痉挛竟在 1 个月消除。

　　临床所见抽搐拘挛之证，多病情重笃，此例西医治疗 1 个月余病情未见改善，反日益加重，医院深感棘手，乃邀中医会诊。凌老辨证确当，以中药治疗 1 个月便使抽搐拘挛完全消失，可见中医中药对治疗沉疴重病具有很大潜力。人体中秘奥很多，医学上有许多问题无论中西医学均难以解释，但临床确有实在的疗效，终信其机理将会随着科学的进步而逐步获得阐明。

蔡小荪治不孕症

上海妇科名医蔡小荪医师，家世业医，数代皆为妇科名家，学验俱丰，以治病多奇效而蜚声海内外。近日，蔡医师向我陈述了他治疗一位美籍华人不孕症兼子宫内膜异位症的成功验案。

患者蒋姓，36 岁，婚后 4 年未孕，曾经美国医院各种检查及腹腔镜手术治疗，如卵巢囊肿引流术、激光清除异位之子宫内膜等，并行三次人工授精，二次试管婴儿，均告失败，对子宫内膜异位症所发生的剧烈痛经亦未治愈。蔡医师辨证为宿瘀内结，络道受阻，肾气不足。乃在经期用活血化瘀、调经止痛法，药用当归、生地黄、牛膝、川芎、白芍、香附、延胡索、蒲黄、五灵脂、乳香、没药、血竭等，经净后用化瘀散结法，药用茯苓、桂枝、赤芍、丹皮、桃仁、莪术、山甲片、皂角刺、路路通、仙灵脾、肉苁蓉等，嗣后乃以补肾调理，如生地黄、熟地黄、仙茅、仙灵脾、鹿角霜、女贞子、巴戟肉、肉苁蓉、续断及茯苓等药，服用近 8 个月，翌年 3 月即告怀孕，于 1999 年生育一女，2000 年又得一女。

此案为现代最新科技治疗罔效的疾病，蔡老以长期累积之丰富经验，根据中医学理论，处方遣药，切中肯綮，故能奏奇效于现代医学无能为力之疑难痼疾。本案用中医传统方法而解决这一疑难问题，其医名之能远扬，非幸致也。

李祥云、李孝刚治不孕症

　　1978 年 7 月英国首先报道"试管婴儿"而震惊世界，然因成功率不高、费用昂贵，终使诸多不孕患者望而却步，也有因多次手术未能成功而感伤者。

　　中医学对中华民族的繁衍昌盛曾做出巨大贡献，中医不仅对妇科经带胎产诸病疗效颇著，而且对治疗不孕不育每有惊喜之效。上海龙华医院妇科专家李祥云医师最近又报道一则治愈原发性不孕症医案，属输卵管梗阻之疾。患者曾在上海的大医院治疗近两年未见效果，两家医院的专家均建议进行"试管婴儿"疗法，因患者不愿，乃慕名向李医师求助。在临证诊查后为拟破瘀散结、清解通络之方，药用三棱、莪术、丹皮、丹参、水蛭、地鳖虫、夏枯草、红藤、败酱草、穿山甲、路路通、麦芽等。经服药半年左右，竟得孕育之喜。

　　本病在中医治疗中，须根据体质、神态、症状、脉象等不同而有多种治法。如门人李孝刚医师治疗本病亦颇有经验。孝刚好学勤求，在予处侍诊多年，耳濡目染，不仅见闻较多，其治病经验亦颇为丰富。2003 年 5 月，他告诉我治疗一例不孕症获得成功的案例。患者在 15 个月前，因宫外孕而手术，切除左侧输卵管，右侧输卵管被诊为阻塞不通伴粘连，测基础体温未显现排卵升高之态。西医妇科专家连续不间断治疗 15 个月而迄未见效，乃向孝刚处求治，经辨证后，为拟大方复治法，以知柏地黄丸、大补阴丸、二仙汤、桃红四物汤等数方复合为治，减去丹皮、泽泻等味，并加如薏苡仁、大黄、败酱草、猪苓、香附、路路通、黄芪、冬虫夏草、佛手、六神曲等，服药近 3 个月，终获妊娠试验阳性之喜，患者全家乃欢呼相庆。

以上两则验案，均为治愈不孕之症，前案重在破瘀散结，祛邪治实；后案则以标本攻补兼顾为法，重用化湿与清热化瘀以治标，扶正则以调补气血，培益脾肾，兼以调经。两案同治不孕，根据致病原因不同而处方各臻其妙。

丁学屏治肺结核

世界卫生组织曾发布消息称，经有关权威部门对结核病的流行病学调查后发现，近十年来，结核病在全球范围内的发病率有明显上升，并有继续发展之趋势，然而传统的抗结核药异烟肼（雷米封）、利福平、链霉素等，对结核杆菌的敏感性明显减弱，其药效在明显下降，其毒副作用则更为显著；与此同时，不断变异的结核杆菌其抗药性却在上升。虽然西医提出联合用药方案等，但仍然见效甚微；或增以保肝护肝之药，仍难避免药物之毒性。因此，探索中医中药治疗结核病，提高治疗效果，是当今中医工作者义不容辞的责任。相信中药治疗结核病还是很有研究价值的。

试摘录丁学屏医师以中医中药治疗肺结核成功治愈的案例，希望能对中医同道有所启发和借鉴。患者姓魏，男，49岁。因发热4天，伴咳嗽、胸痛，X线摄片诊为右上肺结核病灶。曾予链霉素、异烟肼治疗，因全身皮疹而停药，改服复方金荞片，因再次出现红色皮疹而停止治疗，乃求治中医。丁医师拟滋水清金、培土生金法，标本兼顾图治。药用北沙参、天冬、麦冬、冬虫夏草、山药、百合、龟板、丹参、百部、太子参、白术、茯神、黄柏、佛手等，并选用黄芩、十大功劳叶、杏仁、羊乳根、黄连、开金锁、白薇等药随症加减。前后服药 180 剂，终告痊愈。

此例因西药过敏而无奈改请中医治疗，经半年调治成功告愈，疗程与西医相近，疗效与西药相似，但无任何毒副作用。此案例提示我们，抗生素诚然是很有治疗价值的药物，对某些疾病疗效显著，而中医中药亦有很大潜力可资发掘、研究和临床应用，诸如感冒、肺炎、肺结核、胆囊炎等诸多病种，只要用药适当，同样可取良效。特别在目前因特效西药所呈现的药物过敏、药物毒、菌群失调及细菌抗药物等情况出现日趋严重之际，中医药更应发挥其天然药物和整体治疗的优势，既为病人造福，又可促进中医学术的提高和中医事业的发展。深望中医界和西学中同志能树立坚强信心，认真发掘，勇于探索，勤于实践，必能有所创获，老耄无能，但有厚望焉。